高等医学类专业"十三五"规划创新教材

（供临床医学、护理、预防、口腔、影像、检验类专业用）

病理学与病理生理学

丁运良　田晓露　张俊会　主编

中国科学技术出版社

·北 京·

图书在版编目（CIP）数据

病理学与病理生理学 / 丁运良，田晓露，张俊会主编. — 北京：中国
科学技术出版社，2022.1（2023.12重印）
ISBN 978-7-5046-9111-8

Ⅰ.①病…　Ⅱ.①丁…　②田…　③张…　Ⅲ.①病理学②病理生理学
Ⅳ.①R36

中国版本图书馆CIP数据核字(2021)第139859号

策划编辑	王晓义
责任编辑	罗德春
封面设计	孙雪骊
责任校对	焦　宁
责任印制	徐　飞

出　　版	中国科学技术出版社
发　　行	中国科学技术出版社有限公司发行部
地　　址	北京市海淀区中关村南大街16号
邮　　编	100081
发行电话	010-62173865
传　　真	010-62173081
网　　址	http://www.cspbooks.com.cn

开　　本	889mm×1194mm　1/16
字　　数	430千字
印　　张	17.25
版　　次	2022年1月第1版
印　　次	2023年12月第2次印刷
印　　刷	北京荣泰印刷有限公司
书　　号	ISBN 978-7-5046-9111-8/R·2472
定　　价	68.00元

高等医学类专业"十三五"规划创新教材

《病理学与病理生理学》编委会

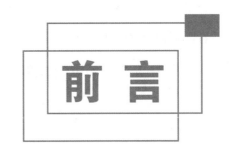
　　《病理学与病理生理学》是根据教育部有关文件的总体要求，组织全国医学高等院校专家、教授编写的教材。在编写过程中，坚持全面贯彻党的教育方针，落实立德树人根本任务，以推进素质教育为主题，以提高人才培养质量为核心，以创新人才培养机制为重点，力争教材精选内容、层次分明、图文并茂、通俗易懂，使教材突出体现"三基"（基本知识、基本理论、基本实践技能）、"三特"（特定对象、特定要求、特定限制）和"五性"（思想性、科学性、启发性、先进性、实用性）。本书以培养高等实用型技术人才为根本任务，以必需、够用为度，以适应社会需要为目标。本教材适用于普通专科以及应用型本科层次的医学护理专业等使用，也可作为助理执业医师、护士资格考试等参考教材。

　　本书涵盖病理学和病理生理学内容，为了利于教学，在编写时，将二者紧密融合，但每章节内容独立，以适应不同专业、不同院校、不同师资状况的教学需要。本书内容共26章，前13章为总论部分，重点叙述疾病概论，细胞、组织的适应、损伤与修复等内容；后13章为各论部分，主要叙述常见病、多发病的病因、发病机制、病理变化及病理临床联系、结局等。根据特定对象，本书尽量使用典型图，以肉眼图、光镜下图为主，少用电镜下图。为了培养学生为实用型技术人才，早了解临床疾病，理论与实践相结合，每章增加了案例导入；为了培养学生的创新能力，每章后增加了思考题；为了使学生认识到疾病预防的重要性，体现"以健康为中心"，每章节后增加了预防原则；为了提高学生的兴趣，增加了知识拓展、参考文献等；为了激发学生的学习热情，应用信息化手段创新教材编写，使内容增加思维导图、测试题、课件等。本书在内容上强调职业需求，尽量将行业领域中新知识、新技术、新方法等编写在教材内，打造具有特色的"纸数"融合性教材，以达到适应本专业需要。

　　本教材在编写过程中，得到了各编者所在院校领导的大力支持，参考并吸收了高等医学院校有关教材的新知识，在此一并致谢。

　　尽管本书的编写皆为具有多年教学、临床病理诊断经验和有多次编写国家卫生健康委员会和教育部规划教材经历的专家、教授。但是，限于时间紧迫和经验所限，书中尚存不足之处，敬请广大教师、学生在使用过程中提出意见和建议，以便下次修订完善。

丁运良

2021年5月

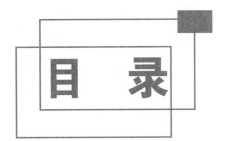

目　录

绪　论

【学习目标】

识记

1. 能准确复述病理学与病理生理学、尸体剖检、活体组织检查、细胞学检查的概念。

2. 能正确叙述病理学与病理生理学的研究方法及其在临床医学中的应用。

理解

理解病理学与病理生理学的学习方法及其发展简史。

运用

能运用病理学与病理生理学的观察及学习方法学好这门课程。

病理学与病理生理学是研究疾病的病因、发病机制、病理变化（形态、功能和代谢的改变）和经过的一门医学基础学科。通过本门课程的学习，认识和掌握疾病的本质及发生、发展规律，为疾病的预防、诊断、治疗、护理提供科学依据。

一、病理学与病理生理学的内容

本书共有26章，第1～第13章为总论内容，包括疾病概论，细胞、组织的适应、损伤与修复、炎症、肿瘤、缺氧、休克等，为各类不同疾病的共同病理变化；第14～章26章为各论内容，如慢性支气管炎、动脉粥样硬化、肝硬化、肾功能不全、结核病、性传染病等，阐述了各系统常见疾病的特殊规律。总论和各论之间有着十分密切的内在联系，具有共性与个性之间的关系。

二、病理学与病理生理学在医学中的地位

病理学与病理生理学是沟通基础医学（人体解剖学组织胚胎学、生理学、生物化学、病原微生物免疫学等）和临床医学（内科学和内科护理学、外科学和外科护理学、妇产科学和妇产科护理学、儿科学和儿科护理学、危急重症监护等）的桥梁课，起着承前启后的作用。病理学与病理生理学是临床医学课的重要基础课。总之，病理学无论在医学教育、临床医疗，医学科学研究等方面都扮演着重要角色。所以，美国的著名医生和医学史专家William Osler称"病理学为医学之本"。

三、病理学与病理生理学的研究方法及其在临床医学中的应用

1. 尸体剖检　即对死亡者的遗体进行病理解剖检验，简称尸检。通过肉眼或借助放大镜、量尺、磅秤、显微镜等工具对所检标本及其病变性质（大小、形状、色泽、重量、质地、表面及切面、与周围组织关系等）进行观察、测量、取材和检查等。其目的是：①确定疾病的诊断，查明死因，提高医疗技术水平；②及时发现传染病、地方病和新发生的疾病，为疾病的预防、治疗、护理提供科学依据；③接受并完成医疗事故的鉴定、明确责任；④广泛收集病理学教学标本，供教学使用等。

2. 活体组织检查　即用手术、钳取和穿刺针吸等方法，取出活体内病变部位组织，制成组织切片，常规苏木精-伊红染色（HE染色）后进行病理诊断，简称活检。临床常应用活检确定疾病的诊断，了解病变范围、发展趋势，验证及观察疗效，估计病人预后，特别是对良性、恶性肿瘤的诊断具有十分重要的意义。活检时，应注意部位准确，切忌挤压组织，已取组织应及时放入盛有固定液（10%的福尔马林）的容器内。标本容器上要注明病人姓名、标本名称，认真填写病理申请单等，以利于临床病理诊断。

3. 细胞学检查　即通过各种方法采集病变组织的细胞，涂片染色后进行显微镜观察，做出细胞学诊断。临床常用的细胞学检查包括：①脱落细胞学检查，如呼吸系统的痰涂片、阴道分泌物涂片、泌尿系统的尿液涂片等；②印片细胞学检查，如体表溃疡、手术切除新鲜组织等，直接用玻璃片印沾病变的细胞；③刷片、刮片细胞学检查，如与外界相通的内脏器官借助内窥

镜进行涂片，如食管、肺、膀胱等；④细针头穿刺细胞学检查，如深部组织病变利用细针头穿刺取出细胞进行检查，如乳腺、肝、肾、淋巴结等。此方法具有设备简单、操作简便、病人痛苦小等优点，主要用于肿瘤诊断、健康普查、对激素水平测定（阴道脱落细胞涂片）及为细胞培养提供标本等。

4. 分子生物学技术 即采用分子生物学技术来研究细胞受体、离子通道、细胞信号转导变化以及细胞增殖、分化和凋亡调控等在疾病发生发展中的作用。医学研究已经证明，很多疾病都与基因改变有关，采用分子生物学技术识别与克隆疾病相关基因，检测基因结构及其表达、调控异常等将进一步揭示疾病的本质。

5. 动物实验 即在实验动物身上复制某些人类疾病的模型，通过疾病复制，研究疾病的病因、发病机制、病理变化和转归，验证药物疗效等。但应注意动物和人之间存在着种种差异，不能将动物实验结果不加分析地直接应用于人体，只能作为研究人体疾病的参考。

6. 组织和细胞培养 即自人体或动物体内取出某种组织或细胞，在体外用适宜的培养基进行培养，动态观察在各种疾病因素作用下，细胞、组织病变的发生和发展，如抗癌药物对肿瘤细胞生长的影响等，对研究肿瘤细胞的生物学特性和分子水平的变化起到重要作用。

四、病理学与病理生理学的观察方法

1. 大体观察 主要通过肉眼、各种衡量器具对所检标本的大小、形状、色泽、重量、质地、表面及切面、病灶特性及硬度等进行观察及检测的方法。病理医师和临床医师借助大体观察可初步确定诊断。

2. 组织学和细胞学观察 将肉眼确定的病变组织取材后，利用甲醛（又称福尔马林）固定和石蜡包埋制成切片，或将脱落细胞制成涂片，经不同方法染色后用光学显微镜观察。通过分析和综合病变特点，可做出疾病的病理诊断。该方法常用苏木精–伊红染色（HE染色），常应用于病理学研究、诊断和鉴别诊断。

3. 超微结构观察 运用透射、扫描电子显微镜对细胞的内部及表面超微结构进行更加细微的观察，即从亚细胞（细胞器）和大分子水平，了解细胞的病变。但是，由于放大倍率过高，观察具有局限性，常须结合大体观察和组织学观察才能做出正确判断。

4. 组织化学和细胞化学 是运用化学试剂与组织、细胞中某种化学成分起特异性化学反应而显色，显示病变组织、细胞的化学成分，如蛋白质、脂类、糖类等，对一些代谢性疾病具有一定的诊断价值，也是诊断和鉴别诊断肿瘤的常用方法之一。

5. 免疫组织化学 免疫组织化学是利用抗原抗体特异性结合反应，检测组织或细胞中未知的抗原或抗体、激素等，已广泛用于疾病的诊断与鉴别诊断。

除以上常用观察方法外，还可运用新的研究方法和技术，如原位分子杂交、放射自显影技术、显微分光光度技术、流式细胞、图像分析等，对疾病发生、发展的规律逐渐获得更为深入的了解。

五、病理学与病理生理学的学习方法

病理学与病理生理学是一门理论性和实践性较强的学科。学习时，要注意从分子、细胞、

组织、器官、系统、机体、心理、家庭、社会等层次认识疾病的发生、发展和转归。

1. 重视病理学与病理生理学总论与各论之间的密切联系 总论是学习各论的基础，学习各论的同时，要不断地复习总论，应注意两者的密切结合。

2. 重视病理学与病理生理学的理论课学习与实验课的联系 注意大体标本、病理切片、动物实验的观察，做到理论联系实际。

3. 注意动态认识疾病的形态、功能、代谢的变化 同一疾病的不同时期，其病理变化不同，观察大体和切片标本均只是病理过程中某一时期的病理变化，应注意动态的认识病理变化。

4. 重视形态、功能和代谢三者之间的相互联系 通过形态、结构的改变，去理解功能、代谢的变化，再由功能、代谢的变化，去联想形态的改变，全面认识病变实质。

5. 重视病变局部和整体的联系 局部病变可累及全身，但又受整体所制约；全身性疾病可以局部病变表现为主。因此，在认识和处理疾病时，既要注意局部，也不能忽视整体。

6. 重视病理变化与临床联系 应用病理学与病理生理学知识解释临床表现，由临床表现联系其病理变化。

7. 重视病理学与病理生理学同相关学科的联系 必须掌握正常人体形态、功能和代谢特点，以正常为标准，判断患病机体的各种变化，理解其发生机制。

总之，在学习病理学时，要注意独立思考、综合分析、认识疾病的病因、发病机制、病理变化、病理临床联系、病理过程和转归，通过标本观察、动物实验、多媒体教学等手段，提高学习效果。

【知识拓展】

《洗冤集录》是我国古代最具科学价值的法医学专著，由宋代宋慈所撰，刊于1247年，原书10多卷。书中比较系统地介绍了法医检验、鉴别中毒等有关解剖、病理、正骨、外科手术等内容。从13世纪到19世纪末，在国内沿用600多年，它比国外最早的法医学著作早350年，先后被译成朝、日、英、德、俄等多国文字，对国内外法医学界影响重大。

六、病理学与病理生理学的发展简史

人类自诞生之日起始终与疾病共存，我国秦汉时期的医学巨著《黄帝内经》、隋唐时代巢元方的《诸病源候论》、南宋时期宋慈的《洗冤集录》等对病理学与病理生理学的发展做出了重大贡献。半个多世纪以来，我国病理学家对长期危害人民健康的传染病、地方病、寄生虫病、恶性肿瘤以及心血管疾病等进行了广泛深入的研究，取得了丰硕成果；在人才培养方面，通过多种形式，培养造就了一大批病理学工作者。为我国病理学事业的发展做出了巨大贡献。

在西方，公元前五世纪古希腊名医希波克拉底等提出了以火、水、空气和土地四大元素为基础的体液学说，首创了液体病理学。直到1761年，意大利医学家莫尔加尼，通过对700多例尸体解剖，创立了器官病理学。19世纪中叶，随着显微镜的发明和使用，德国病理学家鲁道夫·魏尔啸创立了细胞病理学，这一理论的提出，对医学科学的发展产生了划时代的贡献。随着科学发展，逐渐完善了病理学学科体系，如肉眼观察器官病变，称解剖病理学；借助于显微镜进行的组织学或细胞学研究，称组织病理学或细胞病理学；用电子显微镜技术观察病变超微结构，称超微结构病理学。近30多年来，随着免疫学、细胞生物学、分子生物学、细胞遗传学的进展以及免疫组织化学和分子生物学等理论和技术应用，又极大地推动了传统病理学的发展。

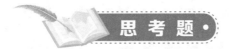

思考题

一、名词解释

1. 病理学与病理生理学　　　　2. 尸体剖检
3. 活体组织检查　　　　　　　4. 细胞学检查

二、简答题

1. 试述病理学与病理生理学的研究方法及在临床医学中的应用。
2. 简述病理学与病理生理学在医学中的地位及学习方法。

（丁运良）

第一章　疾病概论

【学习目标】

识记

能准确复述健康、亚健康、疾病的概念。

理解

理解疾病的发生原因、条件、经过。

运用

能运用疾病发生过程中的共同规律，辩证认识健康、亚健康、疾病临床意义。

一、健康、亚健康与疾病

1. **健康**　世界卫生组织（WHO）认为："健康不仅仅是没有疾病或病痛，而是一种在身体上、心理上和社会适应上的完好状态。"意指健康不仅是躯体没有疾病，而应心理健全、精神饱满、有良好的社会适应能力，能进行有效的工作等。医学模式由生物医学模式转变为生物-心理-社会医学模式。

【知识拓展】

1946年7月在美国纽约建立的一次国际卫生会议，签置了《世界卫生组织组织法》。1948年4月7日，该法得到了26个联合国会员国批准生效，世界卫生组织（WHO）宣告成立，并把这一天作为"世界卫生日"。1948年6月24日，第一届世界卫生大会在瑞士日内瓦召开。世界卫生组织总部设在瑞士日内瓦。WHO的宗旨之一是使世界人民获得尽可能高水平的健康。

2. **亚健康**　是指介于健康与疾病之间的中间状态，即机体处于非健康、非疾病状态，可以向健康或疾病转化，又称慢性疲劳综合征。亚健康患者是机体无器质性病变却有某些功能性改变，体格检查和生化检测正常，而人体感到各种不适，主要表现为躯体状态、心理状态、社会适应能力某一或两个以上方面呈现低下状态，如疲乏、情感低落、焦虑、自感不适等。

3. **疾病**　是指机体在病因的作用下，自稳态调节失常而发生的异常生命活动过程。在此过程中，机体出现一系列的损伤与抗损伤反应，组织、细胞发生功能、代谢和形态、结构的改变。患者表现为各种症状、体征及社会行为的异常等。症状是指患者主观上的异常感觉，如疼痛、乏力等。体征是指用临床检查方法所获得的客观表现，如心脏杂音、肺部啰音等。病理过程是指存在于不同疾病中有规律性的功能、代谢和（或）形态、结构的异常变化经过，如炎症、休克、心力衰竭等都是病理过程。它可以见于不同疾病，一个疾病可以包括几个病理过程。因此，病理过程本身不是一个疾病，不会独立存在，而是疾病的一部分。病理变化是指在疾病过程中，细胞、组织或器官在功能、代谢和形态结构方面的改变，如瓣膜狭窄、瘢痕等。

二、病因学

病因学是研究疾病发生的原因与条件的科学。导致疾病发生的原因（病因），称致病因素，是疾病必不可少的、决定疾病特征的因素。病因很多，主要有以下8类。

1. **生物性因素**　各种病原微生物，如细菌、病毒、立克次体、支原体、螺旋体、真菌及寄生虫等，是最常见的一类致病因素。其特点是它们都是生命体，通过一定的途径侵入机体，所引起的病变常常有一定的特异性。病原微生物作用于机体后能否引起疾病，除与致病微生物的数量、侵袭力、毒力有关外，也与机体的功能状态、免疫力等有密切关系。

2. **物理性因素**　包括机械力（创伤、震荡、骨折等）、高温（烧伤、中暑）、低温（冻伤）、电流（电击伤）、电离辐射（放射病）、大气压改变（减压病、高山病）等。这些因素能否引发疾病主要取决于其强度、作用部位和持续时间的长短等。

3. 化学性因素　包括强酸、强碱、一氧化碳、氰化物、有机磷农药、毒物、生物性毒物等。它们对机体的作用部位不同，如一氧化碳进入机体后，与血红蛋白结合，使红细胞失去带氧功能，造成缺氧，巴比妥类药物主要作用于中枢神经等。

4. 营养性因素　营养缺乏或营养过剩、微量元素缺乏均可引起疾病。长期摄入热量过多可引起肥胖病，维生素D缺乏可引起佝偻病，食物中缺碘可引起甲状腺肿等。

5. 遗传因素

（1）直接致病性：染色体异常和基因突变引起遗传性疾病，如21号染色体畸变可引起先天愚型，X染色体的凝血因子Ⅷ基因突变可引起血友病等。

（2）遗传易感性：机体某种遗传缺陷，使后代容易发生某种疾病倾向的特征，如高血压病、糖尿病等。

6. 先天性因素　是指能够损害胚胎正常发育的因素。这种先天性因素引起婴儿出生时就已经患上的疾病，称为先天性疾病，如妊娠早期风疹病毒感染可引起胎儿患先天性心脏病等。一般先天性疾病是不遗传的。但是，有些先天性疾病是可以遗传的，如多指/趾、唇裂等。

7. 免疫因素

（1）变态反应性疾病：是指机体对某些抗原物质异常强烈的免疫反应，导致细胞结构和功能障碍而发生的疾病，如药物（青霉素、磺胺类）、花粉或食物（鱼、牛奶）引起的荨麻疹、支气管哮喘等。

（2）自身免疫性疾病：是指机体对自身组织产生免疫反应，并引起自身组织的损伤，如类风湿性关节炎、系统性红斑狼疮等。

（3）免疫缺陷病：是由于机体免疫系统发育不全或遭受损害所致的免疫功能缺陷所引起疾病，如艾滋病等。

8. 心理和社会因素　长期的焦虑、忧郁、恐惧、紧张、愤怒等，导致失眠、血压升高、食欲减退、月经失调等。社会环境和生活、劳动、卫生条件等，对人类健康和疾病的发生、发展有着重要影响。

综上所述，病因有多种多样，任何疾病的发生都有原因，但亦常常需要一定的条件。疾病发生的条件是指在病因作用于机体的前提下，影响疾病发生、发展的因素。它们可加强病因作用或促进疾病发生，也称诱因。例如，结核杆菌是结核病的原因，但是机体感染结核杆菌不一定患结核病。当机体感染了结核杆菌，且机体由于生活环境恶劣、过度劳累、营养不良等使机体免疫功能下降时，才患结核病。因此，条件本身并不引起疾病发生，只是可以影响或促进疾病的发生。有些疾病发生是没有条件存在的，如机械暴力可引起机体创伤。也就是说，疾病的发生不一定需要原因和条件同时存在。当某些疾病的原因和条件难以区分时，将这些因素称为危险因素。一些疾病是由单一病因所致，如高温引起烫伤、伤寒杆菌引起伤寒，狂犬病毒引起狂犬病等，其病因与发病之间的因果关系明显。随着病因学的发展，人们逐渐认识到有些疾病的病因是多种因素所致。如高血压病，患者存在遗传易感性和一些后天因素如长期紧张焦虑、高盐饮食等因素共同作用引起发病。多病因复合致病，病因与发病之间因果关系复杂，给疾病的预防、诊断和治疗加大了难度。正确认识和区别疾病的原因与条件，对于预防、治疗、护理疾病，具有重要意义。

三、发病学

发病学是指研究疾病发生、发展过程中一般规律、共同机制及转归规律的科学。主要包括两方面。

（一）疾病发病学的一般规律

1. 自稳态调节功能失常 在疾病发生过程中，由致病因素对机体的损害，引起相应的器官功能和代谢障碍，使自稳调节发生失常，从而引起严重生命活动障碍，如某些病因所致的胰岛素绝对或相对不足，可引起糖尿病，出现糖类、脂肪、蛋白质以及水、电解质代谢失常等。

2. 因果转化规律 是指在原始致病因素（因）作用于机体后产生一定的损伤（果）。这些"果"在一定条件下又可作为新的因素（因）引起新的损伤变化（果），从而造成疾病不断发展。如此因与果交替作用，可向坏的方向发展，形成恶性循环，导致死亡；也可以向好的方向发展，形成良性循环，最后导致痊愈。临床实践中，若能够仔细地观察病情，及时阻断恶性循环，可使病情向有利于机体康复的方向发展。因此，正确认识疾病因果关系，对防、治、护疾病，具有重要意义。

3. 损伤与抗损伤反应 致病因素作用于机体时，可引起机体损伤；同时，机体能调动各种防御、代偿机能来对抗致病因素及其所引起的损伤。损伤与抗损伤，贯穿于疾病的始终。当损伤占优势时，疾病向恶化的方向发展，甚至造成死亡；反之，则病情缓解并向痊愈方向发展。损伤与抗损伤反应在一定条件下可发生相互转化。因此，医护工作中，要尽力排除或减轻损伤性改变，保护和增强抗损伤反应，促使病情好转。

4. 局部与整体关系 在疾病过程中，局部病变通过神经、体液调节影响到全身，而全身的整体功能变化也可以通过神经、体液调节影响局部病变的发展和结局。如细菌感染引起局部炎症，局部反应可通过神经、体液调节引起机体发热。反之，发热可以使机体单核巨噬细胞系统功能增强，肝脏解毒功能提高，使局部炎症得到减轻或控制。但发热也可使患者食欲减退。因此，正确认识局部与整体的关系，有助于抓住疾病的本质。

（二）疾病发生的基本机制

1. 神经机制 神经系统对维持与调节机体与外环境、机体各系统稳态起着重要作用。有的病因可影响、干扰或直接损伤神经系统引起疾病的发生。例如，紧张、惊恐可引起心跳加快、血压升高，乙型脑炎病毒可直接损伤脑细胞等。

2. 体液机制 维持机体内环境稳定的主要因素是体液，病因直接或间接影响体液的成分和量时，内环境发生失常进而引起疾病的发生。例如，体液量明显减少形成脱水，血液中促凝物质增多可引起血栓形成。

值得注意的是，神经机制与体液机制密切相关，疾病发生过程中，常共同参与其中，因此又称为神经-体液机制。例如，休克时交感神经兴奋，引起腹腔内脏及皮肤末梢血管收缩，组织缺血、缺氧等。

3. 细胞机制　致病因子直接或间接作用机体细胞，导致细胞损伤引起疾病的发生。例如，HIV感染的靶细胞是T淋巴细胞，导致机体免疫功能缺失。缺氧导致细胞内线粒体受损，功能不足，细胞膜上的离子泵（Na^+–K^+–ATP酶）功能障碍，引起细胞水肿等。

4. 分子机制　细胞内含有很多大分子物质（蛋白质、核酸）和小分子物质。而细胞生命过程的主要分子基础是蛋白质和核酸。当病因作用于大分子物质和小分子物质，可引起其功能、结构的异常，从而引起疾病的发生。受体病（如重症肌无力）、膜转运障碍（如胱氨酸尿症）、蛋白缺陷（如镰刀细胞性贫血）、酶缺陷（如I型糖原沉积病）均属分子机制引起的疾病。

随着人类基因组计划的实施，人们对疾病的认识在基因水平上也有了进一步的深入，因此出现了基因病这个新概念。基因病是指基因本身突变、缺失或表达调控异常引起的疾病。

四、疾病的经过

疾病是一个过程，有开始、经过和结局。一般把疾病的过程分为4个时期。

1. 潜伏期　是指从致病因素作用机体到最初出现症状前的一段时期。潜伏期是机体免疫功能、代偿功能与致病因素相互作用的时期。不同疾病的潜伏期长短不一，可很短暂或不存在潜伏期（创伤），也可数天、数月或更长。传染病的潜伏期比较明显。正确认识疾病的潜伏期对传染病的预防具有重要意义。

2. 前驱期　是指最初症状出现到典型症状出现前的一段时期。表现一般症状，如乏力、食欲减退等，及时治疗有利于疾病控制，否则将进入到下期。

3. 症状明显期　是指疾病出现典型症状时期。表现出典型的症状和体征，也是疾病明确诊断的重要依据，易于诊断、治疗及护理。

4. 转归期　是指疾病过程的发展趋向和结局，也是疾病的最后时期。

（1）康复：①完全康复：是指患者的症状和体征完全消退，各系统器官的功能、代谢和形态结构完全恢复正常。②不完全康复：是指疾病的主要症状已经消失，但机体的机能、代谢和形态结构并未完全恢复正常，可遗留下某些病理变化或后遗症，如瘢痕，心瓣膜病等。

（2）死亡：是指机体生命活动的终止，可分两种。①生理性死亡，是指由机体各器官自然老化所致，又称老死或自然死亡。②病理性死亡，是由各种疾病或损伤所造成的死亡。

传统医学死亡过程分3个阶段：①濒死期，又称临终状态，主要是脑干以上中枢功能抑制或丧失，主要表现为意识模糊或消失、各种反射迟钝、各系统功能严重障碍、心跳减弱、血压降低、呼吸微弱或出现不规则呼吸等。濒死期的时间长短因人、因病而异；②临床死亡期，此期持续时间较短，一般5～6分钟。主要是延髓以上中枢神经处于深度抑制状态，标志是自主呼吸和心跳停止、反射消失。但组织细胞仍进行微弱代谢活动。以上二期都属于可逆阶段，如能及时采取有效措施，患者可复活。③生物学死亡期：是死亡过程的最后阶段。机体新陈代谢停止，随即出现尸斑、尸僵和尸冷，最终腐烂、分解等。

随着医学科学的发展，复苏术和器官移植的开展，提出了脑死亡的概念，即全脑功能的不可逆的永久性丧失以及机体作为一个整体的功能发生了永久性停止。脑死亡的判断标准：①出现不可逆性昏迷和对外界刺激失去反应，甚至对外界强烈的疼痛刺激亦无反应。②颅神经反射消失，如瞳孔反射、角膜反射、咳嗽反射、呕吐反射、吞咽反射等均消失。③无自动呼吸，施行人工呼吸15分钟以上，仍无自动呼吸。④瞳孔散大、固定。⑤脑电波消失，出现零电位脑电图表现。⑥脑血管造影证明脑血液循环停止。

脑死亡概念的提出在理论上和临床上都具有重要意义。确诊脑死亡的死者在借助人工呼吸等措施维持血液循环的条件下，用其器官移植给受者，可获得良好效果，对器官移植具有重要意义。

临床上脑死亡与植物状态要注意区分。植物状态旧称"植物人"，患者存在心跳、自主呼吸和脑干反射，但由于大脑皮质受到严重损失或深度抑制，脑认知功能完全丧失，无意识、言语、思维。因此，有复苏病例报道。而脑死亡是全脑功能不可逆性的永久性停止（包括脑干在内），是科学的死亡标准。

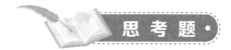

思考题

一、名词解释

1. 健康

2. 疾病

3. 脑死亡

二、简答题

1. 确定脑死亡的根据是什么？

2. 疾病发生发展及转归有哪些？

（丁运良）

第二章 细胞、组织的适应、损伤和修复

【学习目标】

识记

1. 能准确复述萎缩、肥大、增生、化生、变性、坏死、凋亡、坏疽、机化、再生、肉芽组织的概念。
2. 能正确概述萎缩、肥大、增生、化生、各种变性、坏死的后果。

理解

1. 能描述变性、坏死的类型，肉芽组织的形态和功能。
2. 能归纳影响修复的因素，创伤愈合的类型。

运用

1. 能运用所学知识解释其临床表现。
2. 能运用课程知识解释创伤愈合过程、影响创伤愈合的因素。

正常细胞的功能结构受基因的调控，保持相对稳定。并通过细胞自身调节达到新的稳定状态，从而保存细胞的适应能力。但是，当遭受的刺激超出了细胞、组织的耐受范围时，则引起细胞及间质的损伤。细胞损伤在某些情况下是可逆的。但如果刺激持续作用或一开始就非常剧烈时，细胞达到不可逆转之点，就产生了不可逆性损伤。正常细胞、适应细胞、损伤细胞在一定条件下可相互转化，适应性与损伤性变化是大多数疾病发生发展过程中的基础性病理变化（图2-1）。

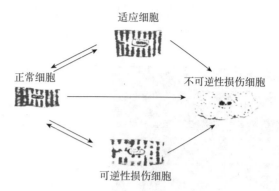

图2-1　细胞与组织适应、损伤关系示意图

第一节　细胞、组织的适应

适应是指当内外环境改变时，机体的细胞、组织或器官通过自身的代谢、功能和结构的相应改变，以避免环境改变所引起的损伤的过程。适应是机体对内外环境变化所做的一种反应，其目的在于使自身在新的环境中得以生存。适应在形态学表现萎缩、肥大、增生和化生（图2-2）。

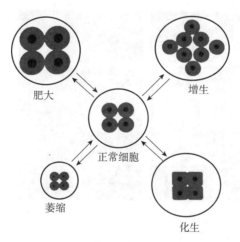

图2-2　细胞与组织的适应示意图

一、萎缩

萎缩是指已发育正常的细胞、组织或器官的体积缩小，可伴有实质细胞数量减少。组织器官先天性发育不全、未发育或由于外伤、手术等造成组织、器官体积变小均不属于萎缩的范畴。

1. 原因及类型　萎缩一般由于细胞功能活动降低、血液及营养物质供应不足以及神经和（或）内分泌刺激减弱引起。根据病因将萎缩可分为生理性萎缩和病理性萎缩。生理性萎缩，如成年人胸腺萎缩、老年人的各器官萎缩等。病理性萎缩常见以下几种类型。

（1）营养不良性萎缩：因营养物质缺乏造成的萎缩，包括全身性和局部性。全身性营养不良性萎缩见于慢性消耗性疾病，如结核病、恶性肿瘤等。局部性营养不良性萎缩见于局部缺血，如心、脑动脉粥样硬化引起心、脑萎缩等。

　　（2）压迫性萎缩：因组织或器官长期受压而发生的萎缩，如尿路梗阻引起肾盂积水造成肾实质的萎缩（图2-3）。

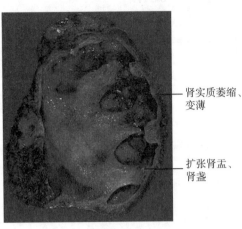

肾实质萎缩、变薄

扩张肾盂、肾盏

图2-3　肾盂积水（肉眼观）

　　（3）失用性萎缩：因长期工作负荷减少和功能代谢降低所致的萎缩，如久病卧床时的肢体肌肉萎缩。

　　（4）去神经性萎缩：骨骼肌的正常功能需要神经的营养和刺激。因运动神经元或轴突损害所致效应器萎缩，如脊髓前脚运动神经元损伤所致的肌肉萎缩。

　　（5）内分泌性萎缩：因内分泌腺功能下降引起的靶细胞萎缩，如垂体功能低下引起的肾上腺、甲状腺、性腺等器官的萎缩。

　　2. 病理变化　肉眼观，组织或器官体积缩小，重量减轻，包膜皱缩，颜色变深。有时器官萎缩后质地变硬呈棕褐色，称褐色硬化。例如：肺褐色硬化。脑萎缩时，除体积缩小、重量减轻外，还可有脑回变窄，脑沟变宽，切面皮质变薄（图2-4）。心肌萎缩时，冠状血管迂曲似蛇行状。

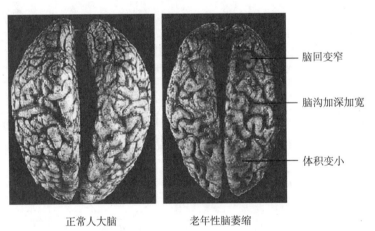

脑回变窄

脑沟加深加宽

体积变小

正常人大脑　　　　　　老年性脑萎缩

图2-4　正常脑和萎缩脑的区别（肉眼观）

　　镜下观，实质细胞体积缩小，可伴有数目减少。间质纤维组织和脂肪组织可增生。心肌和肝细胞等萎缩细胞内可出现脂褐素颗粒。

　　3. 对机体的影响　萎缩的细胞、组织或器官功能下降。轻度萎缩一般是可逆性的，但持续性萎缩的细胞最终可死亡。如能及时去除病因，萎缩的器官、组织和细胞便可逐渐恢复原状。如骨折痊愈后，患侧肢体萎缩的肌肉组织通过锻炼，可以恢复正常。

二、肥大

　　肥大是指细胞、组织或器官体积增大。肥大的组织和器官通常是由于实质细胞体积增大引起。肥大可分为生理性肥大和病理性肥大。生理性肥大常见于机体经常锻炼使骨骼肌发达、妊娠期子宫平滑肌肥大、哺乳期乳腺的肥大。病理性肥大包括：①代偿性肥大，是因器官、组织的功能负荷增加引起肥大,如高血压引起左室心肌肥大;成对器官(肾、肾上腺等)一侧丧失功能,另一侧可肥大,以替代其功能。②内分泌性肥大,内分泌激素作用于效应器所致,如甲状腺素分泌增多引起的甲状腺滤泡上皮细胞肥大等。肥大的细胞体积增大,重量增加、细胞器数量增多、功能增强。但其代偿功能是有限度的,如心肌肥大过度时可诱发心力衰竭(图2-5)。

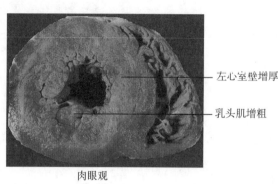

肉眼观

左心室壁增厚
乳头肌增粗

镜下观
→:心肌细胞变粗,核大深染

图2-5　左心室肥大

三、增生

增生是指组织或器官内实质细胞数量增多,导致组织或器官体积增大。增生与肥大是两个不同的病理过程,对于细胞分裂增殖能力活跃的组织(子宫、乳腺等),其体积增大可既有细胞体积增大(肥大),又有细胞数量增多(增生)。但细胞分裂增殖能力较低的组织(心肌、骨骼肌等),其组织、器官的体积增大仅因细胞肥大。增生可分为生理性增生与病理性增生两类。青春期女性乳腺的发育、妊娠期子宫和乳腺的增生均属于生理性增生。子宫内膜增生、乳腺增生症、前列腺增生、缺碘引起的甲状腺增生均属于病理性增生。

受机体调控的细胞增生,一旦刺激因素消除,增生则停止。这显然不同于肿瘤的失控性增生,但过度增生有可能演变为肿瘤性增生。

四、化生

化生是指一种分化成熟的细胞受刺激因素的作用转变为另一种分化成熟的细胞的过程。化生通常只发生于同源组织之间,而且往往失去了原有组织的固有功能。常见化生有以下几种。

1.上皮组织化生

(1)鳞状上皮化生:鳞状上皮化生最为常见。多见于气管和支气管黏膜,如慢性支气管炎,支气管的假复层纤毛柱状上皮被鳞状上皮取代,即鳞状上皮化生(图2-6),还可见于慢性宫颈炎时的宫颈黏膜及腺体、肾结石的肾盂黏膜移行上皮等。

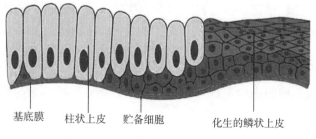

基底膜　　柱状上皮　　贮备细胞　　化生的鳞状上皮

图2-6　柱状上皮化生为鳞状上皮

（2）肠上皮化生：常见于慢性萎缩性胃炎时，发生部分胃黏膜上皮被肠型黏膜上皮所取代，即肠上皮化生（图2-7）。肠上皮化生是胃癌发生的原因之一。

【知识拓展】

胃黏膜肠上皮化生与胃癌的关系：胃癌是常见恶性肿瘤之一，其发病率和病死率在我国的恶性肿瘤中均居前列。与其他恶性肿瘤相似，胃黏膜的癌变是一个涉及多基因改变的多步骤过程。目前，较为认可的模式为：慢性萎缩性胃炎肠化生异型增生胃癌。肠化生属于胃癌癌前病变，与胃癌发生密切相关，有效防治肠化生可阻断胃癌发展，是防治早期胃癌的重要措施。

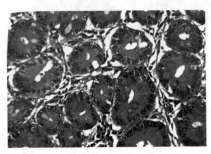

图2-7　胃黏膜上皮肠上皮化生（镜下观）

2. 间叶组织成分之间的化生　间叶组织内有些未分化的细胞，能够多向分化为骨、软骨、脂肪等组织，如结缔组织发生透明软骨化生，横纹肌组织发生骨组织化生，等等。

化生的生物学意义利弊兼有。例如，呼吸道的假复层纤毛柱状上皮发生鳞状上皮化生后，可增强局部抵御外界刺激的能力，但减弱了黏膜自净能力。此外，鳞状上皮化生和肠上皮化生与鳞状细胞癌和胃腺癌的发生有一定关系。

第二节　细胞、组织的损伤

损伤是指细胞、组织和器官不能耐受的有害因素刺激，引起细胞、细胞间质发生形态结构、功能和代谢三个方面的异常变化。

一、原因及发生机制

引起细胞损伤的原因很多，主要为缺氧、化学物质和药物、物理因素、生物因子、营养失衡、内分泌因素、免疫反应等，其中，缺氧是引起细胞损伤的一个非常重要的基本环节。细胞损伤的发生机制，主要与细胞膜的破坏、活性氧类物质和细胞质内高游离钙的损伤作用、缺氧、化学毒害和遗传物质变异等方面有关。

二、类型及形态学变化

损伤性病变包括变性和细胞死亡。轻度损伤（变性）是可逆的，去除病因后有可能恢复正常；严重损伤是不可逆，导致细胞死亡。

（一）变性

变性是指细胞内或细胞间质内出现异常物质或正常物质异常蓄积的现象。变性种类较多，常见的有以下几种。

1. 细胞水肿　又称水变性，因缺氧、感染、中毒使线粒体受损，ATP生成减少，细胞膜钠泵功能障碍而导致细胞内水和钠过多积聚。常见于心、肝、肾等器官的实质细胞。

病理变化：镜下观，弥漫性细胞肿大，包浆淡染，核可稍大。若水钠进一步积聚，则细胞肿大明显，其称为气球样变（图2-8）。肉眼观，受累器官体积增大，包膜紧张，边缘变钝，颜色变淡，浑浊似开水煮过一样。

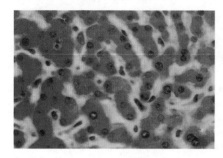 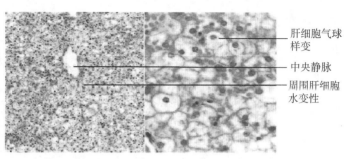

肝细胞气球样变
中央静脉
周围肝细胞水变性

A. 正常细胞　　　　　　B. 低倍镜下观　　　　　C. 高倍镜下观

图2-8　正常肝组织、肝细胞水变性（镜下观）

2. 脂肪变性　是指脂滴蓄积于非脂肪细胞质中。脂滴主要成分为中性脂肪（甘油三酯），多发生于肝、心、肾、骨骼肌等实质细胞，与感染、中毒、缺氧及营养障碍有关。

病理变化：肉眼观，脂肪变性的器官体积增大，质地变软，包膜紧张，颜色变黄，触之有油腻感。镜下观，细胞浆中出现大小不等的球形脂滴，大者可充满整个细胞而将胞核挤至一侧。在石蜡切片中，因脂肪被有机溶剂溶解，故脂滴呈空泡状（图2-9）。

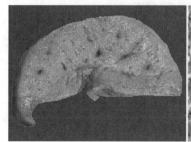 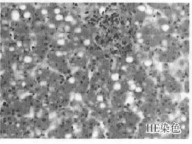

HE染色　　　　　　　　　　苏丹Ⅲ染色

A. 肉眼观　　　　　　　　　　　　B. 镜下观

图2-9　肝细胞脂肪变性

肝细胞是脂肪代谢的重要场所，最常发生脂肪变性。显著弥漫性肝脂肪变性，称为脂肪肝，重度肝脂肪变性可继发肝细胞坏死和肝硬化。肝细胞脂肪变性的机制：①中性脂肪合成过多，如高脂饮食或营养不良时体内脂肪组织分解，血液中脂肪酸增多；或因缺氧致肝细胞乳酸大量转化为脂肪酸，超过了肝脏将其氧化利用和合成脂蛋白运输出去的能力，导致脂肪在肝细胞内蓄积。②脂肪酸氧化障碍，肝脏在淤血、缺氧、感染、中毒等情况下，肝细胞受损，影响脂肪酸的氧化和脂蛋白合成，肝细胞对脂肪的利用下降，造成肝细胞内脂肪过多。③脂蛋白合成障碍，如缺氧、中毒或营养不良时，使脂蛋白合成减少，脂肪输出细胞受阻而堆积于肝细胞内。

心肌脂肪变性常累及左心室内膜下和乳头肌，与正常心肌相间形成黄红色斑纹，状似虎皮，故称为虎斑心。

【知识拓展】

　　肥胖与脂肪肝：随着我国经济社会的不断发展，肥胖人群迅速增加。长期摄入过多的营养，加之运动不足，剩余热量便转化成脂肪，储存在体内。脂肪组织过多蓄积状态称为肥胖。一般认为，体重超过标准体重20%～25%时，称为肥胖。肥胖与脂肪肝有着密切的关系，有报道称30%～50%的肥胖症合并脂肪肝，重度肥胖者脂肪肝病变率高达61%～94%，肝内脂肪的堆积与体重的超标程度成正比。肥胖人体重得到控制后，其脂肪浸润亦减少或消失。

　　3. 玻璃样变性　是指细胞内或细胞间质中出现均质红染半透明状毛玻璃样蛋白质蓄积，被称为玻璃样变，或称透明变性。HE染色蛋白质均质红染，半透明状。

　　（1）结缔组织玻璃样变性：镜下观，陈旧的胶原纤维增粗、融合成均质的片状、梁状，其间血管和纤维细胞明显减少，肉眼观，呈灰白色，半透明，质地坚韧。常见于纤维瘢痕组织、动脉粥样硬化斑块等（图2-10）。

　　（2）细动脉壁玻璃样变性：常见于缓进型高血压和糖尿病的肾、脑、脾等脏器的细动脉壁，因全身细小动脉疼挛，导致血管内膜受损，通透性增强，血浆蛋白质蓄积于内皮细胞下，而使管壁增厚、管腔狭窄甚至闭塞。玻璃样变的细动脉壁弹性减弱、脆性增加，血流阻力增加，易继发相应器官缺血、血压升高或血管破裂出血（图2-10）。

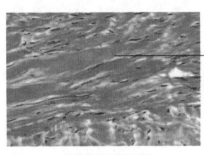
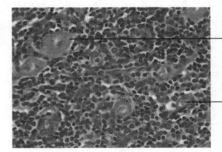

结缔组织玻璃样变性　　胶原纤维增粗互相融合成为均质无结构红染的梁片状

小动脉壁增厚、管腔狭窄　　细动脉腔内红细胞　　细小动脉玻璃样变性

图2-10　玻璃样变性（镜下观）

　　（3）细胞内玻璃样变性：细胞浆内出现过多的蛋白质，呈均质红染的圆形小体，如肾小管上皮细胞重吸收原尿中的蛋白质形成的玻璃样小滴；浆细胞胞浆中蓄集的免疫球蛋白形成的马洛里小体；酒精性肝病时，肝细胞浆中中间丝前蛋白变性形成马洛里小体等。

　　4. 黏液样变性　指组织间质内出现黏多糖和蛋白质积聚，多见于间叶性肿瘤、风湿病、动脉粥样硬化、甲状腺功能低下等。镜下观，病变处的间质较疏松，淡蓝色的胶状液体填充，其中散在一些多角形、星芒状纤维细胞。

　　5. 病理性色素沉着　是指某些有色物质（色素）在细胞内、外的蓄积，包括机体产生的内源性色素（含铁血黄素、胆色素、黑色素、脂褐素）和进入机体的外源性色素（如炭末及文身的色素）。

　　（1）含铁血黄素：是由巨噬细胞吞噬红细胞时，血红蛋白被巨噬细胞溶酶体分解、转化形成的棕黄色铁蛋白微粒聚集体，具有折光性。慢性肺淤血时，漏入肺泡腔的红细胞被巨噬细胞吞噬形成含铁血黄素。溶血性贫血时，可出现全身性含铁血黄素沉积，主要见于肝、脾、骨髓、淋巴结等器官组织内。

（2）黑色素：黑色素细胞内的络氨酸，在络氨酸酶的作用下氧化、聚合成不溶性棕褐色的聚合物即为黑色素。正常人皮肤、毛发、虹膜等处均有黑色素。局部黑色素增多见黑色素痣及黑色素瘤等。

（3）脂褐素：是细胞内自噬溶酶体中未被消化的呈黄褐色的细胞器碎片，多见于老年人及慢性消耗性疾病患者的心、肝、肾细胞浆内，又有消耗性色素之称。

（4）胆红素：是巨噬细胞吞噬衰老的红细胞所形成的不含铁的可溶性蛋白物质，呈棕黄色或黄绿色。生理情况下，胆红素是红细胞衰老后被巨噬细胞吞噬分解，经肝脏代谢最后通过肠道排出。当血液中胆红素过多，全身组织被染成黄色，称为黄疸。新生儿由于血-脑脊液屏障不完善，大量胆红素通过血-脑脊液屏障进入神经元内，豆状核、下丘脑等处的神经和明显黄染，形成新生儿胆红素脑病。

6. 病理性钙化　是指骨和牙之外的其他组织内出现固体性钙盐的沉积。肉眼观，呈灰白颗粒状，质坚硬，触之有沙粒感。HE染色钙盐呈蓝色颗粒状。病理性钙化可分为两种：①营养不良性钙化，变性、坏死组织或异物内钙盐沉积，机体钙磷代谢正常。例如，结核坏死灶、动脉粥样硬化斑块等。②转移性钙化：是由于全身钙磷代谢障碍，骨钙大量溶解进入血液形成高血钙，在多数组织内钙盐沉积，见于甲状旁腺功能亢进、维生素D摄入过多等。

（二）细胞死亡

细胞死亡是指细胞严重损伤而累及细胞核时，发生不可逆性代谢停止、结构破坏和功能丧失，引起细胞死亡。细胞死亡可分坏死和凋亡两类。

1. 坏死　是指活体局部组织、细胞的死亡。坏死细胞自身溶酶体酶产生引起自身溶解，周围渗出的中性粒细胞释放溶酶体酶引起坏死细胞溶解，两者共同作用促使坏死细胞解体。坏死的细胞代谢停止、功能丧失，随后出现一系列形态学改变。

（1）基本病理变化：镜下观，细胞核的变化是细胞坏死的主要形态学标志。表现为：①核固缩：细胞核染色质失水浓聚、体积缩小，染色变深。②核碎裂：核膜破裂，核染色质崩解为小碎片分散在胞质中。③核溶解：染色质的DNA被DNA酶分解，核淡染，核的轮廓甚至核完全消失。而胞浆嗜酸性增强（HE染色见胞质呈深红），并可发生凝固或溶解（图2-11）。实质细胞坏死后，间质基质和胶原纤维也逐渐崩解液化为无结构物质。坏死组织显示一片无结构、红染的颗粒状或液状物。肉眼观，颜色苍白（灰白），无光泽，失去弹性，无感觉，无运动功能和血液供应，切割时无新鲜血液流出，临床上称为失活组织，应及时予以清除。

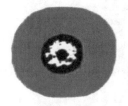 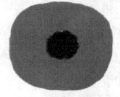 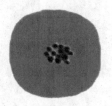 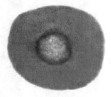

1. 正常细胞　　　　2. 核固缩　　　　3. 核碎裂　　　　4. 核溶解

图2-11　细胞死亡（模式图）

（2）坏死的类型：分为凝固性坏死、液化性坏死、坏疽和纤维蛋白样坏死等。

1）凝固性坏死：是指组织、细胞坏死后，坏死细胞的蛋白质凝固，常保持其轮廓残影。肉眼观，呈灰黄、干燥、质实状态，坏死灶周围有出血带与健康组织分界。多见于心、肝、肾、脾等器官。镜下观，细胞微细结构消失，呈颗粒状无结构红染物，组织结构轮廓依然存在。干酪样坏死是一种特殊的凝固性坏死。镜下观不见坏死部位原有组织结构残影，甚至不见核碎屑。肉眼观，因坏死灶中含脂质多，外观微黄，质地细腻，形干酪而得名，是结核病的特征性病变。

【知识拓展】

世界防治结核病日：1995年年底，世界卫生组织（WHO）将每年3月24日作为世界防治结核病日，是为了纪念1882年3月24日世界著名的德国科学家科赫在柏林宣读发现结核菌，以提醒公众加深对结核病的认识。结核病流行甚广，遍及全球、自化疗药物的相继问世，使结核病基本得到治愈，但由于结核病有传染性、潜伏性、抗药性、顽固易发等特点，加之各种原因，结核病仍严重威胁着广大人群的健康。因此，肺结核仍是一个严峻的社会公共问题。

2）液化性坏死：是指组织、细胞坏死后，由于坏死组织中可凝固的蛋白质少，含水分和脂质多，主要发生在脑和胰腺。坏死灶中有大量中性粒细胞渗出，中性粒细胞破坏后释放大量蛋白溶解酶，坏死组织溶解性坏死形成脓液。脑组织坏死液化，亦称脑软化。急性胰腺炎时，胰脂酶外溢消化周围脂肪组织，形成液化性坏死。

3）坏疽：是指较大范围的组织坏死后，由于继发了不同程度的腐败菌感染而使坏死组织呈黑色。坏死组织经腐败菌分解产生硫化氢，与血红蛋白降解产生的铁结合，形成硫化铁，使坏死组织呈黑色。分3种类型：① 干性坏疽，常见于动脉阻塞但静脉回流通畅的四肢，因水分散失较多而干燥、皱缩，与正常组织界限清楚，病变发展缓慢，全身中毒症状轻，黑色，臭味轻。② 湿性坏疽，多发生于与外界相通的内脏，如肺、肠、子宫、胆囊等，也可发生于四肢（图2-12）。常由于动脉受阻，静脉回流不通畅，坏死区水分较多，腐败菌易于繁殖，坏死组织明显肿胀，呈蓝绿色或污绿色，与周围组织界线不清。毒性物质被机体吸收后，可引起严重的全身中毒症状。③ 气性坏疽，常继发于深部组织的开放性损伤，合并产气荚膜杆菌等厌氧菌感染所致，产生大量气体，使坏死区按之有捻发音，并伴恶臭味。气性坏疽的病变发展常伴严重的全身中毒症状。

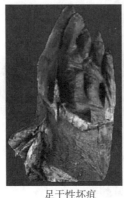 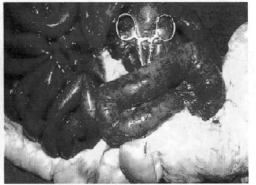

足干性坏疽　　　　　　　　肠湿性坏疽

图2-12　坏疽（肉眼观）

4）纤维蛋白样坏死：是结缔组织和小血管壁的一种坏死。镜下观，病变组织原结构消失形成颗粒状、小条状无结构红染物质，状似纤维蛋白故称纤维蛋白样坏死（图2-13）。纤维蛋白样坏死常见于见湿病、系统性红斑狼疮、恶性高血压病等疾病。

（3）坏死的结局

1）溶解、吸收：小范围的坏死，其自身组织及周围的中性粒细胞释放蛋白水解酶使组织溶解液化，由淋巴管或血管吸收。不能吸收的碎片由巨噬细胞吞噬清除。

2）分离、排出：坏死灶较大不易完全溶解吸收时，引起局部的急性炎症反应，使坏死组织与周围正常组织分离并脱落。发生在皮肤黏膜的坏死物脱落后形成局部的组织缺损，缺损局限于表皮和黏膜层的称为糜烂，缺损深达皮

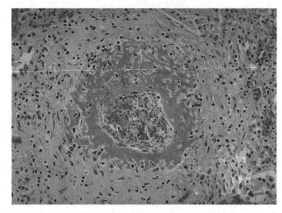

图2-13　纤维素样坏死（镜下观）

下和黏膜下的称为溃疡。深部组织坏死溶解后形成开口于体表的深在性盲管，称为窦道。如连接两个脏器或体表与脏器之间，形成两端开口的病理性通道，称为瘘管。肺、肾等内脏坏死物液化后经支气管、输尿管等自然管道排出所残留的空腔，称为空洞。

3）机化：坏死物不能完全溶解吸收和分离排出，则由新生的肉芽组织长入并取代坏死组织、血栓、炎性渗出物及其他异物的过程。机化的肉芽组织最终形成瘢痕组织。

4）包裹钙化：坏死组织较大，难以完全机化或吸收，则由周围增生的肉芽组织将其包围，称为包裹。陈旧的坏死与机化组织中伴有钙盐沉积，称为钙化。例如，结核病灶的干酪样坏死、钙化等。

2.凋亡　是活体内单个细胞或小团细胞的死亡，死亡细胞的质膜不破裂，不引发死亡细胞的自溶，也不引起急性炎症反应。凋亡的发生和基因调节有关，也称为程序性细胞死亡。凋亡在生物胚胎发育、成熟细胞新旧交替、自身免疫性疾病、肿瘤等的发展过程中都有重要意义。凋亡的形态学特点首先是细胞皱缩，胞浆致密，核染色质边聚，然后胞核裂解，细胞膜不断出芽、脱落，形成数个凋亡小体。凋亡小体内可含核碎片和（或）胞质成分，其可被巨噬细胞和相邻其他细胞吞噬、降解（表2-1）。

表2-1　凋亡与坏死的比较

	凋　亡	坏　死
基因调控	有，程序化细胞死亡，主动进行（自杀性）	无，病变性细胞死亡，被动进行（他杀性）
原　因	生理性或弱刺激	病理性强刺激
死亡范围	多为散在、单个细胞不发生自溶	多为大片细胞、发生细胞自溶
形态特征	细胞皱缩，核染色质边聚	核固缩、核碎裂、核溶解
周围反应	不引起炎症反应和修复再生	引起周围组织炎症反应和修复再生

第三节　细胞组织损伤的修复

修复是指局部细胞或组织损伤后，机体对损伤部分进行修补、恢复的过程，包括再生与纤维性修复两种形式。当组织受到严重的损伤而不能自行修复时，则需进行人工修复，如器官移植、断肢再植等。

一、再生

再生是指细胞和组织损伤后，由邻近同源种细胞通过分裂增殖以完成修复的过程。

（一）再生的类型

再生分生理性再生和病理性再生两类。生理性再生是指生命过程中某些细胞不断衰亡，其同种细胞则不断补充，以保持原有结构和功能。例如，血细胞、皮肤细胞的更新等。病理性再生是指疾病状态下细胞组织受到损伤后，可由损伤周围的同种细胞填补缺损，恢复了原有组织的结构和功能。

（二）各种细胞的再生能力

1. 不稳定细胞　见于呼吸、消化和生殖泌尿器官自然管腔的黏膜被覆细胞、骨细胞、血细胞等。这类细胞总是在不断增殖，因此细胞受损后其再生能力极强，不断地随细胞周期循环而分裂增生。

2. 稳定细胞　见于肝、肾等腺细胞，平滑肌细胞亦属稳定细胞，但其潜在的再生能力较强。生理情况下，细胞处于稳定状态，无增殖。一旦受损伤，即表现出强的再生能力，分裂增殖。虽然平滑肌细胞、软骨细胞属稳定细胞，但再生能力弱。

3. 永久性细胞　见于神经细胞，一般不具有再生能力。神经细胞受损则永久性缺失，如脑软化灶可由胶质细胞修复形成胶质瘢痕。但周围神经纤维在神经细胞体存活情况下，具有较强的再生能力。心肌和骨骼肌细胞再生能力极弱，一旦损伤也会永久缺失，由肉芽组织来修复，形成瘢痕组织。

【知识拓展】

　　干细胞在细胞再生和组织修复中的作用：干细胞是个体发育过程中产生的具有无限或较长时间自我更新和多项分化能力的一类细胞。可分为胚胎干细胞和成体干细胞。胚胎干细胞是人胚胎发育早期中的内细胞群的全能干细胞，具有3个胚层分化的能力。成体干细胞是机体各组织器官中具有自我更新和一定分化潜能的不成熟细胞。部分成体干细胞不仅可向本组织进行分化，也可向无关组织类型的成熟细胞分化，称为横向分化。横向分化的机制一旦阐明，则有望利用患者自身健康组织的干细胞，诱导分化成可替代病变组织功能的细胞来治疗各种疾病。

（三）细胞与组织的再生过程

1. 被覆上皮组织的再生　鳞状上皮、柱状上皮等被覆上皮的再生是由创伤邻近部位的基底细胞分裂增生来完成的。

2. 腺上皮再生　如果损伤仅累积上皮细胞，基底膜完好，则残存腺上皮分裂增生，完全恢复原有的结构。如基底膜也被破坏，则难以完全恢复，往往形成瘢痕性修复。如胃肠、子宫等腺体，肾小管上皮细胞损伤也与腺体上皮相似。

肝细胞再生有两种情况：一是肝细胞坏死，肝小叶网状支架完好，肝细胞沿支架分裂增生，完全恢复原有的结构；二是肝细胞坏死广泛，肝小叶网状支架塌陷，肝细胞杂乱再生，不能恢复原有的结构和功能。

3. 纤维组织的再生　纤维组织损伤后，由成纤维细胞分裂增殖，成纤维细胞由局部静止状态的纤维细胞或周围幼稚间叶细胞转变分化而来。成纤维细胞停止分裂后开始分泌前胶原蛋白，并在间质中形成胶原纤维，逐渐成熟为纤维细胞（图2-14）。

4. 血管的再生　毛细血管的再生又称为血管形成，是以生芽的方式来完成的。首先是在蛋白酶作用下分解基底膜，受损处内皮细胞分裂增生，形成实心细胞索覆盖受损处，其后在血流冲击下出现管腔，构筑成新的毛细血管（图2-15）。根据机体需要，逐渐改建为小动脉或静脉。大血管离断后需手术吻合，内皮细胞再生覆盖断裂处，但肌层多由肉芽组织填补缺损，形成纤维性修复。

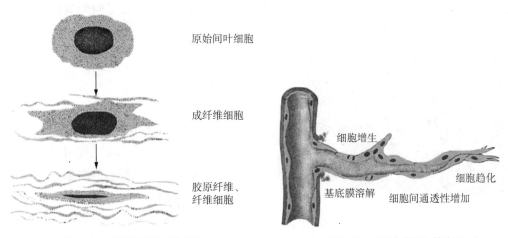

原始间叶细胞

成纤维细胞

胶原纤维、纤维细胞

细胞增生

基底膜溶解　细胞间通透性增加

细胞趋化

图2-14　纤维组织再生模式图　　　图2-15　毛细血管再生模式图

5. 神经组织的再生　脑和脊髓内的神经细胞破坏后不能再生，由胶质细胞形成胶质瘢痕来修复。外周神经离断后，如与之相连的神经细胞仍存活，可由近端的神经鞘细胞增生成带状的合体细胞将断端连接，近端轴突以每天1mm的速度向远端延伸，达到末梢。若离断两端相隔超过2.5cm，或两端间有瘢痕等阻隔，或远端随截肢被切除，则再生纤维不能达到远端，与周围增生的结缔组织混杂成团，形成创伤性神经瘤，可发生顽固性疼痛（图2-16）。

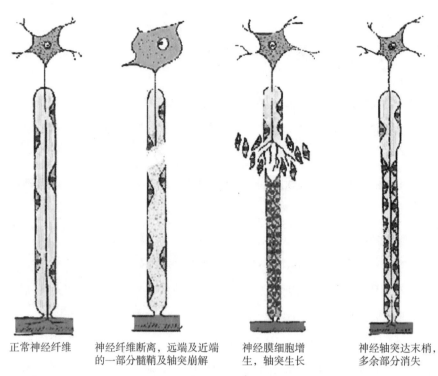

| 正常神经纤维 | 神经纤维断离，远端及近端的一部分髓鞘及轴突崩解 | 神经膜细胞增生，轴突生长 | 神经轴突达末梢，多余部分消失 |

图2-16　神经纤维再生模式图

二、纤维性修复

纤维性修复是指通过肉芽组织增生、填补组织缺损并逐渐转化为瘢痕组织的过程。

1. 肉芽组织　是由大量增生的成纤维细胞和新生毛细血管及一定量的炎细胞构成的幼稚结缔组织（图2-17）。肉眼观，健康的肉芽组织（良性肉芽），呈鲜红色，细颗粒状，湿润柔嫩，触之易出血，因无神经末梢故无痛觉。镜下观，毛细血管的排列方向与表面垂直，形成弓状突起。在毛细血管间可见大量成纤维细胞，多少不等的巨噬细胞、中性粒细胞和浆细胞。肉芽组织的功能主要有抗感染、保护创面；填补伤口的组织缺损；机化、包裹坏死组织和异物等。

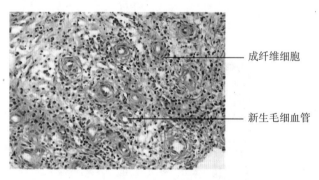

成纤维细胞

新生毛细血管

图2-17　肉芽组织（镜下观）

2. 瘢痕组织　是指肉芽组织经改建成熟为纤维结缔组织的老化阶段。肉眼观，呈苍白色或灰白色，半透明，质硬韧，缺乏弹性。镜下观，可见大量平行或交错分布的胶原纤维束，纤维束常发生玻璃样变而呈均质红染，纤维细胞少，核细长深染，血管少。

瘢痕组织对机体有利的方面是可填补缺损并连接组织缺损，保持组织器官的完整性；抗拉力优于肉芽组织，使创缘连接更加牢固，保持组织器官的坚固性。对机体不利的方面有瘢痕收缩，可引起组织挛缩，活动受限或管道狭窄，如心瓣膜变形、关节运动障碍和胃肠梗阻等；瘢痕粘连可影响脏器功能，如胸、腹腔内的器官之间或器官与体腔壁之间发生纤维性粘连；器官广泛损伤导致瘢痕组织过多可发生硬化，如肝贮脂细胞、肺泡隔间叶细胞转化为成纤维细胞可引起肝、肺纤维化；瘢痕组织过度增生，突出于皮肤表面，又向周围不规则扩展延伸，称为瘢痕疙瘩。具有上述现象的人的体质，称为瘢痕体质。发生机制不清，一般认为与其自身体质有关系。由于瘢痕中的肥大细胞分泌生长因子，促使肉芽组织过度增生。

三、创伤愈合

创伤愈合　是指外力作用造成组织缺损或断离，通过细胞再生、肉芽组织增生瘢痕形成的复杂组合、进行修复愈合的过程。

（一）皮肤创伤愈合

1. 创伤愈合的基本过程

（1）伤口早期变化：局部有组织坏死和血管断裂出血，数小时后出现充血、浆液渗出及中性粒细胞游出等炎症反应，渗出物和血液中的纤维蛋白、血凝块可结成痂皮，起到保护伤口的作用。

（2）伤口收缩：损伤后2~3天，伤口边缘皮肤及皮下组织向伤口中心移动收缩，使创面缩小。伤口收缩主要是伤口周边新生的肌成纤维细胞的牵拉所致。伤口收缩至损伤后14天左右终止。

（3）肉芽组织增生和瘢痕形成：损伤后第3天开始，肉芽组织从伤口底部及边缘长出，机化血凝块和坏死组织，填平伤口。第5~第6天起成纤维细胞开始产生胶原纤维，1个月左右形成瘢痕。

（4）表皮及其他组织再生：伤口边缘基底细胞自创伤后24小时内开始增生，先形成单层上皮，然后分化为复层鳞状上皮。伤口缺损大时，需植皮才能覆盖。毛囊、汗腺、皮脂腺等损害后由瘢痕修复。

2. 创伤愈合的类型　根据创面大小、深度及有无感染等，可分3类：

（1）一期愈合：见于组织破坏少、创缘整齐、对合严密且无感染的伤口，如皮肤无菌手术切口。24小时内肉芽组织开始从伤口两边长入，表皮再生覆盖，伤口逐渐收缩减小。第6~第7天即可拆除手术缝线。2~3周可吸收愈合成白色线状瘢痕。此类伤口愈合快，瘢痕小（图2-18）。

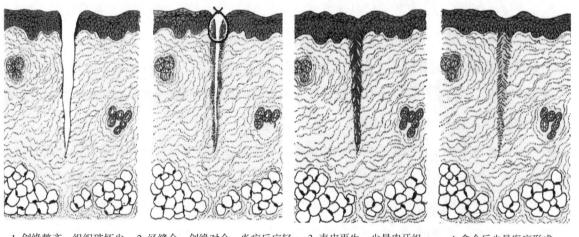

1.创缘整齐，组织破坏少　2.经缝合，创缘对合，炎症反应轻　3.表皮再生，少量肉牙组织从伤口边缘长入　4.愈合后少量瘢痕形成

图2-18　一期愈合模式图

（2）二期愈合：见于损伤范围较大，创面边缘不整齐，呈开口状的伤口，其中，坏死组织和异物较多或伴有感染。须首先清除坏死组织和异物、控制感染后，伤口才能愈合，与一期愈合相比，二期愈合需要的时间较长，形成的瘢痕较大（见图2-19）。

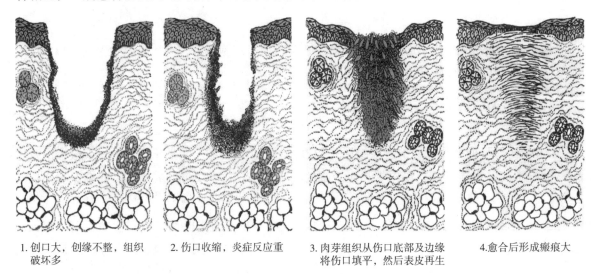

1.创口大，创缘不整，组织破坏多　　2.伤口收缩，炎症反应重　　3.肉芽组织从伤口底部及边缘将伤口填平，然后表皮再生　　4.愈合后形成瘢痕大

图2-19　二期愈合模式图

（3）痂下愈合：多见于较浅表的皮肤擦伤。伤口表面的血液、渗出液及坏死物质干燥后形成黑褐色硬痂，在痂下进行创伤愈合。表皮再生完成后，痂皮即脱落。痂皮对伤口有一定的保护作用，但渗出物较多时影响渗出物引流，不利于愈合。

（二）骨折愈合

骨折是指骨的连续性和完整性被破坏。由于骨的再生能力很强，一般经过良好复位后的单纯性骨折，几个月内可恢复正常结构和功能。骨折愈合过程可分为以下几个阶段。

1. **血肿形成**　骨组织和骨髓都有丰富的血管，骨折时，骨折的两端及周围常有大量出血，形成血肿，数小时后，血肿可发生凝固。并出现轻度的炎症反应。

2. **纤维性骨痂形成**　骨折后2～3天，血肿开始由肉芽组织逐渐取代，发生机化，继而发生纤维化形成纤维性骨痂，又称为暂时性骨痂。肉眼及X线检查均见骨折局部呈梭形肿胀。1周左右，增生的肉芽组织及纤维组织可进一步分化，形成透明软骨。

3. **骨性骨痂形成**　纤维性骨痂中逐渐分化成骨母细胞，产生骨基质后逐渐分化成骨细胞，形成类骨组织，钙盐沉积后，类骨组织转变为编织骨。纤维性骨痂中的软骨组织也经软骨化骨过程，演变为骨组织，形成骨性骨痂。

4. **骨痂改建和再塑**　编织骨由于结构疏松，骨小梁排列失常，达不到正常功能的需要，不能负重。为了适应受力需要，编织骨经过进一步改建成成熟的板层骨。皮质骨和髓腔的正常关系以及骨小梁的排列结构也重新恢复。骨痂改建是在骨母细胞不断形成新生骨质和破骨细胞不断吸收多余骨质的协调作用下完成。一般需要几个月甚至几年的时间。正确的处理措施，可促进骨折的愈合和改建（图2-20）。

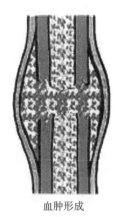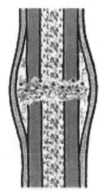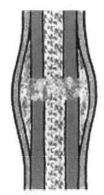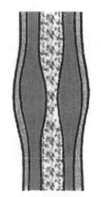

血肿形成　　　　纤维性骨痂形成　　　　骨性骨痂形成　　　　骨痂改建

图2-20　骨折愈合过程模式图

【知识拓展】

　　骨折的局部临床表现：大多数骨折只引起局部症状，严重骨折和多发性骨折可导致全身反应，包括休克和发热，局部疼痛、肿胀和功能障碍。特有体征表现：畸形，表现为缩短、成角或旋转畸形；异常活动，正常情况下肢体不能活动的部位，骨折后出现不正常的活动；骨擦感或骨擦音，骨折后，两骨折端相互摩擦时，可产生骨擦音或骨擦感。具有以上3个特有体征之一者，即可诊断为骨折。

（三）影响创伤愈合的因素

　　1. 全身因素　①年龄因素：青少年再生能力强，愈合快；老年人再生能力弱，伤口愈合慢，可能与老年人的细胞再生能力降低及血管硬化、血供减少有关；②营养因素：蛋白质、维生素、钙、磷、锌等缺乏，影响胶原合成而使愈合延缓。

　　2. 局部因素　①感染与异物：细菌感染、异物、坏死组织都会加重炎症反应的损伤，应适时施行清创缝合术和抗感染治疗；②局部血液供应：有动脉粥样硬化或静脉曲张时，可延缓伤口愈合；③神经支配：植物神经损伤使血管舒缩功能障碍，受损器官组织血供下降，如麻风时神经受累而致局部神经性营养不良，也对再生有不利影响；④电离辐射：能破坏细胞，损伤小血管，从而抑制组织再生。

　　骨折的愈合除了受全身因素和局部因素影响还须注意三点：①骨折断端后及时、正确的复位是骨折愈合的必要条件。②骨折断端后及时、牢固的固定更为重要，一般要持续到骨性骨痂形成之后。③早日进行全身和局部功能锻炼，保持局部良好的血液供应。

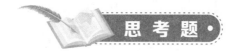 思 考 题

一、名词解释

1. 肥大　　　　　　　　　　　　　　2. 坏死

3. 再生　　　　　　　　　　　　　　4. 溃疡

5. 糜烂　　　　　　　　　　　　6. 窦道

7. 瘘管　　　　　　　　　　　　8. 空洞

9. 增生

二、填空题

1. 脂肪变性好发于 _____、_____和_____。

2. 组织细胞适应的形态学改变有_____、_____、_____和_____。

3. 坏疽的类型有_____、_____、_____。

4. 组织坏死的结局_____、_____、_____和_____。

5. 创伤愈合的类型有_____、_____和_____。

三、问答题

1. 简述肉芽组织和形态结构和功能。

2. 举例说明化生的病理学意义。

3. 说出常见的实质细胞变性和坏死的类型。

4. 比较一期愈合和二期愈合的特点。

（田晓露）

第三章　局部血液循环障碍

【学习目标】

识记

1.能准确复述淤血、血栓形成、栓塞、梗死的概念。

2.能正确叙述淤血、梗死的病理变化及其后果，血栓形成的条件。

理解

1.理解血栓形成的过程、类型、结局以及对机体的影响。

2.理解梗死对机体的影响。

3.理解出血的原因、类型及其后果。

运用

能运用局部血液循环障碍的病理学知识解释临床上相关临床表现。

血液循环障碍可分为全身性血液循环障碍和局部性血液循环障碍两大类。前者见于心力衰竭等。后者见于局部组织血管内血液含量异常（充血、淤血、缺血）；血液性状和血管内出现异常物质（血栓形成、栓塞和其后果引起的梗死）；血管内成分逸出血管外（出血、水肿、积液）等。本章主要叙述局部血液循环障碍。

第一节　充血

充血是指机体局部组织、器官的血管内血液含量增多。根据其发生部位不同可分为动脉性充血和静脉性充血。

一、动脉性充血

动脉性充血是指动脉输入血量增多导致局部组织、器官的动脉内血量增多，又简称为充血，是一个主动过程，又称为主动性充血。

1. 原因及类型

（1）生理性充血：是指为适应器官、组织生理功能和代谢增强的需要而发生的充血，如进食后胃肠道黏膜充血，妊娠的子宫充血，情绪激动时的面部、颈部充血等。

（2）病理性充血：常见的有：①炎性充血：较为常见的病理性充血，尤其在炎症早期，由于致炎因子的刺激，机体为发挥局部防御功能所发生的充血。②减压后充血：局部组织或器官长期受压，当压力突然解除时，受压组织内细动脉反射性扩张所发生的充血，临床上快速抽出大量腹水，巨大良性肿瘤摘除等，可使胸、腹腔压力突然降低，细小动脉反射性扩张而导致局部充血，严重时可引起有效循环血量骤减，导致血压下降、脑供血不足等严重后果。③侧支性充血：局部组织慢性缺血、缺氧时，由于局部酸性物质堆积，刺激血管运动神经兴奋，导致侧支血管扩张、充血。这种充血常具有代偿意义，可不同程度地改善局部组织的血液供应。

2. 病理变化　肉眼观，组织、器官体积增大，重量增加，颜色鲜红，代谢增强，局部温度升高。镜下观，局部细动脉和毛细血管扩张充血。

3. 影响及结局　多数情况下，充血对机体是有利的。原因消除后，局部血量恢复正常，对机体的影响不大。临床上，常人为造成动脉性充血，改善局部血液供应，治疗一些疾病，如热敷、拔火罐、按摩和红外线照射等。但部分高血压或动脉粥样硬化的患者，可导致脑血管充血和破裂，后果严重。

二、静脉性充血

静脉性充血是由于静脉血液回流障碍，导致器官或局部组织静脉和毛细血管内血量增多，简称淤血，一般是被动过程，又称为被动性充血。淤血较动脉性充血更多见，更具有临床意义。

1. 原因

（1）静脉受压（血管外因素）：各种原因所致的静脉受外部压迫，管腔狭窄或闭塞，血液回流障碍，导致器官或组织淤血，如妊娠后期增大子宫压迫髂总静脉发生的下肢淤血；肝硬化时，引起的胃肠道和脾淤血；肠扭转、肠套叠时肠系膜静脉受压引起肠淤血；肿瘤、炎症包块及绷带包扎过紧等均可引起淤血；

（2）静脉腔阻塞（血管内因素）：见于静脉内血栓形成、栓塞等，导致静脉管腔阻塞，引起局部淤血；

（3）静脉壁病变（血管壁因素）：临床常见静脉炎等导致静脉壁增厚，使静脉腔狭窄影响血液回流。

（4）心力衰竭（血液回流慢）：左心衰竭时，肺静脉回流受阻，导致肺淤血；右心衰竭时，体循环静脉回流受阻，发生体循环淤血等。

2. 病理变化　肉眼观，淤血的组织、器官体积增大，重量增加，颜色暗红（血液内氧合血红蛋白减少，还原血红蛋白增多），如发生在皮肤、黏膜则呈紫蓝色，称发绀；局部血液停滞，毛细血管扩张，散热增加，体表温度下降。镜下观，局部细静脉和毛细血管扩张、红细胞积聚，有时伴有淤血性水肿和淤血性出血，组织细胞因为缺氧而发生变性、坏死，甚至引起器官硬化。

3. 影响及结局　淤血对机体的影响取决于淤血部位、程度、发生速度和时间、侧支循环代偿情况等。轻度、短时间的淤血，后果轻微，仅引起局部器官的功能降低、代谢减慢，且原因去除后，其功能、代谢可逐渐恢复正常。但长期淤血可引起：①淤血性水肿、出血：淤血、缺氧使血管壁通透性增高，液体、红细胞漏出，引起淤血性水肿、淤血性出血。②组织损伤：长期慢性淤血、缺氧，引起实质细胞的萎缩、变性和坏死。③器官硬化：长期淤血使间质纤维组织增生，器官硬化，称为淤血性硬化。

4. 常见重要器官淤血

（1）慢性肺淤血：常见于左心衰竭。肉眼观，肺体积增大，重量增加，暗红色，切面流出泡沫状红色血性液体。镜下观，肺泡壁毛细血管和小静脉高度扩张、充血，肺泡腔内有少量水肿液和红细胞、巨噬细胞。当肺泡腔内红细胞被巨噬细胞吞噬后，红细胞崩解，血红蛋白被转变成棕黄色、颗粒状的含铁血黄素，这种含有含铁血黄素的巨噬细胞，称为心力衰竭细胞（图3-1）。患者可出现气促、呼吸困难、发绀、咳出大量粉红色泡沫痰等症状。长期慢性肺淤血，还可导致肺泡壁上的纤维组织增生及网状纤维胶原化，肺质地变硬，呈棕褐色，称为肺褐色硬化。

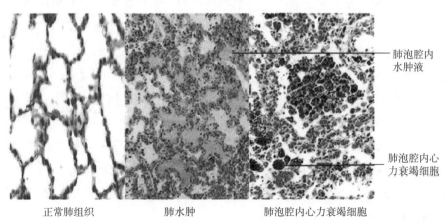

正常肺组织　　　　肺水肿　　　　肺泡腔内心力衰竭细胞

肺泡腔内水肿液

肺泡腔内心力衰竭细胞

图3-1　肺淤血（镜下观）

（2）慢性肝淤血：常见于右心衰竭。肉眼观，肝脏体积增大，重量增加，包膜紧张，质地变实，切面呈红（淤血区）、黄（脂肪变性区）相间的花纹，状似槟榔的切面，故称为槟榔肝（图3-2）。镜下观，肝小叶中央静脉及其附近的肝窦扩张充血（肉眼红色区），使周围肝细胞发生萎缩甚至消失，肝小叶边缘肝细胞因淤血性缺氧而发生脂肪变性（肉眼黄色区）（图3-2）。长期慢性肝淤血，肝脏间质纤维组织增生及网状纤维胶原化，形成淤血性肝硬化。临床上患者出现肝区疼痛或触痛、肝肿大，以及肝功能障碍的表现。

（3）慢性脾淤血：常见于慢性右心衰竭和门脉性肝硬化晚期。肉眼观，脾体积增大，重量增加，质地变实，呈暗红色，切面可见散在棕褐色结节，称为含铁结节。镜下观，脾血窦明显扩张、淤血，脾小结受压萎缩或消失。患者临床表现脾功能亢进。

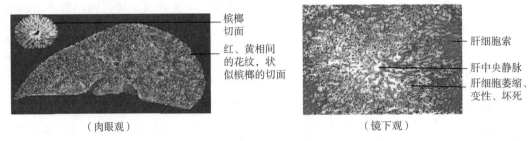

（肉眼观）　　　　　　　　（镜下观）

图3-2　慢性肝淤血

第二节　出　血

出血是指循环血液中的红细胞自心腔、血管腔逸出至组织间隙、体腔或体表等。根据出血的部位不同，血液流出体外者，称为外出血；血液逸入体腔或组织内者，称为内出血。出血有生理性出血和病理性出血两类。生理性出血，如月经；病理性出血，如创伤、血管病变和出血性疾病等。

一、原因及发生机制

按出血机制可分破裂性出血和漏出性出血。

1. 破裂性出血　由心脏或血管壁破裂所致，可见于心血管的任何部位，一般出血量较大，常见原因有：①机械性创伤：是造成出血最常见的原因，如挤压伤、切割伤、刺伤或弹伤等，甚至心脏破裂出血；②心脏或血管壁本身的病变：如心肌梗死后的室壁瘤、主动脉瘤、动脉粥样硬化、动-静脉发育畸形等可造成破裂出血；③血管壁被周围病变侵蚀：如恶性肿瘤对血管壁的侵蚀、炎症对血管的损伤、胃十二指肠溃疡对溃疡底部血管壁的破坏；④静脉破裂：常见于肝硬变晚期食管静脉曲张的破裂；⑤毛细血管破裂：多见于软组织损伤。

2. 漏出性出血　是指毛细血管通透性增加，血液漏出血管外，一般出血量较小。常见于：①血管壁损害：见于缺氧、毒素、变态反应、维生素C缺乏等；②血小板减少和功能障碍：见于再生障碍性贫血、原发性血小板减少性紫癜等；血小板功能异常，如血小板先天性功能障碍等；③凝血因子缺乏：如血友病患者凝血因子Ⅷ或Ⅸ缺乏；肝病变时凝血因子Ⅶ、Ⅸ、Ⅹ合成减少；DIC时凝血因子消耗过多等等。

二、病理变化

1. 内出血　可发生在人体内任何部位。皮下、黏膜或浆膜的少量出血在局部形成较小的出血点称为淤点，稍大的出血（直径3～5mm）称为紫癜，直径超过1～2cm的皮下出血称为淤斑，血液积聚在体腔，称体腔积血，如心包腔积血、关节腔积血等。在组织内局限性大量出血，称为血肿，如脑硬膜下血肿、皮下血肿等。

2. 外出血　血液到达体表均可称为外出血。鼻黏膜出血（鼻衄），呼吸道出血经口排出体外

（咯血），消化道出血经口排出体外（呕血），胃肠出血经肛门排出（便血），泌尿道出血（尿血）。

三、对机体的影响

人体具有止血的功能，缓慢少量的出血，多可自行止血。局部组织或体腔内的少量血液，可通过吸收消除，较大的血肿吸收不完全则可机化或纤维包裹。出血对机体的影响取决于出血的类型、出血量、速度和部位。短时间内出血量超过循环血量的20%～25%，可发生出血性休克；重要器官的出血，如心破裂、脑出血（图3-3），即使出血量不多，也可引起严重后果，如心脏破裂引起心包内积血，由于心脏压塞，可导致急性心力衰竭。若长期少量出血可引起贫血等。

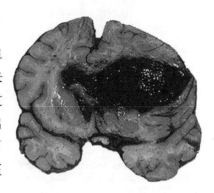

图3-3　脑出血（肉眼观）

第三节　血栓形成

血栓形成是指在活体的心、血管内，血液发生凝固或血液中某些成分凝集形成固体质块的过程。形成的固体质块，称为血栓。

正常血液中存在着相互拮抗的凝血系统和纤维蛋白溶解系统。生理状态下，血液中的凝血因子不断被激活，形成微量纤维蛋白，沉着于血管内膜上，这些微量的纤维蛋白又不断地被激活成纤溶酶同时被激活的凝血因子不断被单核–吞噬细胞系统内的巨噬细胞所吞噬。这种凝血系统和纤维蛋白溶解系统的动态平衡，即保证了血管的完整性和血液潜在的可凝固性，又保证了血液的流体状态，以维持正常的血液循环。然而，如果某些因素激活凝血系统，打破上述动态平衡，便可导致血栓形成。

一、血栓形成的条件及机制

1. 心、血管内皮细胞损伤　最重要、最常见的原因，如风湿性和感染性心内膜炎、动脉粥样硬化的斑块等。其机制为：①内皮细胞损伤，释放活性物质，促进血小板的活化、聚集；②内皮细胞损伤，暴露出的胶原纤维，可激活凝血因子Ⅻ，启动内源性凝血过程；③内皮细胞损伤可释放组织因子，激活凝血因子Ⅶ，启动外源性凝血过程。在触发凝血的过程中，血小板的活化起着重要作用（图3-4）。

2. 血流状态的改变　在正常流速和流向的情况下，血液中的红细胞、白细胞位于血流的中轴，称为轴流；其外层是血小板，最外层是血浆带构成边流，将血液的有形成分与血管壁分隔开来，这样就阻止了血小板和内膜的接触。当血流变慢或涡流形成时，血小板进入边流，增加血小板与内膜的接触机会。同时，血流缓慢引起内膜缺氧，内皮细胞变性、坏死脱落，暴露出内皮下胶原纤维，触发机体的凝血过程。此外，血流缓慢，已激活的凝血因子不易被及时冲走，使得局部凝血因子的浓度升高，也有利于血栓的形成。

临床上静脉血栓比动脉血栓多4倍，常发生于久病卧床的患者和静脉曲张的静脉内，下肢静脉内血栓又比上肢静脉血栓多3倍，即与静脉内血流缓慢、下肢静脉内还有静脉瓣易产生涡流有关。

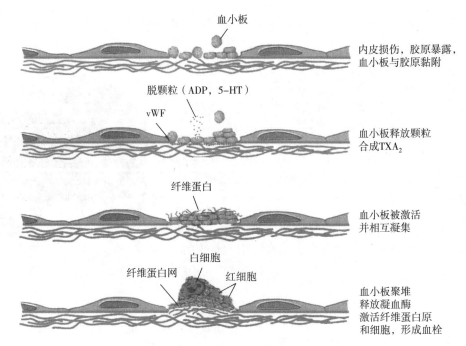

图3-4　血管内皮细胞损伤、血小板黏集示意

3. 血液凝固性增加　严重烧伤、创伤，大手术，妊娠高血压综合征等，引起血小板增多和黏附性增加，以及血液浓缩、凝血因子浓度增高等，易形成血栓。

必须强调的是，上述血栓形成的条件，往往是同时存在而以某一因素为主。如术后下肢深静脉内容易形成血栓，与手术后凝血因子和血小板的数量增多使血液的凝固性增加、术后卧床使下肢静脉内血流速度更缓慢、因静脉瓣产生涡流等多种因素有关。故临床上要注意全面观察，综合分析。

二、血栓形成的过程、类型及形态

1. 血栓形成过程　血小板黏附于心、血管内膜损伤后裸露的胶原表面，黏附后血小板被激活并释放活性因子ADP和血栓素A_2，促进血小板聚集成血小板堆，随着内、外源性凝血途径被激活，凝血酶产生，将纤维蛋白原转变为纤维蛋白，使黏附的血小板堆固定在损伤的血管内膜表面，成为血栓的起始点，是血栓形成的第一步。血小板血栓形成后，其下游血流变慢并形成涡流，进而形成新的血小板堆，如此反复进行，形成的梁状或珊瑚状血小板小梁，最终使管腔阻塞，形成血栓头部；与此同时，纤维蛋白析出，在血小板小梁之间形成纤维蛋白网，网络大量红细胞，形成血栓体部；最后局部血流停止、血液凝固，形成血栓尾部（图3-5，图3-6）。

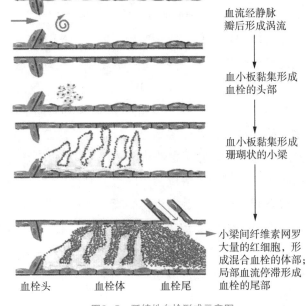

血流经静脉瓣后形成涡流

血小板黏集形成血栓的头部

血小板黏集形成珊瑚状的小梁

小梁间纤维素网罗大量的红细胞，形成混合血栓的体部；局部血流停滞形成血栓的尾部

血栓头　　血栓体　　血栓尾

图3-5　延续性血栓形成示意图

2. 血栓形成的类型及形态　血栓的发生、发展以及血栓的形态、组成成分和大小，都取决于血栓形成部位和血流速度等。

（1）白色血栓：常位于血流较快的心瓣膜、心腔或大动脉内，如急性风湿心内膜炎时，在二尖瓣膜上形成白色血栓。在静脉血栓中，白色血栓是延续性血栓的头部。肉眼观，呈灰白色小结节状或赘生物状，表面粗糙，质地较实，与心血管内膜紧密粘连，不易脱落。镜下观，主要由血小板和少量纤维蛋白构成，其表面有许多中性粒细胞黏附，又称为血小板血栓。

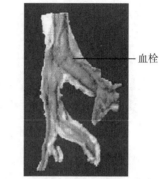

血栓

图3-6　静脉内延续性血栓（肉眼观）

（2）混合血栓：即静脉延续性血栓的体部。肉眼观，呈灰白色和红褐色相间的层状交替结构，干燥，表面粗糙，与血管壁粘连比较紧密。镜下观，主要由粉红色分支状的血小板小梁和小梁之间的纤维蛋白网及其中的红细胞组成，小梁周围有大量中性粒细胞附着。混合血栓可发生于心腔内、动脉粥样硬化溃疡部位等。

（3）红色血栓：即静脉内延续性血栓的尾部，主要见于静脉内混合血栓逐步增大，使局部血流停止，血液发生凝固而形成。肉眼观，新鲜红色血栓为暗红色，光滑湿润，有一定弹性，与血管壁无粘连，陈旧的红色血栓因水分被吸收，变得干燥、易碎、无弹性，易于脱落进入血流成为血栓栓子，引起栓塞。镜下见纤维蛋白网眼中充满血细胞。

（4）透明血栓：见于全身微循环小血管内，体积小，只有在显微镜下可见，又称为微血栓。其成分主要是纤维蛋白，又称为纤维蛋白性血栓，常见于弥散性血管内凝血（DIC）。

三、血栓形成的结局

1. 溶解、吸收或脱落　血栓形成后，血栓中的纤溶酶和白细胞崩解释放的溶蛋白酶可使血栓逐渐溶解、软化，小的血栓可完全溶解、吸收；较大的血栓部分溶解软化，在血流的冲击下脱落成为栓子，随血流运行引起血管的阻塞，即血栓栓塞。

2. 机化、再通　血栓形成后1～2天，由血管壁向血栓内长入新生的肉芽组织并逐渐替代血栓的过程，称为血栓机化。机化的血栓和血管壁紧密相连，不易脱落。较大的血栓完全机化需2～4周。机化后的血栓干燥、收缩或部分溶解，使血栓与血管壁之间及血栓本身出现裂隙，新生的血管内皮细胞覆盖于裂隙表面，形成新的血管腔，这些管腔相互吻合沟通，形成狭窄迂曲的通道，血流能够重新通过，这一过程称为再通（图3-7）。

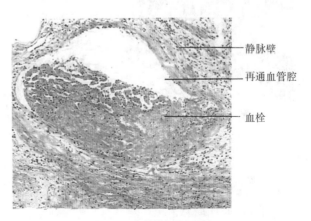

静脉壁

再通血管腔

血栓

图3-7　血栓的机化与再通

3. 钙化　是指没有完全溶解、吸收或机化的血栓内发生钙盐沉积。血栓钙化后成为坚硬的质块，在静脉内形成静脉石，在动脉内形成动脉石。

四、血栓对机体的影响

1. **血栓对机体的有利影响** 血栓对机体有一定的防卫功能，血管破裂处的血栓形成可以防止出血，炎症病灶周围小血管内的血栓形成，可防止病原微生物扩散等。

2. **血栓对机体的不利影响** 血栓形成对机体的主要危害是引起局部甚至全身性血液循环障碍，严重程度视其阻塞管腔的程度、阻塞血管的大小、阻塞部位、阻塞发生的速度以及侧支循环建立等情况的不同而异。①阻塞血管：动脉血栓可引起局部器官或组织缺血、缺氧，实质细胞变性、坏死；静脉血栓可引起淤血、水肿、出血，严重者发生坏死。②栓塞：血栓脱落形成栓子，随血流运行引起栓塞。如果栓子内有细菌，可随栓子运行而蔓延扩散，引起败血性梗死或栓塞性脓肿。③心瓣膜变形：风湿性心内膜炎，心瓣膜上血栓反复机化，使瓣膜增厚变硬、粘连和卷曲，可造成心瓣膜病。④出血与休克：弥散性血管内凝血，微循环内广泛性微血栓形成，凝血因子和血小板耗竭，及继发性纤维蛋白溶解系统功能亢进，造成血液的低凝状态，可引起患者广泛性出血、休克。

第四节　栓　塞

栓塞是指循环血液中出现不溶于血液的异常物质，随血流运行阻塞血管腔的现象。阻塞血管的异常物质，称为栓子。栓子可以是固体、液体或气体。最常见是血栓栓子，其他还有如脂肪栓子、空气栓子、瘤细胞栓子、细菌栓子和羊水栓子等。

一、栓子运行的途径

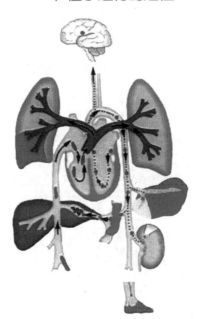

图3-8　血栓运行途径

栓子运行的途径一般与血液流向一致，最终停留在口径与其相当的血管并阻断血流（图3-8）。

1. **主动脉系统及左心栓子** 来自左心和体循环动脉系统的栓子，随动脉血流运行，阻塞于不同器官的小动脉内，常见于脑、脾、肾及四肢等。

2. **体静脉系统及右心栓子** 来自体循环静脉和右心的栓子，随血流进入肺动脉主干或其分支，引起肺栓塞。某些体积小而又富于弹性的栓子（脂肪栓子、羊水栓子和空气栓子）可通过肺泡壁的毛细血管流入左心，进入体循环动脉系统，阻塞动脉小分支。

3. **门静脉系统栓子** 来自肠系膜静脉等门静脉系统的栓子，可引起肝内门静脉分支的栓塞。

4. **交叉性栓塞** 又称为反常性栓塞。见于房间隔或室间隔缺损的患者，右心或腔静脉系统的栓子可通过缺损部位进入左心，引起体循环动脉系统栓塞。

5. **逆行性栓塞** 极罕见，下腔静脉内的栓子，在胸、腹腔压力突然增高时，可使血栓一时性逆流至股、肝或肾静脉分支，并引起栓塞。

二、类型及对机体的影响

栓子的种类不同，可引起不同类型的栓塞。栓塞对机体的影响，也因栓子的种类、栓子的大小、栓塞的部位以及侧支循环建立的情况而不同。

1. 血栓栓塞　是指由于血栓或血栓的一部分脱落造成的栓塞，是最常见的栓塞类型，占所有栓塞的99%以上。因血栓栓子的来源、大小、数目和栓塞部位不同，对机体影响也不同。

（1）肺动脉栓塞：栓子95%来自下肢深静脉，尤其是股静脉和髂静脉，其次来自盆腔静脉、卵巢、前列腺周围静脉和子宫静脉。较大的栓子可阻塞肺动脉主干或其大分支内，或者栓子较小但数量较多时，可广泛栓塞肺动脉分支，均可引起严重后果，患者可因呼吸、循环衰竭而死亡（猝死）。单一的小血栓栓塞肺动脉小分支，因肺组织有肺动脉和支气管动脉双重血液供应，一般不引起严重后果。但若伴有严重的肺淤血，肺循环内压力增高，与支气管动脉之间的侧支循环难以建立，可引起肺出血性梗死。

（2）体循环动脉栓塞：栓子80%来自左心，常见于细菌性心内膜炎时心瓣膜上的赘生物脱落、二尖瓣狭窄时，左心房附壁血栓及主动脉粥样硬化溃疡面的血栓。栓塞以脾、肾、脑、心和四肢的动脉较常见。后果亦视栓子的大小、部位及局部侧支循环建立的情况而异。仅栓塞动脉的小分支，又有足够、有效的侧支循环，不造成严重后果；若栓塞动脉的大分支，且不能建立有效的侧支循环，局部可发生缺血性坏死；栓塞发生在冠状动脉或脑动脉分支，常可发生严重后果，甚至危及生命。

2. 气体栓塞　是指大量气体迅速进入血液循环或原溶于血液内的气体迅速游离形成气泡，阻塞心、血管所引起的栓塞。

（1）空气栓塞：头颈部、胸壁和肺部静脉受损伤时，由于静脉腔内是负压，空气可由损伤口吸入静脉，引起空气栓塞。空气栓塞也可见于人工气胸、人工气腹、加压静脉输血、输液时；分娩、流产时，由于子宫强烈收缩，将空气挤入破裂的子宫壁静脉窦内也可引起空气栓塞。少量气体入血，可溶解于血液，不会发生气体栓塞。但若大量气体（100mL）快速进入静脉，随血流达到右心后，因心搏动，将空气和血液搅拌形成泡沫血，阻碍静脉血液的回流，引起肺动脉断流、严重的循环障碍，患者出现呼吸困难、发绀，甚至猝死。

（2）氮气栓塞（减压病）：气体在血液中的溶解度随外界气压的增大而逐渐增加。若人体从高气压环境突然进入低气压环境，原来溶解在血液和组织中的气体如氧气、二氧化碳和氮气迅速游离，氧和二氧化碳可很快再溶于体液内被吸收，而氮气在体液内溶解速度迟缓，在血液或组织内形成许多小气泡或互相融合成较大的气泡形成栓塞，故氮气栓塞又称为减压病。该病主要见于潜水员从深海迅速浮出水面或飞行员从低空快速升入高空而机舱又未密封时。

3. 羊水栓塞　分娩过程中一种罕见（1/50000人）但很严重的并发症，由于羊水进入母体血液循环造成的栓塞。常见于分娩过程中，羊膜早破或胎盘早剥，尤其又发生胎儿阻塞产道时，因子宫强烈收缩，宫内压力升高，可将羊水压入子宫壁破裂的静脉窦，随血液循环进入肺动脉分支、小动脉及毛细血管内引起羊水栓塞。除肺循环机械性阻塞外，羊水还可引起过敏性休克和弥散性血管内凝血，患者常在分娩过程中或分娩后突然出现呼吸困难、发绀、抽搐、休克甚至死亡。镜下观，肺小动脉和毛细血管内有羊水成分（角化上皮、胎脂、胎毛和胎粪等）。

4. 脂肪栓塞　是指循环血流中出现脂肪滴阻塞小血管。常见于长管状骨骨折、严重的脂肪组织挫伤等，脂肪组织破裂并释出脂滴，由破裂的小静脉进入血液。如少量脂滴入血，可被巨噬细胞吞噬或被脂酶分解清除，如大量脂滴短期内进入肺循环，可引起窒息和急性右心衰竭，甚至死亡。

5. 其他栓塞　恶性肿瘤细胞可侵入附近血管，随血液流到其他部位，造成肿瘤细胞栓塞（转移瘤）；细菌、寄生虫进入血流成为栓子引起栓塞。

第五节　梗　死

梗死是指由于血管阻塞导致局部组织、器官的缺氧性坏死。梗死多是指动脉阻塞而发生的局部组织缺血、缺氧性坏死，但静脉阻塞，局部淤血、缺氧性坏死，也可引起梗死。

一、原因和条件

1. 原因　①血栓形成：最常见的原因，如冠状动脉粥样硬化、脑动脉粥样硬化并发血栓形成时，引起心肌梗死、脑梗死；②动脉栓塞：常见于血栓栓塞，也可为气体、脂肪栓塞，导致肾、脾、肺等器官梗死；③动脉痉挛：很少见，如在冠状动脉粥样硬化基础上，发生动脉强烈和持续痉挛，引起心肌梗死；④血管受压闭塞：肠扭转、肠套叠等引起梗死；卵巢囊肿蒂扭转压迫血管，导致血流中断而引起囊肿坏死。

2. 条件　血管阻塞是否造成梗死，与下列因素有关：①侧支循环情况：双重血液循环的器官，如肺、肝等，一般不易引起梗死。而吻合支很少的器官，如肾、脾和脑，动脉发生阻塞时，易引起梗死。②局部组织对缺血缺氧的耐受性：大脑及心肌细胞对缺血、缺氧耐受性最低，脑缺血3～4分钟，心肌细胞缺血20～30分钟即梗死；纤维结缔组织和骨骼肌对缺氧的耐受性较强，一般不易发生梗死。

二、类型及病理变化

根据梗死灶含血量多少和是否合并细菌感染，梗死可分三种类型。

1. 贫血性梗死　是指梗死灶含血量少，呈灰白色，又称为白色梗死。常见于组织结构致密、侧支循环不丰富的实质器官，如脾、肾、心和脑组织。梗死灶的形状取决于器官的血管分布，肉眼观，肾、脾梗死呈锥形、楔状或扇形，其尖端位于血管阻塞处，底部位于器官的表面；心肌梗死形状不规则；梗死灶呈灰白色，质较硬，梗死灶周围有明显的充血、出血带，与周围组织分界清楚（图3-9）。镜下观，梗死12～18小时后出现凝固性坏死（脑梗死是液化性坏死），早期梗死区的组织轮廓尚存，呈均匀、红染、颗粒状，梗死灶周围有明显的炎症反应带，可见炎细胞浸润。陈旧的梗死灶，梗死区组织轮廓消失，周围有肉芽组织长入，最后形成瘢痕。

脑梗死为液化性坏死，梗死灶的脑组织坏死、变软、液化，以后形成囊状，或被增生的星形细胞或胶质纤维所代替，最后形成胶质瘢痕。

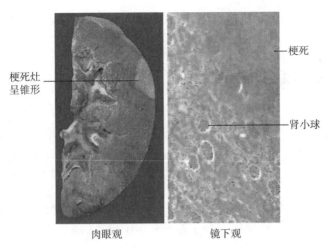

肉眼观　　　　　　　镜下观

图3-9　肾贫血性梗死

2. **出血性梗死**　是指梗死灶弥漫性出血，呈暗红色，又称为红色梗死。常见于组织疏松、有双重血液供应、吻合支丰富的器官，如肺、肠等。肺梗死常见于肺淤血时，正常情况下，肺有肺动脉和支气管动脉双重血液供应，即使肺动脉分支堵塞，另一支动脉尚可维持血液供应，一般不引起梗死。但在肺严重淤血的情况下，由于整个器官的静脉压和毛细血管内压增高，另一支动脉不能建立有效的侧支循环，可引起局部组织缺血坏死；同时，由于严重淤血、组织结构疏松以及血管壁通透性增加，导致梗死区弥漫性出血现象。故严重淤血是出血性梗死的先决条件。梗死灶常位于肺下叶，呈锥体形，尖端朝向肺门，底部紧靠肺膜（图3-10）。镜下观，梗死区组织坏死和弥漫性出血。

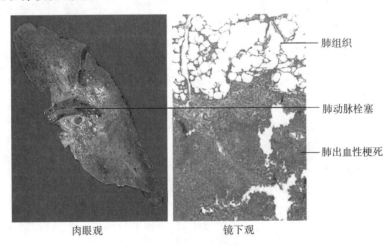

肉眼观　　　　　　　镜下观

图3-10　肺出血性梗死

肠出血性梗死常见于肠扭转、肠套叠、嵌顿性肠疝，这些情况下肠系膜静脉受压而发生高度淤血，同时肠系膜动脉也受压导致局部缺血而发生出血性梗死。肠出血性梗死多发生于小肠，因为肠系膜动脉呈扇形、节段性分布，故肠梗死通常只累及某一段肠管。肉眼观，梗死的肠壁因弥漫性出血而呈紫红色，因淤血水肿及出血，肠壁增厚，质脆弱，易破裂；肠腔内充满浑浊的暗红色液体，浆膜面可有纤维蛋白性渗出物。镜下见，肠壁各层组织坏死及弥漫性出血。肠梗死容易发生肠穿孔，引起弥漫性腹膜炎，进而危及生命。

3. **败血性梗死**　是指含有细菌的栓子阻塞血管引起梗死。常见于急性感染性心内膜炎，含细菌的栓子从心内膜脱落，随血流运行引起相应组织、器官动脉栓塞。梗死灶内可见细菌团，若化脓性细菌可引起脓肿。

三、对机体的影响和结局

1. 梗死对机体的影响　梗死对机体的影响取决于梗死的器官、梗死灶的大小和发生的部位，以及有无感染等，如心、脑梗死，范围小者出现相应的功能障碍，范围大者可危及生命。如发生在肾、脾，对机体影响不大，仅引起局部症状，肾梗死可出现腰痛，肺、肠梗死若继发腐败菌感染，引起坏疽，败血症、弥漫性腹膜炎等。

2. 梗死的结局　小的梗死灶可以机化，最后形成瘢痕；大的梗死灶不能完全机化时，形成纤维包裹，并钙化；较大的脑梗死灶则液化成囊腔，周围由增生的胶质瘢痕包裹。

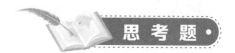

思 考 题

一、名词解释

1. 充血　　　　　　　　　2. 淤血

3. 出血　　　　　　　　　4. 心力衰竭细胞

5. 血栓形成　　　　　　　6. 机化

7. 再通　　　　　　　　　8. 栓塞

9. 梗死

二、简答题

1. 简述淤血的原因、病理变化及后果。

2. 血栓形成的条件有哪些？简述血栓的类型及构成。

3. 简述血栓的结局，血栓形成对机体有何影响？

4. 简述栓子运行的途径，栓塞的类型，血栓栓塞对机体的影响。

5. 简述贫血性梗死及出血性梗死的病变特点。

6. 血栓形成、栓塞、梗死之间有何联系？

（孔虽英）

第四章 水、电解质代谢紊乱

【学习目标】

识记

能准确复述各型体液容量减少，低渗性体液容量过多，等渗性体液容量过多，低钾血症、高钾血症的概念。

理解

理解水、钠代谢失常及钾代谢失常对机体的影响。

运用

能运用水、钠代谢失常的知识，应用于各型水、钠代谢紊乱的预防。

■ 案例

　　患者，女性，36岁，发热、腹痛、呕吐、嗜睡2天，以"急性弥漫性腹膜炎"入院。查体：血压 105/60mmHg(1mmHg=0.133kPa)，脉搏97次/分，呼吸32次/分，体温39℃，呼气中有烂苹果味，患者烦躁不安，神志模糊，口唇干燥，眼窝凹陷，皮肤弹性差。腹部膨隆，有肌紧张、压痛、反跳痛，腹部叩诊有移动性浊音，听诊肠鸣音减弱。腱反射减弱。实验室检查：血Na^+浓度145mmol/L，血K^+浓度3.4mmol/L，血pH7.33，血浆HCO_3^- 22mmol/L。

　　思考题：（1）该患者发生了哪一型水电解质代谢失常？

　　（2）试分析该患者发生水电解质代谢失常的机制。

　　人体细胞的生命活动是在细胞内，外体液环境中进行，许多疾病因内、外界环境变化导致水、电解质代谢失常，破坏了机体内环境的相对稳定，影响全身各器官功能、代谢障碍，而使原发病的病情加重并形成恶性循环，甚至会危及患者生命。

【知识拓展】

　　体液广泛分布于组织细胞内、外，分布于细胞内的称为细胞内液，分布于细胞周围的体液称为组织间液，组织间液与血浆共同构成细胞外液，又称人体的内环境。内环境是沟通组织细胞之间和机体与外界环境之间的媒介，也是维持机体正常功能、代谢的重要场所。体液总量占体重的60%，其中细胞内液占40%、细胞外液占20%（血浆占5%、组织间液占15%）。

第一节　水、钠代谢紊乱

　　体内水和钠的总量及比例相对恒定，主要由体内调节系统水和钠摄入与排出之间的动态平衡。疾病过程中，水、钠代谢紊乱是最常见的水、电解质平衡紊乱。水和钠代谢紊乱往往同时或相继发生，并互相影响。水、钠代谢紊乱时，根据体液容量分类如下。

　　1. 体液容量减少（脱水）　根据参考血钠浓度的高、低又分为：①低血钠性体液容量减少；②正常血钠性体液容量减少；③高血钠性体液容量减少。

　　2. 体液容量增多　根据参考血钠浓度的高、低又分为：①低渗性体液容量过多，又称为水中毒；②等渗性体液容量过多，又称为水肿；③高渗性体液容量过多，又称为盐中毒。

【知识拓展】

　　正常人每天水的摄入和排出处于动态平衡。

　　水的来源有3个：①饮水，每天1000～1300mL；②食物含水，每天随食物摄入的水700～900mL；③代谢内生水，机体营养物质在代谢过程中生成的水，每天约300mL。

　　水的排出途径有四个：①肾排尿，每天随尿排出的水约1500mL；②经肺由呼吸蒸发的水，每天约400mL；③经消化道随粪便排出的水约150mL；④皮肤非显性蒸发的汗液约500mL。

为便于理解和接近临床，突出常见病和多发病特点，本书从体液容量的角度来阐述水、钠代谢失常。

一、体液容量减少

体液容量减少是指由于水、钠的丢失过多或摄入不足致使机体的体液容量明显减少，并引起一系列功能、代谢变化的病理过程，又称为脱水。根据血钠浓度不同分为高血钠性、低血钠性和正常血钠性体液容量减少。

（一）高血钠性体液容量减少

高血钠性体液容量减少是指失水多于失钠、血清钠浓度>150mmol/L、血浆渗透压>310mmol/L，又叫高渗性脱水。细胞外液和细胞内液量均减少，又称为低血容量性高钠血症。

1. 原因及发生机制

（1）失水过多：可见于①经肺失水，各种原因引起的过度通气，使呼吸道黏膜的不显性水丢失；②经皮肤失水：如发热、甲状腺功能亢进时，大量出汗等；③经肾失水：中枢性尿崩症（抗利尿激素产生和释放不足）和肾型尿崩症时（肾远曲小管和集合管对抗利尿激素反应缺乏），使肾排出大量低渗性尿液等；④经胃肠道失液：各种原因引起呕吐和腹泻等。

（2）水摄入不足：多见于水源断绝（沙漠迷路）、进食或饮水困难、昏迷患者等。

2. 对机体的影响　①明显口渴感：细胞外液渗透压增高，刺激口渴中枢（渴感障碍者除外）。②细胞内脱水：细胞外液渗透压增高可使渗透压相对较低的细胞内液中的水向细胞外转移；红细胞脱水，红细胞体积缩小；脑细胞脱水，脑体积缩小，使颅骨与脑皮质之间的血管张力增大，引起静脉破裂，而出现局部脑出血和蛛网膜下隙出血等，患者出现嗜睡、肌肉抽搐、昏迷甚至死亡（图4-1、图4-2）。③尿量减少：细胞外液渗透压增高刺激渗透压感受器，引起抗利尿激素分泌增加，肾小管对水的重吸收增加，尿量减少而比重增高。④脱水热：从皮肤蒸发的水分减少，散热减少，导致体温升高，临床上称为脱水热，婴幼儿较常见。

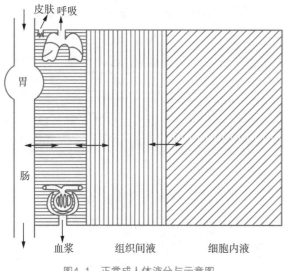

图4-1　正常成人体液分与示意图

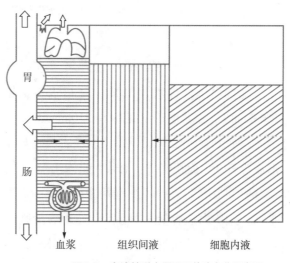

图4-2　高渗性脱水原因及体液变化示意图

（二）低血钠性体液容量减少

低血钠性体液容量减少是指失钠多于失水，血清钠浓度<130mmol/L，血浆渗透压<280mmol/L，

又叫低渗性脱水。伴有细胞外液量的减少，又称为低血容量性低钠血症。

1. 原因及发生机制

（1）肾外性丢失体液：①丧失大量消化液而只补充水分，最常见原因，如呕吐、腹泻、胃、肠吸引等；②大量出汗伴有钠丢失，只补充水分；③大面积烧伤，大量体液丢失，只补水分；④正常血钠性体液容量减少患者，治疗时只补水不补钠则转变为低血钠性体液容量减少。

（2）肾性丢失体液：①水肿患者长期连续使用排钠性利尿剂，如氯噻嗪类、呋塞米（速尿）等；②急性肾衰竭，多尿期，肾小管上皮细胞对钠、水重吸收减少；③患艾迪生病时，醛固酮分泌减少，故肾小管对钠重吸收减少，只补水分忽略了补钠盐。

2. 对机体的影响　①外周循环衰竭：由于失钠大于失水，细胞外液渗透压降低，水由细胞外液向渗透压相对较高的细胞内转移，从而使细胞外液明显减少，血容量减少，严重时可发生低血容量性休克。②脱水症：由于组织间液减少，临床上出现皮肤弹性减退、眼窝凹陷、婴儿囟门内陷、体重下降等。③无口渴：因体液低渗状态使渴觉中枢的兴奋性降低。④细胞内水肿：低渗细胞外液使水转移至细胞内液，导致细胞内水肿。红细胞体积增大，脑细胞水肿，引起中枢神经系统功能失常。⑤尿变化：严重患者由于血容量显著减少，通过容量感受器，反射性地引起ADH分泌增多，使肾对水的重吸收加强，尿量可明显减少。血钠浓度降低，导致醛固酮分泌增多，使肾小管对Na^+重吸收增加，表现尿相对密度降低和尿液中几乎不含Na^+（图4-3）。

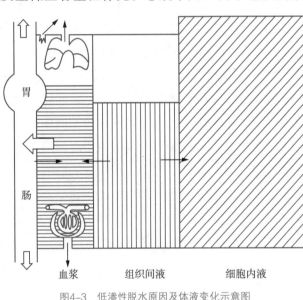

血浆　　　组织间液　　　细胞内液

图4-3　低渗性脱水原因及体液变化示意图

（三）正常血钠性体液容量减少

正常血钠性体液容量减少是指水与钠按其浓度成比例丢失，血清钠浓度维持在130～150mmol/L，血浆渗透压在280～310mmol/L，又叫等渗性脱水，又称为低容量性钠正常血症。

1. 原因及发生机制　①小肠液丧失：如小肠炎所致的腹泻、小肠瘘等；②大量胸水和腹水形成等；③大面积烧伤：血浆大量渗出引起等渗性体液丢失。

2. 对机体的影响　细胞外液容量减少而渗透压在正常范围，故细胞内外液之间维持了水的平衡，细胞内液容量无明显变化。血容量减少又可通过醛固酮和ADH的增多而使肾对钠、水的重吸收增加，因而细胞外液得到一定补充，同时尿钠含量减少，尿比重增高，如血容量减少迅速而严重，患者可发生休克。

三种类型脱水的比较如下（表4-1）。

表4-1　3种体液容量减少的比较

区别项目	高渗性脱水	低渗性脱水	等渗性脱水
水、钠丢失比例	失水＞失钠	失水＜失钠	水、钠等比例丢失
血清钠浓度	＞150mmol/L	＜130mmol/L	130~150mmol/L
血浆渗透压	＞310mmol/L	＜280mmol/L	280~310mmol/L
失水部位	细胞内为主	细胞外为主	细胞内、外均丧失
口渴感	明显	早期无，严重者有	有
体温	升高	不升高	有时升高
尿量、尿钠	减少、有	晚期减少、减少或无	严重者减少、减少
血压	严重者降低	易降低可发生休克	易降低

（四）预防原则

恢复正常血容量；严密观察患者脉搏、血压等生命体征，出、入液量，尿量及尿比重等；同时，处理可能并发的酸碱或电解质失常；积极去除或控制病因。按照"先盐后糖、先快后慢、先浓后淡、见尿补钾"的原则补液。

二、体液容量增多

（一）低渗性体液容量过多

低渗性体液容量过多是指各种原因引起水在体内潴留，血清钠浓度＜130mmol/L，血浆渗透压＜280mmol/L，但体钠总量可正常或增多，导致细胞内、外容量均增多，呈低渗状态，又称为高血容量性低钠血症，又叫水中毒。

1. 原因及发生机制

（1）ADH分泌过多：①ADH分泌异常增多综合征，见于恶性肿瘤，如肺燕麦细胞癌、淋巴肉瘤等；中枢神经系统疾病，如脑肿瘤、脑脓肿、病毒性或细菌性脑炎等；肺部疾病，如肺结核、肺炎等。②促进ADH释放和/或使其作用增强的药物，如异丙肾上腺素、吗啡等。③各种原因所致的应激，见于手术，创伤及强烈精神刺激等。④有效循环血容量减少，如休克等。⑤肾上腺皮质功能低下，对下丘脑分泌ADH的抑制作用减弱，因而ADH分泌增多。

（2）肾排水功能不足：在急性、慢性肾功能不全的少尿期，严重心力衰竭或肝硬变时，因肾排水减少，引起水中毒。

（3）低血钠性体液容量减少晚期：由于细胞外液低渗，细胞外液向细胞内转移。可造成细胞内水肿，此时输入大量水分引起水中毒。

2. 对机体的影响　细胞外液量增加，血液被稀释；血钠浓度降低，细胞外液低渗，水自细胞外向细胞内转移，引起细胞内水肿，红细胞体积增大，脑细胞水肿使颅内压增高，患者出现头痛、恶心、呕吐、嗜睡、视神经乳头水肿等。严重时出现脑疝，导致呼吸、心跳停止。导致细胞内、外液容量均增多而渗透压降低。

3. 预防原则　积极采取预防措施，限制水的摄入量。给予高渗盐水，甘露醇等渗透性利尿剂，迅速纠正脑细胞水肿。

（二）等渗性体液容量过多

等渗性体液容量过多是指过多液体在组织间隙或体腔中积聚，又叫水肿。过多的液体积聚在体腔，称为积水或积液，如胸腔积水、腹腔积水（腹水）等。按波及的范围可分全身性水肿和局部性水肿。按原因可分肾性水肿、肝性水肿、心性水肿、营养不良性水肿、淋巴性水肿和炎性水肿等。

1. 原因及发生机制 正常人体的血管内液（血浆）与血管外液（组织间液）通过微血管壁不断地进行交换，维持着动态平衡，同时体内外的液体也在进行交换并维持动态平衡。如果组织间液生成增多和（或）钠水潴留，即可能会导致水肿（图4-4）。

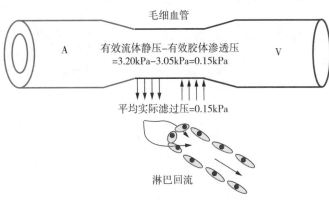

图4-4 血管内外体液变化示意图

（1）血管内外液体交换平衡失调（组织液生成多于回流）

1）毛细血管流体静压增高，导致有效流体静压增大，引起组织液生成增多，超过淋巴回流时引起水肿。常见右心衰竭引起全身性水肿；左心衰竭引起肺水肿；肝硬化引起腹水，等等。

2）血浆胶体渗透压降低，组织液生成增加，超过淋巴回流引起水肿。常见病因有蛋白质摄入不足，如禁食、胃肠消化吸收功能障碍等；白蛋白合成减少，如慢性肝病（肝硬化）；蛋白质丢失过多，如肾病综合征等；蛋白质消耗增加，如恶性肿瘤、慢性消耗性疾病等。

3）微血管壁通透性增高，血浆白蛋白滤出增多，使血浆胶体渗透压降低而组织液胶体渗透压增高，引起组织液生成增多，可引起水肿。常见于炎症、过敏、创伤、缺氧等。

4）淋巴回流受阻，含有蛋白质的组织液积聚在组织间隙引起水肿，称淋巴性水肿。常见原因有丝虫病时阻塞淋巴管，引起阴囊、下肢等部位的水肿，称为象皮肿；恶性肿瘤细胞转移到淋巴结并阻塞淋巴管、手术摘除淋巴结引起水肿等。

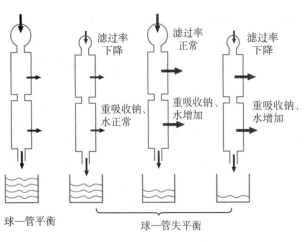

图4-5 球—管失平衡示意图

（2）体内外液体交换失衡（钠、水潴留）：各种肾小球滤过率减少和（或）肾小管、集合管重吸收增多，导致球-管平衡失调，引起水肿（图4-5）。

1）肾小球滤过率（GFR）降低：①肾小球滤过总面积减少，如急、慢性肾小球肾炎时，大量肾小球病变，使肾小球有效滤过面积明显减少，导致体内钠、水潴留；②肾血流量减少，如心力衰竭、肝硬化、肾病综合征等，使有效循环血量减少，肾血流量随之下降，滤过压降低，引起钠、水潴留。

2）近曲小管重吸收钠、水增多：①心房肽分泌减少，当有效循环血量明显减少时，心房的牵张感受器兴奋性降低，致使心房肽分泌减少，近曲小管对钠、水的重吸收增加；②肾小球滤过分数增加：肾小球滤过分数=肾小球滤过率/每分钟肾血浆流量。当充血性心力衰竭或肾病综合征时，有效循环血量减少，肾血流量随之下降，引起肾素－血管紧张素分泌增多，导致肾出球小动脉收缩比入球小动脉收缩明显，肾小球滤过率相对增高，滤过分数增加，近曲小管重吸收钠和水增加，引起钠、水潴留。

3）远曲小管和集合管重吸收钠、水增加：①醛固酮增多：见于充血性心力衰竭、肝硬化腹水等，有效循环血量下降，肾血管灌注压下降，使近球细胞肾素分泌增加，肾素-血管紧张素-醛固酮系统被激活，使醛固酮分泌增多；肝硬化患者，肝细胞灭活醛固酮的功能减退；②抗利尿激素（ADH）分泌增加：见于充血性心力衰竭时，有效循环血量减少，使左心房和胸腔大血管的容量感受器刺激减弱，反射性地引起ADH分泌增加等。

2. 水肿的临床特点

（1）水肿液的性状：含有血浆全部晶体成分。根据水肿液中所含蛋白含量的多少可将水肿液分漏出液和渗出液（详见第五章）。

（2）水肿的皮肤特点：皮肤肿胀、光亮、弹性差、皱纹变浅，用手指按压会出现凹陷，称为凹陷性水肿（显性水肿）。全身水肿患者在出现凹陷性水肿之前已有组织间液增多，可达原体重10%，还没有显性水肿，称为隐性水肿。隐性水肿之所以没有出现皮肤凹陷是因为在组织间隙分布着凝胶网状物（透明质酸，胶原及黏多糖等），对液体有强大的吸附能力和膨胀性，只有当液体积聚超过凝胶网状物吸附能力时，才游离出来形成游离的液体，手按压皮肤，游离液体从按压点向周围散开，形成凹陷。

（3）全身性水肿的分布特点：最常见的3种全身性水肿是心性、肾性和肝性水肿，水肿首发部位各不相同：①心性水肿首先出现在低垂部位，如下肢，这是因为毛细血管的流体静压与重力有关；②肾性水肿最先出现在眼睑、面部，这是因为水肿液积聚组织结构疏松、伸展度大的组织；③肝性水肿多见腹水，肝静脉回流受阻，肝静脉压升高等有关。

3. 水肿对机体的影响

（1）对机体有利方面：炎症时，水肿液具有稀释细菌及其毒素，阻碍细菌扩散的作用；还可通过渗出液将抗体运输至炎症灶，增加局部抵抗力；水肿的发生使大量液体转移至组织间隙，可防止循环系统压力急剧上升，从而避免血管破裂和急性心力衰竭，故有调节心"安全阀"之称。

（2）对机体不利方面：水肿使细胞与毛细血管间的距离增大，增加了营养物质在细胞间的弥散距离，致使细胞发生营养障碍，组织抵抗力下降；重要生命器官或部位水肿，可引起严重后果甚至危及生命，如喉头水肿可引起窒息、肺水肿可导致急性呼吸困难、脑水肿使颅内压增高甚至脑疝等。

4. 预防原则　消除引起水肿的原因，适当限制钠盐的摄入，如心力衰竭、肝硬化等。注意观察水肿的部位、程度，心、肺、肝、肾等器官功能。

第二节　钾代谢紊乱

钾代谢失常主要指细胞外液 K^+ 浓度异常变化，尤其血钾浓度的变化。根据血钾浓度的高、低呈现低钾血症和高钾血症，是临床上常见的病理过程。

【知识拓展】

> 钾的分布：钾是体内的重要无机阳离子之一，有98%存在于细胞内液，2%存在于细胞外液。正常血清钾浓度为3.5～5.5mmol/L。

一、低钾血症

低钾血症是指血清钾浓度低于3.5mmol/L。大多数情况下，低钾血症的患者伴有体内钾总量减少，又称缺钾性低钾血症。但是，机体的含钾总量不一定减少（细胞外钾向细胞内转移），又称钾正常性低钾血症。缺钾是指细胞内钾的缺失、体内钾的总量减少。

（一）原因及发生机制

1. 钾摄入减少　消化道梗阻、昏迷、手术后较长时间禁食的患者，可导致缺钾和低钾血症。

2. 钾排出过多　①经胃肠道失钾：常见于严重腹泻、呕吐等；②经肾失钾：常见利尿药使用，如呋塞米（速尿）、噻嗪类等；③经皮肤失钾：大量出汗导致钾的丧失。

3. 细胞外钾向细胞内转移　机体的含钾总量并不减少。①碱中毒：细胞内H^+移至细胞外，同时细胞外K^+进入细胞；②过量应用胰岛素：糖原合成需要钾，血浆钾随葡萄糖进入细胞以合成糖原；③低钾性周期性麻痹：发作时细胞外钾向细胞内转移，是一种家族性疾病。

（二）对机体的影响

1. 中枢神经系统　早期精神萎靡、神情淡漠、倦怠，重者反应迟钝、定向力减弱、嗜睡甚至昏迷。

2. 对骨骼肌的影响　细胞兴奋性降低，细胞处于超极化阻滞状态。临床上先是出现肌肉无力，继而可发生弛缓性麻痹，在四肢肌肉最明显，严重者可发生呼吸肌麻痹，这是低钾血症患者的主要死亡原因之一（图4-6）。严重低钾患者肌肉运动时细胞不能释放足够的钾，血管扩张受限，共享不足，导致肌肉痉挛，甚至发生缺血性坏死。

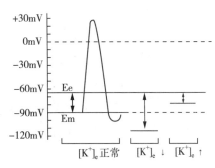

图4-6　细胞外液$[K^+]$对神经和骨骼肌细胞静息膜电位的影响
Em：静息膜电位　Ee：阈电位

3. 对心肌电生理特性的影响　①心肌兴奋性和心肌自律性增高，心肌传导性降低。轻度的细胞外液钾浓度降低时，心肌收缩性增强。严重低钾或慢性低钾时，心肌的细胞变性、坏死，心肌的收缩性减弱。②心电图变化：典型表现S-T段压低，T波低平和U波增高，Q-T间期延长；严重低钾时可见P波增高、P-Q间期延长QRS波群增宽（图4-7）。

4. 对肾的影响　主要表现为尿浓缩功能障碍而出现多尿和低比重尿，其发生机制是远曲小管和集合管对ADH的反应性不足。

5. 对胃肠的影响　低钾可引起胃肠运动减弱。轻者食欲缺乏、消化不良、恶心呕吐、便秘，严重者可出现麻痹性肠梗阻。

6. 对酸碱平衡的影响　低钾血症可引起代谢性碱中毒，发生反常性酸性尿（肾小管上皮细胞内K⁺浓度降低，H⁺浓度升高，肾小管K⁺– Na⁺交换减弱而H⁺– Na⁺交换加强，尿排钾减少排H⁺增多，尿液呈酸性）。

（三）预防原则

消除和预防引起低钾血症的原因等。及时补钾，能口服不静脉补钾。静脉补钾应该严格掌握补钾原则："补钾不过量、浓度不过大、速度不过快、无尿不补钾。"纠正水和其他电解质代谢失常。

【知识拓展】

　　低钾血症和缺钾两者是不完全相同的，低钾血症指血清钾浓度低于3.5mmol/L。缺钾指细胞内钾和机体总钾量的缺失。缺钾患者可表现为低钾血症，但也可表现出正常的血清钾浓度。低钾血症和缺钾常同时发生，但也可分别发生。

二、高钾血症

高钾血症是指血清钾浓度高于5.5mmol/L。机体的含钾总量不一定增加（细胞内钾向细胞外转移），又称钾正常性高钾血症。高钾血症的患者伴有体内钾总量增加，又称高钾性高钾血症。

（一）原因及发生机制

1. 钾潴留　①钾摄入过多，如静脉内过多、过快地输入钾盐；②肾排钾减少，如急、慢性肾功能不全等。

2. 细胞内钾释出过多　①酸中毒时，细胞外液的H⁺进入细胞内，而细胞内的K⁺释出至细胞外；②缺氧时，细胞内ATP生成不足，细胞膜上Na⁺– K⁺泵运转发生障碍，故钠离子潴留于细胞内，细胞外液中的K⁺不易进入细胞；③高钾性周期性麻痹，发作时细胞内钾向细胞外转移，是一种家族性疾病；④细胞与组织的损伤，如重度溶血（红细胞的破坏使大量K⁺进入血浆）和严重创伤特别挤压综合征时，损伤的组织可释出大量的K⁺。

（二）对机体的影响

1. 对骨骼肌的影响　轻度高钾血症（血清钾5.5 ~ 7mmol/L）时，因细胞外高钾，细胞内钾外流减少，膜静息电位绝对值变小，易到达阈电位，细胞兴奋性增加。临床上可出现肢体感觉异常、刺痛、肌肉震颤等症状。严重高钾血症（血清钾7 ~ 9mmol/L）时骨骼肌细胞的静息电位过小，因而快钠孔道失活，细胞处于去极化阻滞状态。临床上出现肌肉软弱、腱反射减弱甚至消失，出现弛缓性麻痹，常先累及四肢，然后向躯干发展，甚至波及呼吸肌。

2. 对心肌电生理特性的影响　①心肌兴奋性改变随血钾浓度升高的程度不同而有所不同。急性轻度高钾血症时，心肌兴奋性增高；急性重度高钾血症时，心肌兴奋性降低。心肌自律性降低，可出现窦性心动过缓，窦性停搏；心肌传导性降低，出现各类传到阻滞；因传导性、兴奋性异常的共同影响出现折返激动导致室颤。高钾血症对机体的主要危险就在于引起严重的传导阻滞，室颤甚至心搏骤停。②心电图的变化：典型的表现有P-R间期延长，QRS综合波增宽，T波狭窄高耸，Q-T间期轻度缩短（图4-7）。

3. 对酸碱平衡的影响　高钾血症引起代谢性酸中毒，发生反常性碱性尿。

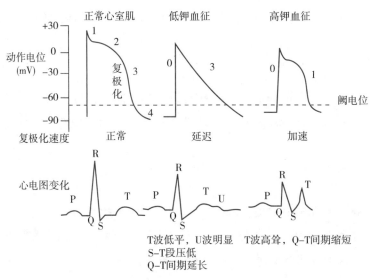

图4-7　血清[K^+]变化对心肌细胞膜电位和心电图的影响示意图

（三）预防原则

积极预防原发病，去除使血钾升高的原因等。密切观察生命体征、心电图、神经肌肉表现、血钾浓度、尿量等。可用葡萄糖加胰岛素、静脉滴注碳酸氢钠溶液促进钾进入细胞内，必要时采取血液透析等。

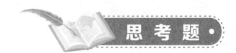

一、名词解释

1. 体液容量减少　　　　　　　　　2. 等渗性体液容量过多

3. 高钾血症　　　　　　　　　　　4. 低钾血症

二、填空题

1. 高渗性脱水时，细胞内、外液均减少，但以 ＿＿＿＿＿＿＿ 减少为主。

2. 低渗性脱水时，体液丢失以 ＿＿＿＿＿＿ 为主，临床上易发生 ＿＿＿＿＿。

3. 水肿发生的两个基本机制是 ＿＿＿＿＿＿＿＿＿ 和 ＿＿＿＿＿＿＿＿＿。

三、简答题

1. 比较三种类型体液容量减少的特点，它们对机体的影响是什么？

2. 高钾血症和低钾血症对酸碱平衡、对心肌有何影响？

四、案例分析

某患者，男性，30岁，参加篮球比赛晕厥入院，查体：体温39.0℃，血压80/60mmHg，脉搏93次/分，呼吸22次/分，皮肤弹性减退，有肌肉颤动。实验室检查：血Na^+ 160mmol/L，血K^+ 6.0mmol/L，pH 7.30。心电图：高尖T波。

思考题：简述患者是发生什么变化及其产生机制。

（朱长龙）

第五章　炎症

【学习目标】

识记

能准确复述炎症、化脓性炎症、脓肿、蜂窝织炎、炎症介质、肉芽肿性炎的概念、炎症的基本病理变化。

理解

理解炎症的临床表现、经过和结局，以及炎症的病理学类型及其病理特点。

运用

能运用所学病理学的有关知识，解释临床表现的产生机制；比较渗出液与漏出液的异同及临床意义。

炎症是具有血管系统的活体组织对损伤因子的刺激所发生的以防御为主的病理反应。临床相当常见，如肺炎、阑尾炎、肝炎、肾炎、脑膜炎、菌痢等均属于炎症的范畴。其基本病理变化是组织的变质、渗出和增生。临床上局部表现为红、肿、热、痛及功能障碍五大特征，全身反应有发热、白细胞升高以及单核巨噬细胞系统增生等。炎症是消除局限致病因子，吸收和清除坏死的组织，修复缺损，恢复组织、器官功能的一种病理反应。因此，炎症是机体的防御反应，是常见的、重要的病理过程。

第一节　炎症的原因

任何能够引起组织损伤的因素都可成为炎症的原因，又称为致炎因子。致炎因子种类繁多，可归纳为以下几类。

1. 生物性因素　最常见也是最重要的原因，包括各种病原微生物和寄生虫等。细菌和病毒释放毒素或在细胞内繁殖造成组织和细胞的损伤导致炎症。

2. 物理性因素　如高温、低温、放射线、切割、撞击、挤压等。

3. 化学性因素　包括内源性和外源性化学物质。外源性化学物质如强酸、强碱、强氧化剂及芥子气等。内源性毒性物质如坏死组织的分解产物及在某些病理条件下堆积于体内的代谢产物，如尿素等。

4. 坏死组织　缺血或缺氧等可引起组织坏死，坏死组织是潜在的致炎因子。在新鲜梗死灶边缘所出现的充血出血带和炎性细胞浸润都是炎症的表现。

5. 变态反应　当机体免疫反应状态异常时，可引起不适当或过度的免疫反应，造成组织和细胞损伤而导致炎症。Ⅰ型变态反应如过敏性鼻炎、荨麻疹；Ⅱ型变态反应如抗基底膜性肾小球肾炎；某些自身免疫性疾病，如淋巴性甲状腺炎、溃疡性结肠炎等。

第二节　基本病理变化

炎症的基本病理变化有变质、渗出和增生。在炎症过程中，这些基本病理变化贯穿炎症的始终。一般炎症早期或急性炎症以变质和渗出性变化为主，慢性炎症及炎症的晚期以增生为主。但三者是相互联系的，在一定条件下可以互相转化。

一、变质

变质是指炎症局部组织发生的变性和坏死。变质既可发生于实质细胞，也可见于间质。实质细胞常出现细胞水肿、脂肪变性、凝固性或液化性坏死等。间质结缔组织表现为黏液变性、纤维素样坏死等。变质主要由致炎因子直接损伤及炎症过程中发生了局部血液循环障碍、炎症反应产物共同作用于局部组织导致其变性和坏死。因此，变质的程度取决于致炎因子与机体炎症反应两个方面。

二、渗出

渗出是指炎症局部组织血管内的液体、蛋白和细胞成分，通过血管壁进入组织间、体腔、黏膜表面和体表的过程。所渗出的细胞和液体统称渗出物或渗出液。炎症最具特征性的病变即为渗出。渗出液在局部组织发挥着重要的防御作用。炎症早期和急性炎症时渗出病变表现尤为突出，包括血流动力学改变、血管壁通透性升高和白细胞的渗出及吞噬作用等。

（一）血流动力学改变

当致炎因子作用于局部组织后，很快发生血流动力学变化，一般按下列顺序发生（图5-1）。

1. 细动脉短暂收缩　损伤发生后迅即发生短暂的细动脉收缩，持续仅几秒钟。其机制可能是神经反射和（或）某些化学介质作用引起血管收缩。

2. 血管扩张、血流加速　细动脉短暂收缩后，接着细动脉及动脉端毛细血管的括约肌舒张，随后导致更多微血管床开放，局部血流加快，血流量增加，引起局部动脉性充血。此乃急性炎症早期血流动力学改变的标志，也是局部代谢增强，炎症区组织发红、发热的原因。

3. 血流速度减慢　十几分钟后，静脉端毛细血管和小静脉也随之扩张，血流速度减慢，导致静脉性充血。由于静脉性充血，导致微血管通透性升高，富含蛋白质

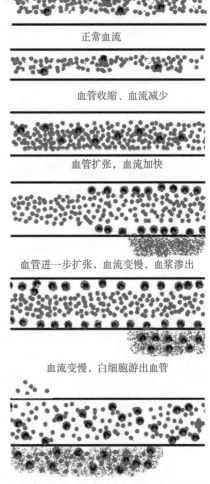

正常血流

血管收缩、血流减少

血管扩张，血流加快

血管进一步扩张，血流变慢，血浆渗出

血流变慢，白细胞游出血管

血流显著缓慢，白细胞游出增多，红细胞漏出

图5-1　血流动力学变化模式图

的液体向血管外渗出导致血管内红细胞浓集和血液黏稠度增加，血流阻力增高，最后扩张的小血管内挤满了红细胞，血液难以流动，甚至停滞。随着血流缓慢甚至停滞，血细胞轴流逐渐加宽，白细胞从轴流进入边流，向血管壁靠近，为白细胞的渗出创造了条件。

（二）血管壁通透性升高

血管壁通透性升高是导致液体和蛋白质从血管内渗透到血管外的主要原因。此外，由于血管内含血量增多，其流体静压升高以及炎症区局部酸中毒，组织胶体渗透压增加，也是促使液体和蛋白质渗出的原因。

血管壁通透性升高的机制：①内皮细胞收缩，导致内皮细胞间连接扩大，如组胺、缓激肽、白细胞三烯等化学介质，刺激内皮细胞表面受体，使内皮细胞收缩；②内皮细胞直接损伤、坏死、脱落，则血管壁的通透性很快增加；③穿胞作用增强，如血管内皮细胞生长因子，可以增加内皮细胞胞浆内囊泡性细胞器的数量和大小，从而使穿胞通道增多，穿胞作用增强，血管壁通透性升高；④新生毛细血管壁的高通透性，由于内皮细胞功能不健全，细胞间连接空隙较大，具有高通透性（图5-2）。

内皮细胞收缩，主要累及小静脉　　内皮细胞收缩和穿胞作用，主要累及小静脉　　内皮细胞损伤，累及小动脉、毛细血管和小静脉　　新生毛细血管高通透性

图5-2　血管壁通透性升高模式图

（三）液体渗出

由于血管壁受损伤的程度不同，渗出液的成分也不同。轻度损伤时，渗出液中以盐类及小分子白蛋白为主；毛细血管损伤严重时，渗出液中可出现大分子的球蛋白，甚至为纤维蛋白原等。

渗出液在组织间隙积聚造成组织水肿或积留于体腔，造成体腔积液，如腹腔积液（腹水）、胸腔积液（胸水）等。临床上应当鉴别是炎症引起的渗出液还是其他原因造成的漏出液，以明确诊断，并进行正确治疗（表5-1）。

表5-1　渗出液与漏出液的鉴别

区别项目	渗出液	漏出液
原　因	炎症	非炎症
透明度	浑浊	澄清
蛋白量	>25g/L	<25g/L
相对密度（比重）	>1.018	<1.018
有核细胞数	>0.50×10⁹/L	<0.10×10⁹/L
黏蛋白试验（Rivalta试验）*	阳性	阴性
凝固性	能自凝	不能自凝

* Rivalta试验：试验为醋酸沉淀试验，渗出液因含大量黏蛋白，为0.1%的醋酸所沉淀（阳性反应）。

渗出液的作用，炎性渗出是急性炎症的重要特征，渗出液具有重要防御作用：①局部炎症液体渗出，可稀释毒素及有害物质；②局部炎症液体渗出，带来营养物质，并带走代谢产物；③渗出物内含有抗体、补体等物质，有利于消灭病原体等；④渗出物中所含的纤维蛋白原形成纤维素并互相交织成网，可阻止细菌扩散，有利于吞噬细胞发挥其吞噬作用，有利于组织修复。

渗出液也可对机体造成不利影响：①压迫和阻塞器官，影响其正常功能，如心包积液压迫心，影响心功能等；②渗出液中大量纤维蛋白吸收不良可发生粘连、机化，如心包粘连影响相应器官功能；③渗出液重新吸收，因含毒素、细菌，引起机体中毒、导致炎症扩散。

（四）白细胞的渗出

白细胞的渗出是炎症反应的最重要特征。白细胞通过血管壁游出到血管壁外的过程，称为白细胞渗出。渗出的白细胞也叫炎细胞。炎细胞在趋化作用下聚集在炎症区域的现象，称为炎

细胞浸润。白细胞渗出是一种主动过程，是防御反应的主要表现，大致有几个阶段：白细胞靠边、黏附、游出、趋化和白细胞在局部的作用（图5-3）。

1. 白细胞靠边和附壁　炎症时，随血管扩张、血管壁通透性升高、血流变慢甚至停滞，白细胞由血管轴流进入边流，靠近血管壁缓慢地滚动的现象叫作白细胞靠边。靠边的白细胞贴附在血管内皮细胞上的现象，称为白细胞附壁。

2. 白细胞黏附　最后白细胞和内皮细胞黏附。白细胞的黏附是靠细胞表面的黏附分子和内皮细胞受体相互识别、结合完成的。某些细胞因子和化学介质可以调节这类黏附分子的表达和数量，使二者亲和性增强。

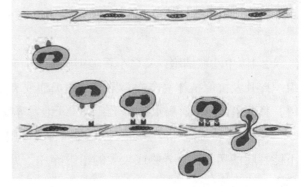

图5-3　白细胞移出过程模式图

3. 白细胞游出　白细胞通过血管壁进入到周围组织的过程叫游出。黏附在内皮细胞表面的白细胞沿内皮细胞表面缓慢移动，在内皮细胞连接处伸出伪足，以阿米巴样的运动形式穿过内皮细胞间隙，到达内皮细胞和基底膜之间，最后穿过基底膜到达血管外，常需2～12分钟才能完成。

4. 趋化作用　是指白细胞向着化学刺激物定向移动，移动的速度为每分钟5～20μm。这些化学刺激物，称为趋化因子，趋化因子具有特异性，不同的趋化因子吸引不同的白细胞，中性粒细胞和单核细胞对趋化因子反应明显，而淋巴细胞反应较弱。

5. 白细胞在局部的作用

（1）吞噬作用：是指白细胞游出到炎症灶，吞噬病原体以及组织碎片的过程。人体的吞噬细胞主要有两种：中性粒细胞和巨噬细胞，吞噬过程可分为三个连续步骤：①识别与附着：在无血清存在的条件下，吞噬细胞很难识别或吞噬细菌。因为血清中存在着一类能增强吞噬细胞吞噬功能的蛋白质，即调理素，主要是IgG和C_{3b}。IgG和C_{3b}与细菌结合后，其Fc端和C_{3b}端与吞噬细胞表面的Fc受体和C_{3b}受体结合，细菌就被黏附在吞噬细胞表面。②包围吞入：病原体和组织崩解产物等黏着在吞噬细胞表面后，便伸出伪足将其包围，形成有吞噬细胞膜包绕吞噬物的吞噬体。吞噬体逐渐脱离细胞膜，进入胞质与溶酶体结合，形成吞噬溶酶体。溶酶体膜破裂，细菌在吞噬溶酶体内被杀伤、降解。③杀灭与降解：被吞噬的细菌由吞噬细胞的溶酶体酶及氧代谢产物杀灭和降解（图5-4）。

通过吞噬细胞的吞噬作用，大多数病原菌被杀灭、溶解。但有些细菌在吞噬细胞内处于静止状态，如结核杆菌，一旦机体抵抗力降低，这些细菌又能繁殖，并随吞噬细胞的游走而在机体内播散，使生活在吞噬细胞内的细菌很难被机体消灭。

（2）免疫作用：有免疫作用的白细胞主要有巨噬细胞和淋巴细胞。当巨噬细胞吞噬处理抗原后，将抗原递呈给T或B淋巴细胞，T淋巴细胞转

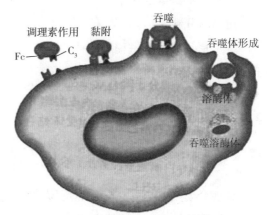

图5-4　白细胞吞噬过程模式图

化成致敏淋巴细胞。当机体再次与相应抗原接触时，致敏淋巴细胞释放淋巴因子，发挥细胞免疫作用。

（3）组织损伤作用：白细胞在趋化、激活、吞噬过程中向组织间释放溶酶体酶、活性氧自由基、前列腺素和白细胞三烯，可引起内皮细胞和组织损伤。这种白细胞介导的组织损伤在肾小球肾炎、类风湿性关节炎、动脉粥样硬化等疾病中都可见到。

6. 炎细胞的种类和功能

（1）中性粒细胞：又名小吞噬细胞，具有较强的游走能力和吞噬功能，可吞噬细菌、坏死组织碎片及抗原抗体复合物，见于急性炎症或炎症早期。中性粒细胞吞噬完成后不久就死亡崩解，释放出蛋白水解酶水解坏死组织和纤维素等物质。

（2）单核细胞和巨噬细胞：又名大吞噬细胞，具有强大的吞噬能力，即能吞噬中性粒细胞不能吞噬的病原体、异物或较大的组织碎片，见于急性炎症后期、慢性炎症、非化脓性炎症及病毒性感染等。

单核细胞吞噬消化含有蜡质膜的结核菌时，可转化成为上皮样细胞；吞噬脂质小滴时，可转化为泡沫细胞；包围吞噬异物（手术缝线、石棉纤维、虫卵、木刺等）形成异物巨细胞。多核巨细胞，主要见于异物性肉芽肿、结核性肉芽肿等。

（3）嗜酸粒细胞：其运动能力弱，有一定的吞噬功能，常吞噬免疫复合物。多见于寄生虫病和一些变态反应性疾病。

（4）淋巴细胞和浆细胞：运动能力弱，没有吞噬能力，主要发挥免疫作用。淋巴细胞有T、B两型，B细胞在抗原的刺激下，转化为浆细胞，产生、释放各种免疫球蛋白（抗体），起体液免疫作用。T淋巴细胞参与细胞免疫，致敏后产生淋巴因子，杀伤靶细胞。淋巴细胞和浆细胞常见于慢性炎症、病毒感染和某些特殊病原体感染。

（5）嗜碱粒细胞和肥大细胞：胞质内的颗粒均含有肝素钠和组胺，肥大细胞胞质内还含有5-羟色胺。炎症时，这些细胞脱颗粒释放上述物质，参与炎症的渗出。

三、增生

炎性增生是指炎症区的巨噬细胞、血管内皮细胞和成纤维细胞增生，有时可见附近上皮细胞等实质细胞的增生。通常增生反应在急性炎症后期或慢性炎症较明显，但少数疾病在炎症初期即见明显增生，如伤寒、急性肾小球肾炎。增生能促使炎症局限化，并使受损组织得以修复。但过度的纤维组织增生对机体产生不利影响，如慢性病毒性肝炎时，间质纤维组织过度增生，可引起肝硬化。

综上所述，炎症过程的三种基本病变，一般地说，变质属于损伤过程，而渗出和增生则属于抗损伤和修复过程，但三者相互依存，相互制约，共同组成复杂的炎症反应过程。

第三节　炎症介质

炎症介质是参与并介导炎症反应的具有生物活性的化学因子。炎症介质种类繁多，有外源性和内源性两大类。内源性炎症介质可来自细胞和血浆，其中以细胞释放的炎症介质最重要。

1. 细胞释放的炎症介质　①血管活性胺：包括组胺和5-羟色胺（5-HT），主要存在于肥大细胞和嗜碱粒细胞的颗粒中，也存在于血小板内，可使细动脉扩张，细静脉内皮细胞收缩，导致血管通透性升高。②前列腺素（PG）和白细胞三烯（LT）：均为花生四烯酸的代谢产物。广泛存在于人体多种器官，在炎症反应过程中，可导致发热、疼痛、血管扩张、通透性升高及白细胞渗出等。③白细胞产物：被致炎因子激活后，中性粒细胞和单核细胞可释放氧自由基和溶酶体酶，促进炎症反应和破坏组织，成为炎症介质。可导致血管通透性增加，损伤红细胞或其他实质细胞等。④细胞因子：由激活的淋巴细胞和单核细胞产生。对中性粒细胞和巨噬细胞有趋化作用，增强吞噬作用，杀伤带特异性抗原的靶细胞，引起组织损伤，等等。

2. 体液中产生的炎症介质　①缓激肽：引起细动脉扩张、内皮细胞收缩、细静脉通透性增加，以及血管以外的平滑肌收缩。②补体系统：补体系统由20种蛋白质组成，在脾脏、淋巴结和骨髓合成。补体可引起血管扩张、血管壁的通透性升高，并对中性粒细胞和单核细胞产生趋化作用。③凝血系统：凝血过程中形成的纤维蛋白被纤溶酶降解而形成的纤维蛋白多肽，可使血管壁通透性升高，又是白细胞的趋化因子。

主要炎症关系密切的炎症介质及作用如下（表5-2）。

表5-2　主要炎症介质及其作用

炎症介质的作用	炎症介质的种类
血管扩张	组胺、缓激肽、前列腺素E_2（PGE_2）、D_2（PGD_2）、F_2（PGF_2）、一氧化氮
血管壁通透性升高	组胺、缓激肽、补体（C3a，C5a）、白三烯D_4（LTD_4）、C_4（LTC_4）、E（LTE_4）
趋化作用	白细胞三烯、C5a、细胞因子、细菌产物、白细胞介素-8、肿瘤坏死因子（TNF）等
发　热	前列腺素、细胞因子、白细胞介素-1、白细胞介素-6、TNF等
疼　痛	缓激肽、PGE_2
组织损伤	溶酶体酶、氧自由基、一氧化氮

第四节　炎症的分类

一、根据炎症的临床病程分类

按照临床持续时间的长短，临床上将炎症分为4种类型。

1. 超急性炎症　起病急骤，呈暴发经过，炎症反应非常剧烈，整个病程仅数小时至几天，短期内引起组织和器官的严重损害，可导致机体死亡。临床上见于超敏反应性损害和器官移植的严重排异性反应等。

2. 急性炎症　起病急，且症状明显，病程多在1个月内。炎症的病变常以变质、渗出为主。临床上见于急性腹膜炎、急性阑尾炎等。

3. 慢性炎症　可由急性炎症转化而来，或因致炎因子长期刺激而呈现慢性过程。临床症状多不明显，病程在半年以上甚至持续数年。炎症局部的病变常以增生为主，渗出性病变轻微，炎症灶内以淋巴细胞和浆细胞浸润为主。当机体抵抗力下降时，慢性炎症也可转变急性发作，如慢性阑尾炎急性发作。

4. 亚急性炎症　其病程介于急性炎症与慢性炎症之间。如亚急性重型肝炎等。

二、根据基本病理变化特点分类

炎症所发生的部位不同，致炎因子种类不同，炎症反应严重程度不同，炎症的表现也不同。根据主要的病理变化，常把炎症分为变质性炎、渗出性炎和增生性炎症。

（一）变质性炎症

炎症过程中均有变质存在，只是变质的程度不同，而变质性炎症是以变质为主，渗出和增生轻微。常见于肝、肾、心、脑等实质器官，如急性重症病毒性肝炎，肝细胞在短时间内广泛坏死，出现严重的肝功能障碍；流行性乙型脑炎神经细胞变性坏死，出现中枢神经系统的功能障碍。

（二）渗出性炎症

以渗出为主，变质和增生轻微。根据渗出物成分的不同，又可分浆液性炎、纤维素性炎、化脓性炎、出血性炎等。

1. 浆液性炎　以浆液渗出为特征，其中含有3%～5%的蛋白质，主要是白蛋白，混有少量白细胞和纤维素。常发生于浆膜、黏膜和疏松结缔组织，如皮肤二度烫伤（图5-5），口周疱疹及关节炎引起的关节腔积液，胸、腹膜炎时引起的浆膜腔积液，等等。一般较轻，容易吸收消退。但有时因浆液渗出过多可导致较严重的后果，如喉炎时严重的炎性水肿，可致呼吸困难；心包腔大量炎性积液时，可压迫心脏而影响其功能。

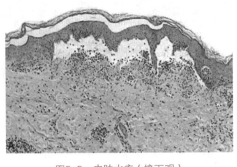

图5-5　皮肤水疱（镜下观）

2. 纤维素性炎　以纤维蛋白原渗出为主，继而形成纤维素。毛细血管损伤严重，大量纤维蛋白原渗出到血管外，在坏死组织释放的组织因子作用下形成纤维蛋白，临床上常把炎症过程中渗出的纤维蛋白称为纤维素，因此也叫纤维素性炎。如白喉杆菌、痢疾杆菌、肺炎球菌引起，常发生于黏膜（咽、喉、气管、肠）、浆膜（胸膜、腹膜、心包膜）和肺组织，如白喉、细菌性痢疾、大叶性肺炎。①黏膜的纤维素性炎：由纤维素、坏死组织和嗜中性粒细胞共同形成灰白色膜状物，称为"假膜"。这种炎症又称"假膜性炎"，如细菌性痢疾、白喉（图5-6）。由于局部组织结构特点不同，有的假膜牢固附着于黏膜面，不易脱落称固膜，如咽白喉；有的假膜却与其下组织结合疏松，易于脱落称浮膜，如气管白喉，假膜脱落后可阻塞支气管而引起窒息。②浆膜的纤维素性炎：由于渗出的纤维素过多不能全部被吸收，由肉芽组织机化后易引起浆膜腔纤维性粘连，影响器官功能，如风湿性心包炎，常导致"绒毛心"（图5-7），甚至形成缩窄性心包炎。③肺的纤维素性炎：若在肺泡腔内渗出的纤维素不能完全被吸收，由肉芽组织机化后使肺组织实变，形成肺肉质变。

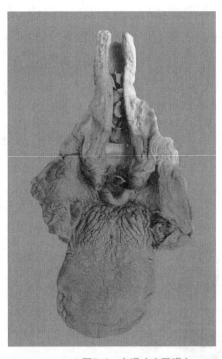
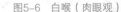

图5-6　白喉（肉眼观）

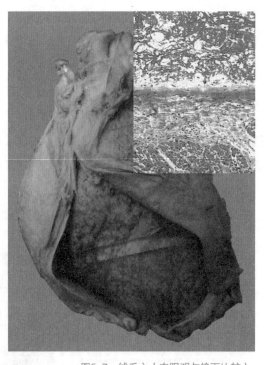

图5-7　绒毛心（肉眼观与镜下比较）

3. **化脓性炎**　是以中性粒细胞大量渗出并伴有不同程度的组织坏死和脓液形成为特征的一种炎症，多由化脓菌（如葡萄球菌、链球菌、脑膜炎双球菌、大肠杆菌）感染所致，也可因坏死组织继发感染引起。炎症区内坏死组织被中性粒细胞释放的酶溶解液化的过程称为化脓，所形成的液状物称为脓液，其内主要含大量渗出的中性粒细胞和脓细胞（变性坏死的中性粒细胞），还含有细菌、被溶解的坏死组织碎片和少量浆液。不同细菌引起的炎症，其脓液性状也不相同。由葡萄球菌引起的脓液较为浓稠，由链球菌引起的脓液较为稀薄。根据化脓性炎症发生的原因和部位的不同，可分为以下3类。

（1）表面化脓和积脓：表面化脓时中性粒细胞主要向黏膜或浆膜表面渗出，深部组织浸润不明显。如化脓性炎发生于胆囊、输卵管时，脓液则在胆囊或输卵管腔内聚集，称为积脓。

（2）蜂窝织炎：发生于疏松结缔组织的弥漫性化脓性炎称为蜂窝织炎，常见于皮肤、肌肉和阑尾。主要由溶血性链球菌引起，链球菌能产生透明质酸酶，分解结缔组织中的透明质酸，使之崩解；链球菌还产生链激酶，溶解纤维蛋白，使细菌容易在组织内蔓延扩散，表现为组织内大量中性粒细胞弥漫性浸润，与周围组织无明显分界。但局部组织一般不发生明显的坏死和溶解，故单纯蜂窝织炎痊愈后多不留痕迹。

（3）脓肿：主要由金黄色葡萄球菌感染所致，为局限性化脓性炎症，其主要特征为组织发生坏死、溶解，形成充满脓液的腔，可发生于皮下和内脏。金黄色葡萄球菌可产生血浆凝固酶，使渗出的纤维蛋白原转变为纤维蛋白，因而病变较局限。脓肿早期，在病原菌侵袭的局部组织发生坏死和大量的中性粒细胞浸润，崩解的中性粒细胞释放出蛋白溶解酶将坏死组织液化，并形成脓腔。经历一段时间后，脓肿周围可出现肉芽组织增生，包围脓肿形成脓肿膜，脓肿膜具有吸收脓液、限制炎症扩散的作用。小脓肿可逐渐吸收、消散，大的脓肿由于脓液过多，吸收困难，需要切开排脓或穿刺抽脓，而后由肉芽组织代替，形成瘢痕。

疖是毛囊、皮脂腺及其周围组织的脓肿。疖中心部分液化变软后，脓肿可自行穿破，脓液即可流出。痈是多个疖的融合，在皮下脂肪和筋膜组织中形成多个相互沟通的脓肿，必须及时切开排脓。

皮肤或黏膜的化脓性炎症，由于皮肤或黏膜坏死、脱落，可形成局部缺损，浅的称为糜烂，深的称为溃疡。深部脓肿如向体表或自然管道穿破，可形成病理性管道，只有一个开口的病理性盲管称为窦道，有两个或两个以上开口的称为瘘管。例如：肛门周围组织的脓肿，可向皮肤穿破，形成窦道；也可既向皮肤穿破，又向肛管穿破，形成瘘管（图5-8）。

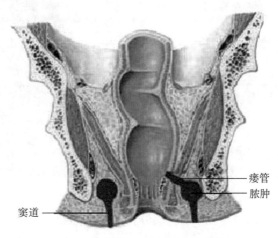

瘘管
脓肿
窦道

图5-8　肛周炎症形成的窦道与瘘管模式图

4. 出血性炎　当血管损伤严重时，渗出物中含有大量红细胞。常见于某些传染病，如流行性出血热、鼠疫等。

附：卡他性炎是发生于黏膜组织的一种渗出性炎。来自希腊语译音，"卡他"是将顺势下流的意思，故称卡他性炎。根据渗出物不同，卡他性炎又可分为浆液性、黏液性及脓性卡他性炎等。

（三）增生性炎症

以增生为主，变质和渗出轻微，主要是成纤维细胞、血管内皮细胞和组织细胞增生为主的炎症，常伴有淋巴细胞、巨噬细胞等慢性炎细胞浸润。主要见于慢性炎症，但也可见急性炎症，如链球菌感染引起的急性肾小球肾炎；伤寒病时以单核-巨噬细胞增生为主。按照病理变化特征分为一般性增生性炎、肉芽肿性炎、炎性息肉和炎性假瘤。

1. 一般性增生性炎　炎症病灶内有巨噬细胞、成纤维细胞、血管内皮细胞、上皮细胞及其他实质细胞增生，伴有淋巴细胞和浆细胞浸润。

2. 肉芽肿性炎　炎症局部渗出的巨噬细胞及其衍生而来的细胞增生为主，形成境界明显的结节状病灶，称为肉芽肿性炎。直径一般为0.5～2.0mm。不同的病因可形成形态不同的肉芽肿。临床病理科医生常可根据肉芽肿的形态特点做出病因诊断。根据病因不同，肉芽肿性炎可分为如下两类。

（1）感染性肉芽肿：是由病原微生物感染引起的肉芽肿性病变。最常见的病原微生物是结核杆菌，其次为麻风杆菌、梅毒螺旋体、真菌、支原体等。以结核性肉芽肿为例：结核结节中多核巨细胞又称朗汉斯巨细胞，由多个类上皮细胞融合形成，核数目可达几十个，甚至上百个，排列在细胞周围形成马蹄形或环形胞浆丰富。其主要成分为干酪样坏死、类上皮细胞、多核巨细胞、淋巴细胞成纤维细胞等。

（2）异物性肉芽肿：是由于异物不易被清除，

科缝线、滑石粉、寄生虫及其虫卵等。异物性肉芽肿主要成分为异物、多核巨细胞、成纤维细胞等（图5-9）。

异物性肉芽肿不易消化的异物周围，多个巨噬细胞融合形成异物多核巨细胞，细胞核杂乱分布于细胞内。

3. 炎性息肉　在致炎因子的长期刺激下，局部黏膜上皮（包括腺体）和肉芽组织增生，形成突出于黏膜表面并有蒂的肿物，称为炎性息肉。常见有鼻息肉、子宫颈息肉和结肠息肉等。息肉体积从数毫米至数厘米不等（图5-10）。

长期刺激引起的慢性炎症。常见的异物有外

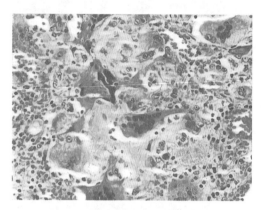

图5-9　异物多核巨细胞（镜下观）

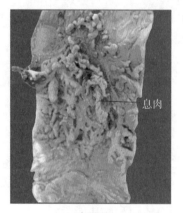

肉眼观

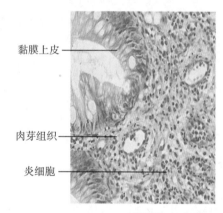

镜下观

图5-10　结肠炎性息肉

4. 炎性假瘤　在致炎因子的作用下，局部组织细胞增生形成的一个境界清楚的结节或团块，肉眼及X线等辅助检查似肿瘤，故称为炎性假瘤。多发生于眼眶和肺（图5-11）。

三、根据炎症累及的器官、组织的部位、原因等分类

（1）根据受累器官肉眼部位分类，如脑膜炎、肺炎、肝炎等。

（2）根据受累器官镜下部位分类，如肾小球肾炎、心肌炎等。

（3）根据病因及受累病变部位分类，如结核性脑膜炎、病毒性肝炎等。

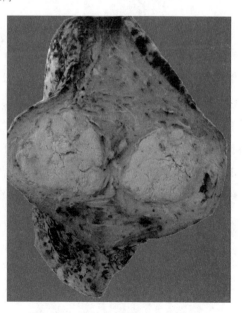

图5-11　（肺）炎性假瘤（肉眼观）

【知识拓展】

炎症与抗生素的应用

　　炎症分为感染性炎症和非感染性炎症两大类。感染性炎症应根据病原体的种类选择有效的抗生素治疗。有些感染性炎症和非感染性炎症一般不需要抗生素治疗，如过敏性炎症，接触性皮炎等。因此，不能错误地认为，凡是炎症均需要用抗生素治疗。

第五节　局部临床表现和全身反应

一、局部临床表现

炎症组织局部临床表现为红、肿、热、痛和功能障碍。

1. 红　炎症早期由于动脉性充血，局部血液中的氧合血红蛋白增多，故呈鲜红色。而后形成静脉性充血，血流变慢，氧合血红蛋白减少，还原血红蛋白增多而呈暗红色。

2. 肿　由于炎性充血、水肿和渗出物增多，在炎症晚期局部组织、细胞的增生，引起局部肿大。

3. 热　因动脉性充血，血流加快，血量增加，局部组织物质代谢增强所致。

4. 痛　①致痛物质作用，如炎区内的前列腺素、5-羟色胺、缓激肽等炎症介质等，均具有较强的致痛作用；②炎症渗出物引起局部组织肿胀，张力增加，可压迫或牵拉神经末梢引起疼痛，如肝炎时，肝大牵拉包膜神经末梢引起疼痛等。

5. 功能障碍　炎症局部组织细胞变性、坏死，代谢异常以及炎性渗出物造成的压迫或机械性阻塞、疼痛等引发器官功能障碍，如病毒性肝炎，由于肝细胞的变性、坏死，使肝脏代谢、合成、分泌和解毒等功能障碍；肢体的炎症，疼痛限制肢体使活动功能障碍。

二、全身反应

1. 发热　发热是炎症的重要全身反应之一。一定程度的发热可促进抗体形成，并增强单核巨噬细胞系统的功能，加强肝脏的解毒功能，具有一定的防御意义。但体温过高或长期发热，可导致各系统，特别是中枢神经系统功能失常，引起不良后果（参考第七章）。值得注意的是，如果炎症十分严重或机体抵抗力过低的情况下，体温反而不升高。

2. 白细胞变化　炎症时，外周血白细胞计数增多，具有重要的防御意义。血中白细胞反应的类型与炎症性质、病原种类、感染程度有关。大多数细菌感染引起中性粒细胞增多，感染严重时出现幼稚的中性粒细胞（临床检验称"核左移"现象）；慢性炎症和病毒感染时淋巴细胞增多；寄生虫感染和某些变态反应性疾病，嗜酸性粒细胞增多。但有些疾病，如伤寒、流行性感冒等，白细胞减少。因此，临床上通过检查白细胞总数和分类计数来辅助诊断疾病。另外，如患者抵抗力差，严重感染时，不但白细胞增多不明显，甚至减少，则预后较差。

3. 单核巨噬细胞系统增生　该系统细胞增生、功能增强，有利于吞噬、消化病原体和崩解坏死组织等，是机体防御反应的一种表现。临床上表现为肝、脾、淋巴结增大。

4. 实质器官的病变　严重炎症时，由于病原微生物及其毒素、局部血液循环障碍、发热等因素，可影响心、肝、肾、脑等器官的实质细胞，常发生变性、坏死，代谢和功能障碍。而出现相应的临床表现和体征，如白喉引起的中毒性心肌炎，病毒性肝炎引起的肝功能障碍等。

第六节 炎症的结局

在炎症过程中，机体抵抗力的强弱、致炎因子的性质和治疗是否及时等因素均影响炎症的结局。大多数急性炎症能够痊愈，少数迁延为慢性炎症，极少数可蔓延扩散到全身。

1. 痊愈 ①完全痊愈：病因被清除，少量炎症渗出物和坏死组织被溶解吸收，通过周围健存细胞的再生，可以完全恢复原来组织的形态、结构和功能，称为完全痊愈。②不完全痊愈：如炎症灶的坏死范围较广，则由肉芽组织修复，留下瘢痕，不能完全恢复原有组织的形态、结构和功能，称为不完全痊愈。

2. 迁延为慢性炎症 如果机体抵抗力低下，致炎因子持续存在，不断地损伤组织，造成炎症迁延不愈，可使急性炎症转变成慢性炎症，病情可时轻时重。

3. 蔓延扩散 少数情况下，由于机体抵抗力低下，或病原微生物毒力强、数量多，病原微生物可不断繁殖，向周围组织蔓延扩散或经淋巴道、血道扩散。

（1）局部蔓延：病原微生物可通过组织间隙或自然腔道向周围组织和器官扩散蔓延，如肺结核时，可沿支气管播散，形成新的结核病灶，使病灶扩大。

（2）淋巴道扩散：病原微生物经组织间隙侵入淋巴管，引起淋巴管炎和所属淋巴结炎。如足部感染时可引起腹股沟淋巴结炎，肺结核扩散可引起肺门淋巴结结核。

（3）血道扩散：病原微生物及毒素进入血液循环，可引起①菌血症，是指细菌入血，但全身无中毒症状，血培养可找到细菌。②毒血症，是指细菌的毒素及其代谢产物被吸收入血，引起全身中毒症状，血培养找不到细菌。③败血症，是指细菌由局部病灶入血后大量繁殖，并产生毒素，引起全身中毒症状和病理变化，血培养可找到细菌。④脓毒败血症，是指由化脓性细菌所引起的败血症可进一步发展成脓毒败血症，形成多发性小脓肿。血培养可找到细菌。

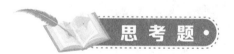

思 考 题

一、名词解释

1. 炎症　　　　　　　　　2. 渗出

3. 绒毛心　　　　　　　　4. 窦道

5. 肉芽肿性炎

二、简答题

1. 炎症的基本病理变化有哪些？

2. 什么是炎症介质？由细胞释放的炎症介质有哪些？

3. 渗出液和漏出液有何区别？

（焦嫦亮）

第六章　酸碱平衡紊乱

【学习目标】

识记

能准确复述代谢性酸中毒、呼吸性酸中毒、代谢性碱中毒、呼吸性碱中毒的概念。

理解

理解代谢性酸中毒、呼吸性酸中毒，代谢性碱中毒、呼吸性碱中毒时机体代偿调节及对机体影响。

运用

能运用所学代谢性酸中毒、呼吸性酸中毒，代谢性碱中毒、呼吸性碱中毒的原因和发生机制知识、急性变化预防有关疾病。

■ 案例

　　某一肺源性心脏病患者入院时呈昏睡状，血气分析及电解质测定结果为：pH值7.26，$PaCO_2$（65.5mmHg），HCO_3^- 37.8 mmol/L，Cl^- 92mmol/L，Na^+ 142mmol/L。

　　思考题：该患者有何酸碱平衡及电解质失常？根据是什么？分析患者昏睡的机制。

　　正常人体细胞外液的pH值为7.35～7.45，平均值为7.40±0.05。机体通过处理酸碱物质含量和比例，以维持体液pH值相对稳定性的过程，称为酸碱平衡。许多原因引起酸碱超负荷或调节机制障碍，导致体液酸碱度稳定性破坏，引起酸碱平衡失常。酸碱平衡失常分类：①根据血浆HCO_3^-含量和H_2CO_3含量的变化分类：HCO_3^-浓度原发性降低或增高引起的酸碱平衡失常，称为代谢性酸或碱中毒；H_2CO_3浓度原发性增高或降低引起的酸碱平衡失常，称为呼吸性酸或碱中毒。②根据机体pH是否正常分类：血液pH正常，称为代偿性酸、碱中毒；血液pH值低于或高于正常，称为失代偿性酸或碱中毒。③临床分类：单纯型酸碱平衡失常和混合型酸碱平衡失常。

一、常用的检测指标及意义

　　1. 血液pH　　pH值为H^+浓度的负对数。人体细胞外液正常pH值为7.35～7.45；pH值降低，称为酸中毒；pH值升高，称为碱中毒。pH值在正常范围可见于三种情况：①机体未发生酸碱失衡；②代偿性酸碱平衡失常；③混合型酸碱平衡失常。

　　2. 动脉血二氧化碳分压（$PaCO_2$）　　是指物理溶解于动脉血浆中的CO_2分子所产生的张力。正常范围33～47mmHg，平均为40mmHg。原发性$PaCO_2$增多或降低，见于呼吸性酸、碱中毒。在代谢性酸、碱中毒时，由于机体代偿调节，$PaCO_2$可发生继发性降低或升高。

　　3. 标准碳酸氢盐（SB）和实际碳酸氢盐（AB）　　SB是指全血在标准状态下，即温度为38℃，$PaCO_2$为40mmHg，血氧饱和度为100%的条件下测得的血浆HCO_3^-含量。正常值为22～27 mmol/L，平均为24mmol/L。AB是指隔绝空气的条件下，在实际体温、血氧饱和度、$PaCO_2$条件下测得的血浆HCO_3^-浓度。正常人SB与AB相等。AB与SB都高表明有代谢性碱中毒，AB与SB都低表明有代谢性酸中毒。AB与SB的差值反映了呼吸因素对酸碱平衡的影响。如果SB正常，AB＞SB，说明有CO_2潴留，见于呼吸性酸中毒。如SB正常，AB＜SB，说明CO_2排出过多，见于呼吸性碱中毒。

　　4. 缓冲碱（BB）　　是指血液中一切具有缓冲作用的阴离子的总和。全血缓冲碱包括HCO_3^-、Hb^-、Pr^-、HPO_4^{2-}等，正常范围45～55mmol/L，平均为48mmol/L。代谢性酸或碱中毒时，BB减少或增加。慢性呼吸性酸、碱平衡失常时，由于肾的代偿调节，BB可继发性升高或降低。

　　5. 碱剩余（BE）　　是指在38℃，血红蛋白完全氧合，$PaCO_2$为40mmHg的条件下，将1升全血或血浆滴定到pH值为7.4所需要的酸或碱量（mmol/L）。若用酸滴定使血液pH值达到7.4，则表示被测血液碱过多，BE用正值；若用碱滴定使血液pH值达到7.4，则表示被测血液酸过多，BE用负值。正常值为–3mmol/L～+3mmol/L。代谢性酸中毒时，缓冲碱减少，须用碱将血液滴定到pH值为7.4，BE用负值表示。代谢性碱中毒时，缓冲碱增多，须用酸将血液滴定到pH值为7.4，BE用正值表示。在慢性呼吸性酸或碱中毒时，BE亦可出现代偿性升高或降低。

6. 阴离子间隙（AG）　是指血浆中未测定阴离子量（UA）与未测定阳离子量（UC）的差值。Na^+占血浆阳离子总量的90%称为可测定阳离子。HCO_3^-和Cl^-占血浆阴离子总量的85%称为可测定阴离子。血浆未测定阳离子包括K^+、Ca^{2+}和Mg^{2+}。血浆未测定阴离子包括Pr^-、HPO_4^{2-}、SO_4^{2-}和有机酸阴离子。即AG=UA-UC。正常时血浆中阴离子与阳离子总量相当，均为151mmol/L，从而维持电荷平衡。

即：　　　　　　　　　　$Na^+ + UC = HCO_3^- + Cl^- + UA$，$UA - UC = Na^+ - (HCO_3^- + Cl^-)$

故：　　　　　　　　　　$AG = Na^+ - (HCO_3^- + Cl^-)$

$$= 140 - (24 + 104)$$

$$= 12 (mmol/L)$$

AG正常值范围是12mmol/L ± 2mmol/L。AG实质上是反映血浆中固定酸含量的指标，当HPO_4^{2-}、SO_4^{2-}和有机酸阴离子增加时，AG增大。因而AG可帮助区分代谢性酸中毒的类型和诊断混合型酸碱平衡失常。

二、单纯性酸碱平衡紊乱

（一）代谢性酸中毒

代谢性酸中毒是指血浆HCO_3^-浓度原发性减少，导致血液pH低于正常。根据AG的变化将其分AG增大型（血氯正常型）代谢性酸中毒与AG正常型（高血氯型）代谢性酸中毒两类。

1. 原因及发生机制

（1）AG增大型代谢性酸中毒：其特点是血中固定酸增加，AG增大，血浆HCO_3^-浓度减少，血氯含量正常。①固定酸摄入过多：过量服用阿司匹林等水杨酸类药物，使血中有机酸阴离子增加。②固定酸产生过多：各种原因引起的组织缺氧时，如休克、心力衰竭、缺氧、肺水肿等，糖酵解增强导致乳酸增加。糖尿病时，血液中酮体含量增加引起代谢性酸中毒。③肾排泄固定酸减少：急性、慢性肾衰竭晚期，机体代谢生成的HPO_4^{2-}、SO_4^{2-}等不能由尿排出，使血中固定酸增加。

（2）AG正常型代谢性酸中毒：其特点是AG正常，血浆HCO_3^-浓度减少，血氯含量增加。①消化道丢失HCO_3^-：严重腹泻、小肠及胆道瘘、肠吸引术等均可引起 $NaHCO_3$大量丢失。②含氯酸性药物摄入过多：长期或大量服用氯化铵、盐酸精氨酸等含氯酸性药物，可引起AG正常、血氯增加型代谢性酸中毒。③肾丢失HCO_3^-：如遗传性缺陷、重金属（汞、铅等）及药物（磺胺类等）的影响，使肾小管排酸障碍，而肾小球功能一般正常；乙酰唑胺可抑制肾小管上皮细胞内碳酸酐酶活性，使H_2CO_3生成减少，泌H^+和重吸收HCO_3^-减少。

【知识拓展】

糖尿病酮症酸中毒

糖尿病患者糖代谢功能失常，酮体生成过多，血液pH下降，发生代谢性酸中毒，称为糖尿病酮症酸中毒。患者表现疲乏无力、口渴、多饮多尿，食欲缺乏、恶心、呕吐、呼吸有烂苹果味、头疼头晕、嗜睡、意识不清和昏迷。

2. 机体的代偿调节

（1）血浆的缓冲作用：血浆中H+增多，可立即被血浆缓冲系统所缓冲，如 $H^+ + HCO_3^- \rightarrow$ $H_2CO_3 \rightarrow H_2O + CO_2$，$CO_2$由肺排出。血浆$HCO_3^-$及缓冲碱被消耗。

（2）肺调节：血液中H+浓度增加或pH降低时，刺激化学感受器兴奋呼吸中枢，增加呼吸的深度和频率。肺代偿反应迅速，在数分钟内可使肺通气量明显增加，CO_2排出增多，$PaCO_2$代偿性降低，H_2CO_3浓度继发性降低，从而使$[HCO_3^-]/[H_2CO_3]$比值接近20/1，血液pH变化不明显。

（3）细胞调节：细胞内缓冲多在酸中毒2～4小时后发生，细胞外液中增多的H+向细胞内转移，为细胞内缓冲碱所缓冲，而细胞内K+向细胞外转移，以维持细胞内外电荷平衡，故酸中毒引起高血钾。

（4）肾调节：肾代偿一般在酸中毒持续数小时后开始，3～5天发挥最大效应。酸中毒时肾小管上皮细胞中碳酸酐酶活性增高，促进肾小管泌H+和NH_4^+，重吸收HCO_3^-增加；从尿中排出的H+增多，尿液呈酸性。

3. 反映酸碱平衡的指标变化　　血浆pH正常（代偿性代谢性酸中毒）或下降（失代偿性代谢性酸中毒），SB、AB、BB降低，BE负值增大；继发性$PaCO_2$降低，AB<SB，血K+升高。

4. 对机体的影响

（1）心血管系统：①心肌收缩力降低，H+浓度升高除使心肌代谢障碍，还可通过减少心肌Ca^{2+}内流、减少肌浆网Ca^{2+}释放和竞争性抑制Ca^{2+}与肌钙蛋白结合，而使得心肌收缩力减弱；②心律失常，酸中毒使细胞内K+外移，肾小管细胞泌H+增加，排K+减少，血钾升高，高血钾可引起心律失常，严重时可导致传导阻滞或心室纤颤；③血管对儿茶酚胺的敏感性降低，H+增高可使毛细血管前括约肌及微动脉平滑肌对儿茶酚胺的反应性降低，导致外周血管扩张，血压降低。

（2）中枢神经系统：表现为抑制，如反应迟钝、嗜睡等，严重者可出现昏迷。其发生与H+增多抑制生物氧化酶类的活性，ATP生成减少，脑组织能量供应不足；酸中毒使脑内谷氨酸脱羧酶活性增高，抑制性神经递质γ-氨基丁酸生成增多等有关。

5. 防治原则　　预防和治疗原发病，如纠正水和电解质失常，改善肾功能。严重患者给予碱性药物治疗等。

（二）呼吸性酸中毒

呼吸性酸中毒是以血浆H_2CO_3浓度原发性增高，导致血液pH低于正常引起的。

1. 原因及发生机制

（1）CO_2排出减少：①呼吸中枢抑制：见于颅脑损伤、脑炎、脑出血、镇静药过量等。②呼吸肌麻痹：见于急性脊髓灰质炎、重症肌无力、重度低钾血症或家族性周期性麻痹等。③呼吸道阻塞：见于喉头痉挛、异物阻塞气管等。④胸部疾病：见于胸部创伤、气胸、大量的胸腔积液和胸廓畸形等。⑤肺部疾病：见于肺炎、肺水肿、支气管哮喘和急性呼吸窘迫综合征等，使CO_2排出障碍。

（2）CO_2吸入过多：如矿井塌陷等意外事故、人工呼吸机管理不当等，使CO_2排出减少。

2. 机体的代偿调节　　呼吸性酸中毒发生的最主要环节是肺通气功能障碍，故呼吸系统难以发挥代偿作用。主要代偿调节方式如下所述。

（1）细胞内、外离子交换和细胞内缓冲：①CO_2迅速弥散入红细胞，在碳酸酐酶作用下，CO_2和H_2O生成H_2CO_3，再进一步解离成H^+和HCO_3^-，H^+被Hb^-所缓冲，HCO_3^-与血浆中Cl^-交换释放入血，使血浆HCO_3^-升高，血Cl^-降低；②血浆中CO_2和H_2O生成H_2CO_3，解离出H^+和HCO_3^-，HCO_3^-在血浆中，使血浆HCO_3^-浓度升高；③H^+与细胞内K^+交换，进入细胞内H^+被蛋白质阴离子缓冲，K^+外移使血K^+浓度升高。

（2）肾代偿：$PaCO_2$升高和H^+浓度增加，可刺激肾小管上皮细胞的碳酸酐酶和谷氨酰胺酶活性，使泌H^+、泌NH_4^+和重吸收HCO_3^-增加，H^+随尿排出，血浆HCO_3^-浓度代偿性增加。

3. 反映酸碱平衡的常用指标变化　$[NaHCO_3]/[H_2CO_3]$比值减小，血pH降低，原发性改变是$PaCO_2$升高，AB＞SB；继发性变化是SB、AB、BB升高，BE正值加大，血K^+升高。

4. 对机体的影响

（1）心血管系统：血浆中H^+、K^+浓度升高，引起心肌收缩力减弱、心律失常。CO_2升高可引起血管扩张、血压下降等。

（2）中枢神经系统：血液$PaCO_2$升高，患者表现持续性头痛、震颤、精神错乱及嗜睡等，称为肺性脑病。其发生机制：①急性呼吸性酸中毒时，脑脊液pH的降低；②CO_2潴留使脑血管扩张，脑血流量增加，引起颅内压和脑脊液压增加；③CO_2潴留往往伴有缺氧。三者共同导致中枢神经系统障碍的损伤。

5. 防治原则　预防原发病，如排除呼吸道异物、解除支气管平滑肌痉挛等。可适当给予碱性药物。

（三）代谢性碱中毒

代谢性碱中毒是指血浆HCO_3^-浓度原发性升高，导致血液pH高于正常的酸碱平衡失常。

1. 原因及发生机制

（1）消化道失H^+：见于频繁呕吐或胃液引流时，含丰富HCl的胃液大量丢失。

（2）肾失H^+：①低氯性碱中毒：某些利尿剂（如噻嗪类、速尿等）可以抑制肾髓袢升支对Cl^-、Na^+重吸收，促进远曲小管和集合管细胞泌H^+、泌K^+增加，以加强对Na^+的重吸收，Cl^-以氯化铵形式随尿排出。H^+-Na^+交换增强使HCO_3^-重吸收增加，引起低氯性碱中毒。②肾上腺皮质激素增多：见于原发或继发醛固酮增多症。醛固酮过多促使肾远曲小管和集合管H^+-Na^+交换和K^+-Na^+交换增加，HCO_3^-重吸收增加，导致代谢性碱中毒及低钾血症。③缺钾性碱中毒：低钾血症时肾小管泌H^+和重吸收HCO_3^-增加，机体缺K^+时，细胞内K^+外移以代偿血K^+降低，细胞外液H^+移入细胞，造成细胞外碱中毒和细胞内酸中毒。同时，因肾小管上皮细胞缺钾，使K^+-Na^+交换减少，以H^+-Na^+交换增强，H^+排出增多，HCO_3^-重吸收增多。

（3）碱性物质摄入过多：口服或输入过量$NaHCO_3$、乳酸钠、柠檬酸钠等，可引起代谢性碱中毒。

2. 机体的代偿调节

（1）血浆缓冲系统：细胞外液H^+浓度降低时，$NaHCO_3+NaH_2PO_4 \rightarrow H_2CO_3+Na_2HPO_4$，使血浆$H_2CO_3$代偿性升高。

（2）肺代偿：血浆H^+浓度降低可抑制呼吸中枢，肺泡通气量降低，$PaCO_2$代偿性升高，以使$NaHCO_3/H_2CO_3$的浓度比接近20/1。

（3）细胞内、外离子交换：细胞外液H^+浓度降低，细胞内H^+外移，而细胞外K^+内移，使血K^+浓度降低，故碱中毒常伴有低血钾。

（4）肾代偿：血浆H^+降低和pH升高抑制肾小管上皮细胞内碳酸酐酶与谷氨酰胺酶活性，肾泌H^+、泌NH_4^+减少，重吸收HCO_3^-减少，使血浆HCO_3^-浓度降低。由于随尿排出的H^+减少而HCO_3^-增加，尿液呈碱性。但在缺钾性碱中毒时，因肾小管上皮细胞缺钾使K^+-Na^+交换减少，H^+-Na^+交换增强，尿液中H^+增多，尿呈酸性，称为反常性酸性尿。

3. 反映酸碱平衡的常用指标变化　血pH升高，原发性改变是SB、AB、BB均升高，AB>SB，BE正值加大；$PaCO_2$继发性上升，血K^+降低。

4. 对机体的影响

（1）中枢神经系统兴奋：血浆pH升高时，脑内γ-氨基丁酸转氨酶活性增高而谷氨酸脱羧酶活性降低，使γ-氨基丁酸分解增强而生成减少，γ-氨基丁酸含量降低，其对中枢神经系统的抑制作用减弱，出现烦躁不安、精神错乱、谵妄等兴奋的表现。

（2）神经肌肉应激性增高：急性代谢性碱中毒时，血清游离钙减少，神经肌肉应激性增高，表现面部和肢体肌肉抽动、腱反射亢进及手足搐搦等。

（3）血红蛋白氧解离曲线左移：碱中毒使氧解离曲线左移，血红蛋白和O_2的亲和力增加，在组织内HbO_2不易释放O_2，可发生组织缺氧。

（4）低钾血症：碱中毒时，细胞外液H^+浓度降低，细胞内H^+外逸而细胞外K^+内移，血钾降低；肾小管上皮细胞排H^+减少，H^+-Na^+交换减少，而K^+-Na^+交换增强，故肾排K^+增加导致低钾血症。

5. 防治原则　积极去除引起代谢性碱中毒的原因。对于严重患者，可给予少量含氯酸性药物。

（四）呼吸性碱中毒

呼吸性碱中毒是指血浆H_2CO_3浓度原发性减少，导致血液pH高于正常。

1. 原因及发生机制　①低氧血症：初入高原地区或有肺炎、肺水肿等，使PaO_2降低，缺氧刺激呼吸运动增强，CO_2排出增多；②刺激中枢神经系统：如脑血管病变、脑炎、癔病发作及脑肿瘤等直接刺激呼吸中枢引起通气过度；③机体代谢旺盛：见于高热、甲状腺功能亢进等引起呼吸中枢兴奋，通气过度，使$PaCO_2$降低；④药物及化学物质：水杨酸可通过血-脑脊液屏障，直接兴奋呼吸中枢增强肺通气量；⑤呼吸机使用不当：通气量过大而使CO_2排出过多。

2. 机体的代偿机制

（1）细胞内、外离子交换和细胞内缓冲：细胞内外离子交换和细胞内缓冲是急性呼吸性碱中毒时的主要代偿方式。①H^+逸出到细胞外：逸出的H^+与细胞外液中HCO_3^-结合形成H_2CO_3，使血浆HCO_3^-浓度下降，H_2CO_3浓度回升；②血浆HCO_3^-进入红细胞：血浆HCO_3^-可进入红细胞，与红细胞内H^+生成H_2CO_3，再分解成CO_2和H_2O，CO_2逸出红细胞以提高$PaCO_2$。

（2）肾代偿：急性呼吸性碱中毒时，肾来不及发挥代偿作用。慢性呼吸性碱中毒时，肾小管上皮细胞泌H^+、泌NH_4^+减少，重吸收HCO_3^-减少，尿液呈碱性。

3. 反映酸碱平衡的常用指标变化　血pH升高，$PaCO_2$原发性降低，AB<SB；继发改变是SB、AB降低。慢性呼吸性碱中毒时，$PaCO_2$原发性降低，AB<SB；SB、AB、BB继发性减少，

BE负值加大。

4. 对机体的影响 ①中枢神经系统：$PaCO_2$降低引起脑血管收缩和脑血流量减少，患者表现头痛、头晕、意识障碍等。②神经肌肉的变化：血浆游离Ca^{2+}降低，引起神经肌肉的应激性升高，出现腱反射亢进、手足抽搐等。③低钾血症：由于细胞外H^+下降，细胞内外H^+–K^+交换，细胞内H^+移到细胞外，细胞外K^+进入细胞内，肾小管排K^+增多而导致低钾血症。

5. 防治原则 积极治疗原发病，严重者可用纸袋罩于患者口鼻，对精神性通气过度患者可用镇静剂。

四种单纯性酸碱平衡失常比较（见表6-1）。

表6-1 四种单纯性酸碱平衡失常比较

类 型		pH	$PaCO_2$	AB	SB	BB	BE	Cl^-	K^+
代谢性酸中毒		↓(−)	↓	↓	↓	↓	↓	↑(−)	↑
呼吸性酸中毒	急 性	↓	↑	↑(−)	↑(−)	(−)	(−)	↓	↑
	慢 性	↓(−)	↑	↑	↑	↑	↑	↓	↑
代谢性碱中毒		↑(−)	↑	↑	↑	↑	↑	↓	↓
呼吸性碱中毒	急 性	↑	↓	↓(−)	↓(−)	(−)	(−)	↑	↓
	慢 性	↑(−)	↓	↓	↓	↓	↓	↑	↓
↑：升高 ↓：降低 （−）：无变化									

三、混合性酸碱平衡紊乱

同一患者有两种或两种以上单纯性酸碱平衡失常同时并存，称为混合型酸碱平衡失常。可分双重性、三重性和多重性酸碱平衡失常。

1. 双重性酸碱平衡失常 ①呼吸性酸中毒合并代谢性酸中毒：见于心跳和呼吸骤停、慢性阻塞性肺疾病等；②呼吸性碱中毒合并代谢性碱中毒：见于高热伴呕吐、利尿剂使用不当等；③呼吸性酸中毒合并代谢性碱中毒：见于慢性阻塞性肺病患者因心力衰竭而大量应用利尿剂等；④代谢性酸中毒合并呼吸性碱中毒：见于糖尿病、肾衰竭、感染性休克等患者伴有发热时；⑤代谢性酸中毒合并代谢性碱中毒：见于严重急性胃肠炎。

2. 三重性酸碱平衡失常 ①呼吸性酸中毒合并代谢性酸中毒及代谢性碱中毒；②呼吸性碱中毒合并代谢性酸中毒及代谢性碱中毒。三重性混合性酸碱平衡失常较复杂，在了解原发病的基础上，根据实验室检查综合分析后，才能得出正确结论。

3. 多重性酸碱平衡失常 如图6-1所示。注：多重性在此作者的意思按理应为四重性，但呼吸性酸中毒和呼吸性碱中毒是不会同时存在的。

需要指出的是，无论是单纯性或是混合型酸碱平衡失常，都不是一成不变的，随着疾病的发展，治疗措施的影响，原有的酸碱失衡可被纠正，也可能转变或合并其他类型的酸碱平衡失常。因此，在诊断和治疗酸碱平衡失常时，一定要密切结合患者的病史，观测血pH、$PaCO_2$及HCO_3^-的动态变化，综合分析病情，及时做出正确诊断和适当治疗。

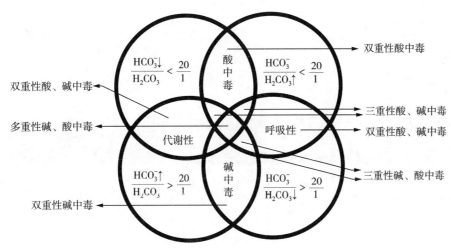

图6-1　多重性酸碱平衡失常示意

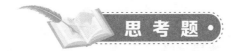

思考题

一、解释名词

1. 代谢性酸中毒
2. 呼吸性酸中毒
3. 混合性酸碱平衡失常

二、简答题

1. 简述代谢性酸中毒时，机体如何代偿调节？
2. 简述呼吸性酸中毒时，机体如何代偿调节？

（胡　洋）

第七章　发热

■ 案例

　　患儿，女性，3岁。3天前上午，家长诉患儿畏寒，诉"冷"，出现"鸡皮疙瘩"和寒战，皮肤苍白。当晚体温增高，烦躁，哭诉头痛，喉痛。次日。患儿嗜睡，偶有恶心、呕吐，尿少、色深。入院前半小时突起全身抽搐而急送入院。

　　思考题：

　　（1）试分析上述患儿发热的激活物和体温升高的机制？

　　（2）患儿体温变化表现出那几个期，各期有何临床症状？

　　正常成人体温维持在37℃左右。发热是临床常见的疾病症状之一，也是许多疾病所共有的病理过程。体温升高可以是生理性，也可以是病理性。病理性的体温升高包括发热和过热两种情况（图7-1）。当由于致热原的作用使体温调定点上移而引起调节性体温升高，超过正常的0.5℃时，称为发热。体温升高还可由于体温调节障碍（体温调节中枢损伤），或散热障碍（皮肤鱼鳞病、中暑等）及产热器官功能异常（甲状腺功能亢进）等引起的体温升高，称为过热。另外，某些生理情况也会出现体温升高，如剧烈运动、月经前期等，称为生理性体温升高。发热、过热及生理性体温升高与调定点的关系（图7-2）。

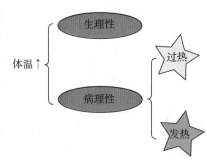

图7-1　发热与体温升高的关系

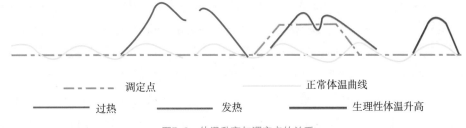

------- 调定点　　　　　　　　　正常体温曲线

——— 过热　　　　——— 发热　　　　——— 生理性体温升高

图7-2　体温升高与调定点的关系

一、发热的原因

　　1. 发热激活物　　是指能激活体内（产）致热原细胞产生和释放内生致热原，引起体温升高的物质。包括外致热原和某些体内产物。

　　（1）外致热原：来自体外的致热物质，称为外致热原。①细菌：革兰阳性细菌，如葡萄球菌、白喉杆菌等。革兰阴性细菌，如大肠杆菌、伤寒杆菌、痢疾志贺菌等。②病毒：常见的有流感病毒、麻疹病毒、柯萨奇病毒等。③真菌：白色念珠菌、组织胞浆菌等。④螺旋体：常见有钩端螺旋体、回归热螺旋体和梅毒螺旋体。⑤疟原虫等。由外致热源引起的发热又称为感染性发热。

　　（2）体内产物

　　1）抗原抗体复合物：①抗原抗体复合物对产内生致热源（EP）细胞有激活作用；②许多自身免疫性疾病的固性发热与其血中持续存在的抗原-抗体复合物有关。

　　2）致炎物和炎症灶激活物：①尿酸盐结晶、硅酸盐结晶和无菌性炎症灶渗出物等具有致热性；②组织坏死过程也可释放某些发热激活物。

3）致热性类固醇：体内某些类固醇代谢产物，如睾丸酮的中间代谢产物本胆烷醇酮可引起发热。由体内产物引起的发热又称为非感染性发热。

2. **内生致热原**　是指在发热激活物作用下，产EP的细胞（包括单核-巨噬细胞、内皮细胞、淋巴细胞、星状细胞以及肿瘤细胞、成纤维细胞等）产生和释放的小分子蛋白性物质，能通过血脑脊液屏障直接作用于体温调节中枢，引起体温升高的细胞因子。EP种类有白细胞介素-1（IL-1）、肿瘤坏死因子、干扰素（IFN）、白细胞介素-6（IL-6）、巨噬细胞炎症蛋白-1（MIP-1）等。

二、发热的发生机制

通常发热是由发热激活物作用于机体，激活产EP细胞产生和释放EP，后者作用于体温调节中枢，引起发热介质的释放，继而使调定点上移，引起体温上调而发热。

1. **体温调节中枢**　位于下丘脑视前区-下丘脑前部（POAH）。该区含有温度敏感神经元，对来自外周和深部温度信息起正向综合作用。损伤该区可致体温调节障碍。另外如中杏仁核、腹中隔和弓状核等部位，则对发热时的体温产生负向影响。正负调节相互作用的结果决定调定点上移的水平及发热的幅度和时移。因此，发热体温调节中枢是由正、负调节中枢构成的复杂的功能系统。传统上把发热体温调节中枢局限于POAH的观点应予修正。

2. **致热信号传入中枢的途径**　①EP通过血-脑脊液屏障转送入脑；②EP通过终板血管器作用于体温调节中枢终极血管器；③EP通过迷走神经向体温调节中枢传递发热信号。

3. **发热中枢调节介质**　是一类对抗体温升高或降低体温的物质。正调节介质有前列腺素E、Na^+/Ca^{2+}比值（实验显示，给多种动物脑室内灌注Na^+可使体温很快升高，灌注Ca^{2+}则使体温很快下降，这表明Na^+/Ca^{2+}比值升高在发热机制中可能起重要的中介作用），环磷酸腺苷、促肾上腺皮质激素、一氧化氮等都具有使体温升高的作用。负调节介质有精氨酸加压素（AVP）、黑素细胞刺激素（MSH）、脂皮质蛋白-1等，它们对体温升高有限制作用。

4. **体温调节**　体内、外的发热激活物作用于产内生致热源细胞，引起EP的产生和释放，EP经过血液循环到达脑内，在下丘脑前部或终板血管器附近，引起中枢发热介质释放，作用于相应神经元，使调定点上移（正常值37℃左右）。产热增加，散热减少，体温升高（图7-3）。

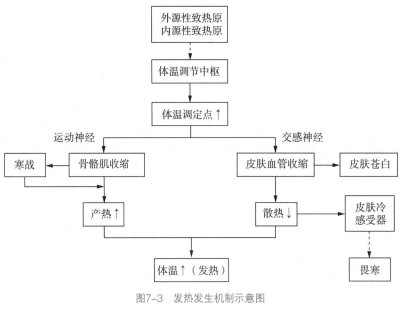

图7-3　发热发生机制示意图

三、发热的分期

根据体温变化将发热分为3个时期：体温上升期、高热持续期和体温下降期。

1. **体温上升期**　发热的开始阶段，体温调节中枢以正调节为主，调定点上移，原来的正常体温变成了"冷刺激"，中枢冷敏神经元兴奋，发出指令经交感神经到达散热器官，使皮肤血流量减少，导致皮肤温度降低，散热随之减少，所以患者感觉发冷。另外，引起运动神经兴奋机体出现寒战使产热增加，同时有立毛肌收缩皮肤可出现"鸡皮疙瘩"。因产热增多，散热减少，产热大于散热，结果体温不断上升，直至体温到达与新调定点相适应的水平。

2. 高温持续期（高峰期）　当体温升高到调定点的新水平时，便不再继续上升，而是在这个与新调定点相适应的高水平上波动，所以称为高温持续期。由于此期体温已与调定点相适应，所以寒战停止开始出现散热反应，表现为皮肤血管较为扩张、皮肤血流量增多，皮温上升，故患者不再感到冷，甚至反而会有酷热的感觉，"鸡皮疙瘩"消失。此外，皮肤温度的升高加强了皮肤水分的蒸发，因而皮肤和口唇比较干燥，皮肤发红。

3. 体温下降期（退热期）　高温持续期后，由于激活物、EP及发热介质的消除，体温调定点返回到正常水平，此时血液温度高于调定点水平。由于热敏神经元兴奋及由高血温传来的热信息对发汗中枢的刺激，使皮肤血管扩张和汗腺分泌增加，患者主要表现为大量出汗，严重者可致脱水，甚至循环衰竭，应注意补充水和电解质。退热期持续几小时或一昼夜（骤退），甚至几天（渐退）。此期因散热增加，产热减少，体温开始下降，逐渐恢复到与正常调定点相适应的水平。

发热各期及各期特点（表7-1）。

表7-1　发热各期及各期特点

发热三期	体温变化	热代谢特点	临床表现
体温上升期	↑	产热↑、散热↓	寒战，"鸡皮疙瘩"，患者感觉发冷
高温持续期	（—）	产热（—）、散热↑	寒战停止，"鸡皮疙瘩"消失，酷热，皮肤和口唇干燥
体温下降期	↓	产热（—）、散热↑	大量出汗，严重者可致脱水，甚至循环衰竭

四、机体的物质代谢及功能变化

1. 物质代谢的变化　体温恒定是机体内环境稳态的主要指标之一，是机体新陈代谢和一切生命活动正常进行的必要条件。发热时，体温升高则酶的活性增高，物质代谢也明显加快。尤其体温上升期，无氧酵解增加，乳酸产量增多，也是发热患者肌肉酸痛的原因之一。体温每升高1℃，基础代谢率约提高13%。所以，持久发热患者的物质消耗明显增多，如糖类、脂肪、蛋白质分解代谢加强，合成代谢相对减弱。各种维生素摄入和吸收减少且又因机体代谢增强而消耗增多。在体温上升期，患者尿量明显减少，可致水、钠和氯在体内潴留。高温持续期和体温下降期，因尿量恢复及大量出汗，加之皮肤和呼吸道水分丢失，可导致机体水分的大量丢失，严重者引起脱水，甚至循环衰竭。所以，发热患者应及时补充各种营养物质及水分、电解质和维生素。

2. 中枢神经系统功能变化　发热患者多有不同程度的中枢神经系统症状，如患者出现头晕、头痛、烦躁、嗜睡等，严重者可出现谵妄、幻觉，这些症状可能与发热使中枢神经系统兴奋有关。幼儿（6个月～4岁）高热比较容易引起全身或局部肌肉抽搐，称为高热惊厥。这可能与幼儿中枢神经系统尚未发育成熟有关。

3. 循环系统功能变化　发热时心率增快，体温每升高1℃心率平均增加18次/分，儿童增加更快。这是血液温度升高刺激窦房结及交感-肾上腺髓质系统兴奋所致。在一定限度内（150次/分）

的心率增快可增加心排出量，但同时也增加了心脏的负荷，对原有心脏病损或心脏有潜在病灶的患者，易诱发心力衰竭，应及时预防。另外，体温上升期由于心率的增快和外周血管的收缩，血压轻度上升，高温持续期和体温下降期外周血管扩张，血压下降。

4. 呼吸系统功能变化　　血温升高可刺激呼吸中枢并提高呼吸中枢对CO_2的敏感性，再加上发热时代谢加强、CO_2及乳酸等酸性代谢产物生成增多，共同促使呼吸加快加强，使肺通气加强，促使热量从呼吸道散发。但CO_2过度排出可导致呼吸性碱中毒。

5. 消化系统功能变化　　发热时，由于中枢发热介质PG产生增多，交感神经兴奋、副交感神经抑制以及水分蒸发较多，消化液分泌减少，各种消化酶活性降低，胃肠蠕动减弱，胃排空减慢，因而产生食欲减退、畏食、恶心、腹胀、便秘、口腔黏膜干燥、口腔异味等。

6. 泌尿系统功能变化　　在体温上升期，由于交感神经兴奋，肾血管收缩，肾血流量下降，患者尿量减少、尿比重升高；高热持续期可引起肾小管上皮细胞水肿，尿中出现蛋白和管型；退热期：尿量增加，尿比重逐渐降至正常。

7. 防御功能变化　　中等程度的发热能提高动物的抗感染能力，使得某些免疫细胞功能加强。但高热也可降低、抑制自然杀伤细胞（NK细胞）的活性和降低机体抗感染能力。

【知识链接】

必须及时处理的发热病例：①高热：高于40℃或儿童热惊厥发作。②心脏病患者：心肌劳损或心肌梗死患者，因为发热会增加心脏负荷。③妊娠妇女：因妊娠早期的妇女发热有致胎儿畸形的危险，而妊娠中、晚期发热，会因循环血量增多，心脏负担加重，可诱发心功能不全。

五、预防原则

对于不过高的发热（小于40℃）又不伴有其他严重疾病者，可不急于解热。对于一般发热病例，主要针对物质代谢的加强和大汗脱水等情况，予以补充足够的营养物质、维生素和水并积极治疗原发病。解热的一般处理，降温原则是"先物理、后化学"。如酒精擦浴，毛巾包好的冰块放在大血管部位；合理使用降温药，针对传染性和炎症性发热，可选用抗生素；另外，可用糖皮质激素，精氨酸加压素（AVP）阻止或抑制EP的生成和分泌。

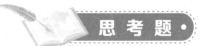

思考题

一、名词解释

1. 发热

2. 内生致热源

二、简答题

1. 简述发热时机体代谢和功能的变化。

2. 内毒素是如何使体温升高的？

第八章　缺氧

【学习目标】

识记

1.能准确复述各类缺氧的概念。

2.能正确叙述各类缺氧的原因、发生机制及其血氧变化特点。

理解

缺氧对机体的影响，机体对缺氧耐受性的影响因素。

运用

能运用血氧指标判断缺氧类型。

■案例

患者，男性，48岁，因昏倒在蔬菜大棚煤炉旁2小时急诊入院。既往体健。入院后体格检查：神志不清，口唇呈樱桃红色。实验室检查：PaO_2 100mmHg，$CO_2ma \times 10^8$mL/L，SaO_2 95%，HbCO饱和度30%。

思考题：

（1）该患者发生了哪种类型的缺氧？判断依据是什么？

（2）该患者神志不清的原因是什么？简述其发生机制。

缺氧是指组织细胞的氧供应不足或利用氧障碍，导致机体的功能、代谢和形态结构发生异常变化的病理过程。正常成人静息时耗氧量约为250mL/min，剧烈运动时可增加8~9倍，而人体内的储氧量仅为1.5L左右。因此，一旦呼吸、心跳停止，数分钟内即可死于缺氧。缺氧是临床上常见的病理过程，也是许多疾病引起死亡的重要原因。

一、常用的血氧指标

氧的获取和利用由外呼吸、气体运输和内呼吸三个过程完成。氧的供应与利用是一个复杂的过程，而血氧指标能反应组织供氧和耗氧的变化情况。常用的血氧指标有下列几个。

（一）血氧分压

血氧分压（PO_2）是指以物理状态溶解于血浆中的氧所产生的张力。正常人动脉血氧分压（PaO_2）约为1100mmHg，主要取决于吸入气体的氧分压和外呼吸功能；静脉血氧分压（PvO_2）约为40mmHg，主要取决于内呼吸功能。

（二）血氧容量

血氧容量（CO_2max）是指在38℃、氧分压150mmHg，二氧化碳分压40mmHg条件下，100mL血液中的血红蛋白（Hb）被氧充分饱和时的最大携氧量。血氧容量正常值约为200mL/L，取决于血液内Hb的量和质。血氧容量的大小反映血液携带氧的能力。

（三）血氧含量

血氧含量（CO_2）是指100mL血液中实际的含氧量，包括Hb实际结合的氧和血浆中溶解的氧。动脉血氧含量（CaO_2）约为190mL/L；静脉血氧含量（CvO_2）约为140mL/L。血氧含量主要取决于PaO_2与CO_2max。

（四）血红蛋白氧饱和度

血红蛋白氧饱和度（SO_2），简称血氧饱和度，是指Hb与氧结合的百分数，即SO_2=（氧含量-物理溶解的氧量）/氧容量×100%，主要取决于PaO_2。动脉血氧饱和度（SaO_2）正常约为95%；静脉血氧饱和度（SvO_2）正常约为75%。

SO_2主要取决于PO_2。PO_2与SO_2之间的关系曲线呈S形，称为氧解离曲线（图8-1）除了与PO_2有关，SO_2还受血液pH值、温度、CO_2分压以及红细胞内2,3-二磷酸甘油酸（2,3-DPG）变化的影响。血液pH下降、温度升高、CO_2分压升高或红细胞内2,3-DPG增多时，血氧饱和度减小，氧离曲线右移，反映Hb与氧的亲和力降低；反之则左移，反映Hb与氧的亲和力增加。

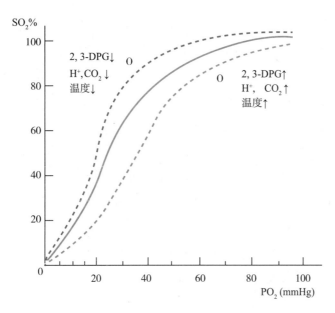

图8-1　氧合血红蛋白解离曲线及其影响因素

（五）动-静脉血氧含量差

动-静脉血氧含量差（A-VdO$_2$）是指CaO$_2$与CvO$_2$的差值，简称动静脉氧差。正常值约为50mL/L，主要取决于组织的耗氧量。

二、缺氧的类型、原因和机制

根据缺氧的原因和血氧变化的特点，可将缺氧分为4种类型。

（一）低张性缺氧

低张性缺氧是指因吸入气体中氧分压过低、外呼吸功能障碍或静脉血分流入动脉导致动脉血氧分压降低，引起的缺氧，又称为乏氧性缺氧或低张性低氧血症。

1. 原因　①吸入气氧分压过低：多发生于海拔3000m以上的高原，以及通风不好的矿井、坑道等。由于吸入气体的氧分压过低，致使PaO$_2$降低。②外呼吸功能障碍：引起低张性缺氧最常见的原因。各种外呼吸功能障碍性疾病可造成肺通气或换气功能障碍，致使PaO$_2$降低。③静脉血分流入动脉（静脉血掺杂）：某些先天性心脏病，如心房或心室中隔缺损，伴有肺动脉狭窄或肺动脉高压，右心的静脉血可部分经缺损处流入左心，致使PaO$_2$降低。

2. 血氧变化特点　CO$_2$max正常，PaO$_2$、CaO$_2$和SaO$_2$均降低，A-VdO$_2$减小或正常。

3. 皮肤、黏膜变化　因为血氧饱和度降低，血液中氧合血红蛋白减少，而脱氧血红蛋白增多，若毛细血管中脱氧血红蛋白平均浓度>50g/L，可使皮肤、黏膜呈青紫色，称为发绀。但缺氧患者不一定都有发绀，如严重贫血患者就无发绀。

（二）血液性缺氧

血液性缺氧是指由于Hb数量减少或性质改变，以致血液携带的氧减少或结合的氧不易释出引起的缺氧。

1. 原因　①贫血：各种贫血，红细胞数或血红蛋白量减少，氧容量降低，氧含量减少。②高铁血红蛋白血症：血红蛋白的二价铁，在氧化剂（如亚硝酸盐、磺胺等）的作用下，可氧化成三价铁，形成高铁血红蛋白，不能携带氧。如食入大量不新鲜的蔬菜或新腌制咸菜后，经肠道细菌将硝酸盐还原成亚硝酸盐，吸收后形成高铁血红蛋白血症，称为肠源性发绀。③碳氧血红蛋白血症：如CO中毒，Hb与CO结合后不能与O_2结合。因为，CO与Hb的亲和力为O_2与Hb亲和力的210倍，此外，CO还能抑制红细胞内糖酵解，使其2, 3-DPG生成减少，氧离曲线左移，HbO_2中的O_2不易释放出来，吸入CO时，可发生严重缺氧。

2. 血氧变化特点　因吸入气氧分压和外呼吸功能正常，故PaO_2和SaO_2正常；由于血红蛋白量或质有改变,因此,CaO_2和CO_2max降低；因为CaO_2降低，CO中毒和高铁血红蛋白血症时，使血红蛋白和氧亲和力增强，导致血液在流经毛细血管时氧向组织弥散速度减慢，故使$A-VdO_2$减小。

3. 皮肤、黏膜变化　贫血患者因血红蛋白明显降低，面色苍白；高铁血红蛋白血症患者皮肤、黏膜呈咖啡色或青石板色。CO中毒患者因碳氧血红蛋白血症，而皮肤、黏膜呈樱桃红色。

【知识拓展】

高铁血红蛋白呈棕褐色，故亚硝酸盐中毒患者的皮肤、黏膜呈咖啡色；因进食导致血红蛋白氧化而引起的高铁血红蛋白血症称为肠源性发绀。

（三）循环性缺氧

循环性缺氧是指血液循环障碍使单位时间内流经组织的血流量减少，导致组织供氧量不足引起的缺氧，又称为低动力性缺氧。

1. 原因　①全身血液循环障碍：常见于心力衰竭和休克，由于心排出量减少，组织灌流量不足，引起组织缺氧。②局部血液循环障碍：见于血管的栓塞、血管的病变，如动脉粥样硬化、血栓形成等。

2. 血氧变化特点　PaO_2、CO_2max、CaO_2和SaO_2均正常，$A-VdO_2$增大。由于血流缓慢，血液流经毛细血管的时间延长，组织从血液中摄取氧增多，致使CvO_2下降，$A-VdO_2$增大。

3. 皮肤、黏膜变化　由于血流缓慢，组织从血液中摄取氧增多，脱氧血红蛋白增多，出现发绀。

（四）组织性缺氧

组织性缺氧是指组织细胞内的生物氧化过程发生障碍，不能有效地利用氧而导致组织细胞缺氧，又称为氧利用障碍性缺氧。

1. 原因　①组织中毒：如氰化物、硫化氢、磷等。氰化物可由消化道、呼吸道或皮肤进入体内，迅速与氧化型细胞色素氧化酶Fe^{3+}结合形成氰化高铁细胞色素氧化酶，使之不能还原成还原型细胞色素氧化酶，以致呼吸链中断，组织不能利用氧。硫化氢、砷化物等可抑制细胞色素氧化酶等，影响细胞氧化过程。②维生素缺乏：如某些维生素（维生素B_1、维生素B_2）构成体内的呼吸酶辅酶的成分，严重缺乏，引起氧利用障碍。③线粒体损伤，生物氧化过程主要在线粒体内进行。许多因素如大量放射性照射、过热、严重缺氧、细菌毒素作用可损伤线粒体，线粒体DNA突变也可使其呼吸链受损，从而影响生物氧化过程的正常进行。

2. 血氧变化特点　PaO_2、CO_2max、CaO_2和SaO_2均正常，由于组织利用氧障碍，PvO_2、CvO_2和SvO_2高于正常，$A-VdO_2$减小。

3. 皮肤、黏膜变化　因毛细血管中氧合血红蛋白增多，患者的皮肤、黏膜呈鲜红或玫红色。

临床上有些患者可发生混合性缺氧，如心功能不全患者主要是循环性缺氧，合并肺水肿影响气体交换又可合并低张性缺氧等。各型缺氧的血氧变化如下（表8-1）。

表8-1　各型缺氧的血氧变化

缺氧类型	低张性缺氧	血液性缺氧	循环性缺氧	组织性缺氧
动脉血氧分压（PaO_2）	降低	正常	正常	正常
血氧容量（CO_2max）	正常	降低	正常	正常
动脉血氧含量（CaO_2）	降低	降低	正常	正常
动脉血氧饱和度（SaO_2）	降低	正常	正常	正常
动、静脉氧差（$A-VdO_2$）	降低或正常	降低	升高	降低
皮肤颜色	发绀	苍白、樱桃红、咖啡色或青石板色	发绀	鲜红色、玫瑰红

三、缺氧对机体的影响

缺氧对机体的影响取决于缺氧的类型，缺氧发生的速度、程度、持续时间和机体的代偿性反应等。各种类型缺氧引起的机体变化，既有相似之处，又各有具体特点，以低张性缺氧为例，叙述缺氧对机体的影响。

（一）缺氧时机体功能、代谢的变化

1. 呼吸系统的变化　PaO_2降低（低于60mmHg）可刺激颈动脉体和主动脉体化学感受器，反射性地引起呼吸加深加快，从而使肺泡通气量增加，肺泡气氧分压升高，PaO_2也随之升高，同时CO_2排出增多。胸廓运动增强，胸腔负压增加，回心血量增多。肺血量增多有利于气体交换，心排出量增加有利于氧在血液中的运输。

PaO_2过低（低于30mmHg）时，缺氧对中枢的直接抑制作用超过PaO_2降低对呼吸中枢的间接兴奋作用，出现呼吸运动减弱，甚至周期性呼吸，最后因呼吸中枢麻痹而死亡。

2. 循环系统的变化

（1）心排出量增加：缺氧时，交感神经兴奋，使心率加快，心肌收缩力增强，回心血量增加，使心排出量增加。

（2）心率加快：缺氧时，心率加快很可能是通气增加所致肺膨胀，对肺牵张感受器的刺激，反射性地通过交感神经引起。

（3）心收缩性增强：缺氧可引起交感神经兴奋，作用于心脏β-肾上腺素能受体，使心收缩性增强。

（4）静脉回流量增加：胸廓呼吸运动及心脏活动增强，可导致静脉回流量增加和心排出量增多。

（5）血流分布改变：缺氧时，一方面交感神经兴奋引起的血管收缩；另一方面局部组织因缺氧产生的乳酸、腺苷等代谢产物则使血管扩张。急性缺氧时，皮肤、腹腔内脏交感神经兴奋，缩血管作用占优势，故血管收缩；而心、脑血管因以局部组织代谢的产物的扩血管作用为主，故血管扩张，血流增加。

（6）毛细血管增生：长期慢性缺氧可促使毛细血管增生。尤其脑、心脏和骨骼肌的毛细血管增生更显著。

长期慢性缺氧使肺小动脉收缩引起肺动脉高压；严重心肌缺氧可使心肌舒缩功能降低、心律失常，还可直接抑制呼吸中枢，使胸廓运动减弱，回心血量减少。

3. 中枢神经系统的变化　急性缺氧可引起头痛、情绪激动、思维力、记忆力、判断力降低或丧失，以及运动不协调等。慢性缺氧者则有易疲劳、思睡、注意力不集中及精神抑郁等。严重缺氧可导致烦躁不安、惊厥、昏迷甚至死亡。缺氧引起脑组织的形态学变化主要是脑细胞变性、坏死、脑细胞肿胀及脑水肿。

4. 血液系统的变化　慢性缺氧时，主要表现红细胞和血红蛋白的增多，主要是骨髓造血增强所致。另外，红细胞向组织释放氧能力增强，主要是由于缺氧时红细胞内2, 3–DPG合成增多，分解减少引起2, 3–DPG增多，氧离曲线右移，细细胞过度增多，使血液黏滞度增高，血流缓慢，对机体不利。严重缺氧，细细胞内2, 3–DPG增多，可使动脉氧饱和度下降。

5. 组织细胞的变化

（1）组织、细胞利用氧能力增强：慢性缺氧时，细胞内线粒体数目和膜表面积均增加，呼吸链中的酶，如琥珀酸脱氢酶、细胞色素氧化酶增加，使细胞内呼吸功能增强。

（2）无氧酵解增强：严重缺氧时，ATP生成减少，ATP/ADP比值下降，以致磷酸果糖激酶活性增强，该酶是控制糖酵解过程最主要的限速酶，其活性增强促使糖酵解过程加强，在一定程度上可补偿能量不足。

（3）肌红蛋白增加：慢性缺氧使肌肉中肌红细胞蛋白含量增多，肌红蛋白增加具有储存氧的作用。

严重缺氧，如低张性缺氧者PaO_2低于30mmHg时，组织、细胞可发生严重的缺氧性损伤，器官可发生功能障碍甚而功能不全。

6. 低代谢状态　缺氧时，细胞的代谢降低，离子承受抑制等，使细胞处于低代谢状态，有利于细胞在缺氧时生存。

（二）影响机体对缺氧耐受性的因素

许多因素都可以影响机体对缺氧的耐受性，这些因素主要通过改变代谢耗氧率和机体代偿能力起作用。

1. 代谢耗氧率　基础代谢率高者，如发热或甲状腺功能亢进的患者，由于耗氧多，故对缺氧的耐受性较低。寒冷、体力活动、情绪激动等可增加机体耗氧量，也使机体对缺氧的耐受性降低。

2. 机体代偿能力　机体通过呼吸、循环和血液系统的代偿性反应能增加组织供氧。通过组织细胞代偿性反应能提高利用氧能力。老年人因肺和心功能储备降低等，可导致对缺氧的适应能力下降。通过体育锻炼可提高心、肺的储备功能，增加血液运输氧能力，提高组织、细胞呼吸酶活性，从而增加机体对缺氧的耐受性。有心、肺疾病患者对缺氧的耐受性低。

四、预防原则

预防缺氧应消除缺氧的原因，如积极改善肺的通气和换气功能等。吸氧是治疗缺氧的基本方法，尤其是低张性缺氧患者，吸氧是最有效的治疗方法。对于一氧化碳中毒等引起的缺氧可采用高压氧治疗，通过增加血浆中物理溶解的氧而改善组织的供氧。急性组织中毒性缺氧应及时解毒。

【知识拓展】

缺氧与氧疗

氧疗是缺氧的一个重要的对症治疗方法，但氧疗的效果因缺氧的类型而异。由于外呼吸功能障碍引起的低张性缺氧，通过吸氧可以提高PaO_2，使血红蛋白结合更多的氧，增加组织供氧量，效果最好。CO中毒引起的血液性缺氧，吸入高压氧可以将HbCO中的CO置换出来，恢复Hb的携氧功能，故疗效显著。循环性或组织性缺氧时，可提高PaO_2，使血浆溶解的氧量增加，改善组织缺氧。

常压下吸入40%的氧是安全的。因吸入气氧分压过高（＞0.5个大气压，约380mmHg而出现的临床综合征称为氧中毒。为了避免氧中毒的发生，吸入高压氧一般不宜超过8～12小时，或采用间断性吸氧。

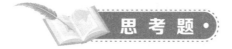

思考题

一、名词解释

1. 缺氧

2. 发绀

二、简答题

1. 比较4种类型缺氧血氧变化的特点？

2. 一氧化碳中毒导致的血液性缺氧有哪些特点？其发生机制如何？

（李　娜）

第九章 休克

【学习目标】

识记

1.休克的概念及分类。

2.休克各期微循环变化特点及临床表现。

理解

休克各期微循环病变的发生机制。

运用

能运用休克各期微循环的变化特点，了解机体代谢和重要器官病理变化。

■ 案例

　　患者，女性，21岁，不慎从5楼坠落，急送医院。入院后体检：面色苍白、脉搏细速，四肢湿冷，右大腿骨折，右耻骨联合及大腿根部大血肿，血压：65/50mmHg，心率：125次/分，体温：36.8℃。

　　思考题：患者发生了何种类型休克？微循环变化的特点是什么？

　　休克是指机体在各种强烈致病因素的作用下发生的以有效循环血量急剧减少，组织器官微循环灌流严重障碍，从而导致细胞、组织以及生命器官的形态、功能、代谢严重障碍为特征的全身性病理过程。典型的临床表现为面色苍白、四肢湿冷、脉压减小、脉搏细速、呼吸加速和尿量减少等。休克是临床上常见的危重症之一，若抢救不及时，可因器官功能严重障碍和组织细胞的不可逆损伤引起死亡。

【知识拓展】

有效循环血量

　　有效循环血量是指单位时间内在心血管系统中运行的血液量，约占全身血容量的90%，维持有效循环血量取决于三个因素：①充足的血容量；②有效的心搏血量；②适宜的周围血管张力。以上三个因素只要有一个出现障碍，超出机体代偿能力，均可引起有效循环血量急剧下降而导致休克。

一、休克的原因及分类

（一）根据原因分类

　　1. 失血、失液性休克　　常见于外伤大出血、消化道大出血、肝或脾破裂、妇科疾病等引起的大出血。若快速失血量超过总血量20%左右，可发生休克；超过总血量的50%可导致死亡。剧烈呕吐、腹泻、肠梗阻等导致失液，可引起有效循环血量的锐减，发生失液性休克。

　　2. 烧伤性休克　　大面积烧伤患者体液大量外渗，伴有血浆大量丢失，可引起烧伤性休克。早期与疼痛及低血容量有关，晚期可继发感染，发展为感染性休克。

　　3. 创伤性休克　　常见于骨折、挤压伤、战伤、外科手术创伤等，失血、疼痛或伤及重要生命器官时，更易发生休克。

　　4. 感染性休克　　常见于细菌性痢疾、流行性脑脊髓膜炎、泌尿道和胆道感染等引起的败血症，又称为败血症性休克。在革兰阴性细菌引起的休克中，细菌内毒素起着非常重要的作用，故又称为内毒素性休克。

　　5. 过敏性休克　　某些药物（青霉素）、血清制剂或疫苗等可引起过敏性休克，这类休克属Ⅰ型变态反应。

　　6. 心源性休克　　大面积急性心肌梗死、急性心肌炎、心包压塞及严重的心律失常（房颤与室颤）等，可引起心排出量明显减少，导致心源性休克。

　　7. 神经源性休克　　剧烈疼痛，高位脊髓麻醉或损伤，抑制了交感神经缩血管功能，不能维持动、静脉血管张力，血管扩张，静脉血管容量增加，血压下降，导致神经源性休克。

（二）根据休克发生的始动环节分类

1. 低血容量性休克　由于血容量减少引起的休克，称为低血容量性休克。如快速大量失血、失液、大面积烧伤等。

2. 血管源性休克　是指由于外周血管扩张、血管容量扩大带来血液分布的异常，大量血液淤滞在扩张的小血管内，使有效循环血量减少而引起的休克，见于过敏、感染等。

3. 心源性休克　是指急性心功能不全使心排出量急剧减少，微循环灌流量下降导致休克。

（三）按血流动力学特点来分类

1. 低排高阻型休克　又称低动力型休克，常见于低血容量性休克、心源性休克等。特点是心排出量减少，外周阻力增加。临床表现为尿量减少，皮肤苍白温度降低，故又称为"冷休克"。

2. 高排低阻休克　又称高动力型休克，常见于过敏性休克、部分感染性休克。特点是心排出量增加，外围阻力减小。临床表现为血压略低，由于皮肤血管扩张或动-静脉短路开放，血流量增多，皮肤潮红、温暖，故又称"暖休克"。

3. 低排低阻型休克　是各类休克的晚期阶段，为休克的失代偿表现。特点是心排出量和外周围阻力都减少。临床表现血压明显下降。

4. 高排高阻休克　特点是心排出量和外周围阻力都增高。常见于神经源性休克、创伤性休克、部分感染性休克等。

二、休克的发展过程及发生机制

正常微循环的结构和特点：微循环是指微动脉和微静脉之间的微血管中的血液循环。典型的微循环由微动脉、后微动脉、毛细血管前括约肌、真毛细血管、直捷通路和动-静脉吻合支及微静脉构成。在微动脉和微静脉之间有3种血液通路：直捷通路、迂回通路和动-静脉短路（图9-1）。

各类休克虽然致休克的动因不同，但微循环障碍，导致组织细胞的损伤和生命器官功能障碍是其发生、发展的共同规律。根据微循环的变化的特点，以低血容量性休克为例，将休克时微循环障碍的变化过程分为三期，来阐述休克发展过程及其发生机制。

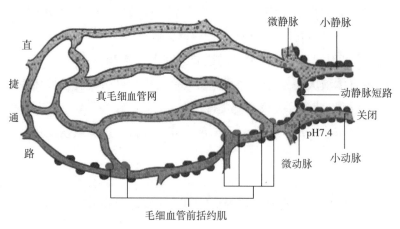

图9-1　正常微循环结构示意图

（一）休克早期（休克代偿期、休克微血管收缩期、缺血性缺氧期）

1. 微循环变化特点　微循环小血管持续收缩；毛细血管前阻力的增加明显大于后阻力；关闭的真毛细血管网增多；血液经动-静脉短路和直捷通路迅速流入微静脉；微循环灌流特点是少

"灌"多"流"，"灌"少于"流"（图9-2）。

2. 微循环变化的机制　①低血容量、疼痛等原因引其交感-肾上腺素髓质系统兴奋，使儿茶酚胺大量释放入血，皮肤、腹腔内脏、骨骼肌和肾的血管，由于具有丰富的交感缩血管纤维支配而α-受体又占优势，因而小动脉、小静脉、微动脉、微静脉和毛细血管前括约肌发生收缩。脑血管的交感神经缩血管纤维的分布最少，α-受体密度也低，故交感神经兴奋、儿茶酚胺增多时，脑血管的口径并无明显的改变。心冠状动脉交感神经兴奋和儿茶酚胺增多可通过心活动增强，代谢水平提高，

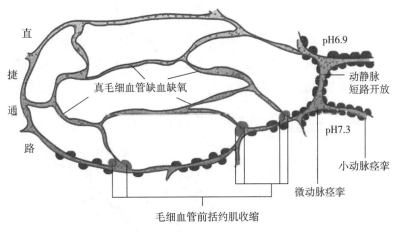

图9-2　休克代偿期微循环变化示意图

使冠状动脉扩张。②交感神经兴奋和血容量减少可激活肾素-血管紧张素-醛固酮系统，而血管紧张素II有较强的缩血管作用。③儿茶酚胺可刺激血小板产生血栓素A_2（TXA_2）、内皮素等，有强烈缩血管作用。

3. 微循环变化的代偿意义

（1）回心血量增加：儿茶酚胺等缩血管物质的大量释放，使肌性微静脉和小静脉收缩，静脉容量缩小，且肝脾储血器官释放储存血液，可短暂地增加回心血量，以利于维持动脉血压。这种代偿起到"自身输血"的作用，是休克时增加回心血量的"第一道防线"。

（2）组织液回流入血：由于微动脉、后微动脉和毛细血管前括约肌比微静脉对儿茶酚胺更敏感，导致毛细血管前阻力增加比后阻力增加更大，致毛细血管中流体静压下降，使组织液进入血管，起到"自身输液"的作用，是休克时增加回心血量的"第二道防线"。

（3）肾素-血管紧张素-醛固酮系统的激活：血容量减少所引起的抗利尿激素分泌增多，使肾重吸收水增多，可促进钠、水潴留，补充循环血量。

（4）心排出量增多：交感神经兴奋和儿茶酚胺增多，使心率加快，心收缩力加强，而使心排出量增加。

（5）外周阻力增高：组织器官的微、小动脉收缩，可增加外周阻力，有助于维持动脉血压。

（6）微循环血液重新分布：由于儿茶酚胺对不同器官、不同部位血管作用不同，所导致的血管收缩效应不同，皮肤、内脏、骨骼肌、肾血管α受体密度高，对儿茶酚胺的敏感性较高，收缩更甚；而脑动脉和冠状动脉血管，无明显改变，微血管可进行自我调节，保证了心、脑重要生命器官的血液供应。在休克早期，当灌注压（平均动脉压）不低于60 mmHg时，心、脑血液供应仍保持正常。

4. 病理临床联系　患者表现面色苍白、四肢冰凉、出冷汗、脉搏细速、脉压减少、尿量减少、神志清楚、烦躁不安。该期血压可骤降（大失血），也可略降，甚至正常（代偿），但脉压明显减小。因此，血压下降并不是判断休克早期的指标。由于血液的重新分布，心、脑灌流

可正常，患者神志一般清楚。但如此期得不到有效的治疗，很快发展进入休克中期。该期为休克的可逆期，如果能在本期尽早消除休克动因，及时补充血容量，恢复循环血量，则患者较易恢复健康，否则，休克过程将继续发展而进入休克中期。

（二）休克中期（可逆性失代偿期、微血管扩张期、淤血性缺氧期）

1. 微循环变化特点　微循环的特征是淤血，前阻力血管痉挛减轻，相对扩张。微静脉端血液淤滞。前阻力小于后阻力。真毛细血管开放增多。微循环灌流特点是"灌"多"流"少，"灌"大于"流"（图9-3）。

2. 微循环变化的机制　①酸中毒：微循环持续性缺血、缺氧引起组织氧分压下降、CO_2排出障碍，大量乳酸堆积，发生酸中毒，使血管壁平滑肌对儿茶酚胺的反应性降低。②局部扩血管产物增多：严重缺血、缺氧及酸中毒刺激肥大细胞脱颗粒释放组胺增多；ATP分

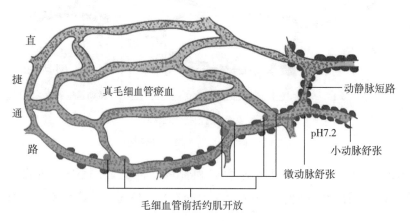

图9-3　休克可逆性失代偿期微循环变化示意图

解产物腺苷增多；细胞分解时释出的K^+增多，激肽类物质生成增多，都可造成血管扩张。③内毒素作用：革兰阴性菌所致内毒素性休克，通过激活巨噬细胞来促进一氧化氮的生成，引起血管平滑肌舒张，导致低血压。

3. 微循环变化的意义　由于血流速度缓慢，大量血浆外渗，血液黏滞性增高，导致白细胞贴壁，嵌塞毛细血管，造成血流受阻，毛细血管后阻力增加。黏附并激活的白细胞可以释放氧自由基和溶酶体酶，导致血管内皮及其他细胞损伤，进一步加重微循环障碍和组织损伤。"自身输液""自身输血"停止，心排出量、血压下降。

4. 病理临床联系　临床表现为血压进行性下降，心搏无力，心音低钝，因脑血流量不足，患者神志由淡漠转入昏迷，肾血流量严重不足而出现少尿甚至无尿，脉搏细速，静脉塌陷，皮肤发绀，可出现花斑。

（三）休克晚期（休克难治期、微循环血管衰竭期、DIC期）

1. 微循环变化特点　微血管平滑肌麻痹，对血管活性药物反应性消失，微循环血管麻痹扩张。血细胞黏附聚集加重，微血栓形成，易发生DIC。微循环灌流特点是不灌不流，血流停滞（图9-4）。

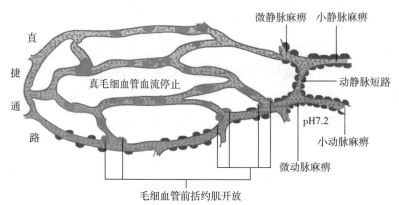

图9-4　休克难治期微循环变化示意

2. 微循环变化的机制　　①严重缺氧、酸中毒，损伤血管内皮细胞使胶原纤维暴露，激活凝血Ⅻ因子，启动内源性凝血系统；②严重组织损伤，释放组织因子激活外源性凝血系统；③血管通透性增强，血浆外渗、血液浓缩，血流缓慢，使血小板和红细胞聚集形成微血栓；④中性粒细胞、血小板因缺氧、酸中毒和毒素作用，释放凝血因子[血小板激活因子（PAF）]、TXA$_2$，使血小板和红细胞易于聚集。

3. 微循环变化的意义　　此期广泛微血栓形成，阻塞微循环，由于凝血因子消耗和继发性纤溶亢进而大量出血，微循环血流停滞。休克一旦发生了DIC，将使病情恶化，这是由于：①DIC形成，大量的微血栓机械性阻塞微循环通道，回心血量进一步减少；②冠状动脉发生DIC，心肌缺血缺氧，心肌收缩力降低，心排出量减少；③大量凝血因子消耗及继发性纤溶亢进，患者发生出血，而使循环血量进一步减少，加重循环障碍；④器官栓塞或梗死，导致器官的功能障碍，加重休克，使病情恶化成难治性休克。

4. 病理临床联系　　血压进行性下降，且给升压药难以恢复。脉搏细速，中心静脉压降低，循环衰竭。微循环严重淤血和并发DIC，导致细胞受损甚至死亡，心、脑、肾、肺等重要器官功能障碍表现。

休克发生过程中，微循环三期变化可归纳为：早、缩、缺–中、扩、淤–晚、衰、凝。

三、机体的细胞和生命器官变化

（一）细胞变化

1. 细胞损伤　　缺氧、ATP减少、高钾、酸中毒及溶酶体释放、氧自由基、炎症介质和细胞因子等导致细胞膜受损、线粒体受损、溶酶体受损甚至崩解坏死，最终导致细胞死亡，细胞功能障碍。

2. 细胞代谢障碍　　①物质代谢变化：休克时，糖酵解加强，脂肪和蛋白分解增加，合成减少。表现为一过性的高血糖和尿糖，血中游离脂肪酸和酮体增多；蛋白质分解增加，出现负氮平衡。②能量不足：休克时，ATP产生减少，导致细胞水肿。③代谢性酸中毒：严重缺氧，无氧酵解增强，乳酸生成增多，微循环障碍和肾功能损伤，酸性代谢产物不能被清除，导致代谢性酸中毒。

（二）生命器官变化

1. 肾脏变化　　休克时，最易受损伤的器官是肾脏。休克患者常发生急性肾衰竭，临床表现为少尿（＜400mL/d）或无尿（＜100mL/d）、伴有氮质血症、高钾血症及代谢性酸中毒。休克早期，有效循环血量的减少，使肾小球滤过率下降，还可通过肾素–血管紧张素系统和交感–肾上腺髓质系统激活，使儿茶酚胺分泌增多，引起肾血管收缩，肾小球滤过率锐减。醛固酮和抗利尿激素分泌增多，肾小管对钠、水的重吸收加强，导致少尿或无尿。休克早期，一般不发生肾小管坏死，一旦恢复肾灌流后，肾功能立刻恢复，称为功能性肾功能不全。当休克持续时间较长，严重的肾缺血或肾毒素可引起急性肾小管坏死，此时即使恢复肾灌流后，肾功能不可能立刻逆转，称为器质性肾功能不全。

2. 肺脏变化　　休克早期，休克病因可兴奋呼吸中枢，使呼吸增强，甚至通气过度，可引起低碳酸血症和呼吸性碱中毒。如果休克持续较久，轻者引起急性肺损伤。重者可导致呼吸膜损伤，肺组织出现淤血、水肿、出血、局限性肺不张、血栓形成以及肺泡内透明膜形成等病理变化，称为休克肺，又称为急性呼吸窘迫综合征。

3. 心脏变化　休克时可导致心功能不全。其机制：①冠状动脉血流量减少；②酸中毒和高钾血症抑制心肌收缩功能；③心肌微循环中微血栓形成，引起心肌局灶性坏死；④心肌抑制因子（MDF）等，引起心功能抑制；⑤细菌毒素对心肌的直接抑制作用。

4. 脑变化　休克早期，由于血液重分布和脑循环自身调节，保证了脑的血液供应。随着休克的发展，脑血液供应减少，脑循环DIC时，脑血液循环障碍加重，脑组织缺血缺氧，患者神志淡漠，甚至昏迷。严重时脑水肿和颅内压升高可形成脑疝，压迫生命中枢，引起患者死亡。

5. 消化道和肝脏变化　休克早期胃肠道缺氧、微血栓形成和出血，使肠黏膜水肿，消化腺分泌减少，胃肠运动减弱，甚至黏膜糜烂形成应激性溃疡。肠黏膜屏障功能减弱，肠道内细菌毒素经肠黏膜大量吸收入血，可发生肠源性内毒素血症。肝缺血、淤血以及肝内微血栓的形成可造成肝功能障碍。

6. 多器官功能障碍综合征（MODS）　是指在休克时，原无器官功能障碍的患者，同时或在短时间内相继出现两个以上器官功能障碍。MODS是休克难治和致死的重要原因。

四、防治原则

（1）去除引起休克的原因，如感染、过敏、心力衰竭等。

（2）改善微循环，恢复组织血液灌流，补充血容量，原则为"需多少，补多少"。

（3）合理应用血管活性药；纠正酸中毒，改善心功能，防治多器官功能障碍，等等。

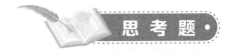

思 考 题

一、名词解释

1. 休克　　　　　　　　　　　　2. 休克肺

3. 自身输血　　　　　　　　　　4. 自身输液

二、简答题

1. 休克三期微循环改变有何代偿意义及后果？

2. 休克晚期为何易发生DIC？简述DIC使休克病情加重的机制。

三、病例分析

患者黄某，男性，19岁，外出务工时不慎从高处坠落，事发后由他人救起急诊送入院。体检：面色苍白、脉搏细弱，四肢湿冷，左耻骨联合及大腿根部大片瘀斑、血肿。血压：65/50mmHg，心率：125次/分，体温：36.8℃。送医院途中患者渐转入昏迷，皮肤瘀斑，最终死亡。

问题：该患者发生了什么病理过程？是怎样发生的？处于哪一阶段？此阶段微循环变化的特点是什么？

（付玉环）

第十章 弥散性血管内凝血

【学习目标】

识记

1.能准确复述弥散性血管内凝血的概念。

2.能正确叙述弥散性血管内凝血主要临床表现及发生机制。

理解

1.理解弥散性血管内凝血原因、发生机制、分期和分型。

2.理解弥散性血管内凝血的防治原则

运用

能运用弥散性血管内凝血的病理生理知识解释相应的临床表现，判断分期和预后。

弥散性血管内凝血（DIC）是指在某些致病因子强烈作用下，凝血因子和血小板被激活，大量促凝物质入血，引起血管内广泛的微血栓形成（高凝状态）；同时或继发纤溶亢进（低凝状态），从而出现出血、贫血、休克，甚至多器官功能障碍的病理过程。

一、弥散性血管内凝血的原因、发生机制及影响因素

（一）原因

引起DIC的原因很多，其中感染性疾病是DIC最常见的原因，其次为恶性肿瘤、产科意外、严重的组织损伤等（表10-1）。

表10-1 引起DIC的常见原因

类　型	常见临床疾病
感染性疾病	败血症、内毒素血症
恶性肿瘤	肺、消化及泌尿系统肿瘤，尤其是转移的肿瘤最多见
产科意外	羊水栓塞、胎盘早剥、宫内死胎滞留等
严重组织损伤	大手术、大面积挫伤或烧伤
急性白血病	急性早幼粒白血病
休　克	失血性、过敏性或内毒素的休克

（二）发生机制

DIC发生、发展的机制（图10-1）：①组织损伤：组织因子（TF）释放入血，外源性凝血系统激活，如严重创伤和烧伤、外科手术、产科意外等。②血管内皮细胞损伤：如细菌、病毒、内毒素、抗原-抗体复合物、持续性缺氧、酸中毒可损伤血管内皮细胞，启动外、内源性凝血系统。③血细胞大量破坏：血小板（PLT）被激活、黏附、聚集，如异型输血、恶性疟疾、输入过量库存血等。④其他促凝血物质入血：如急性出血性胰腺炎时胰蛋白酶大量入血，蜂毒、蛇毒等。

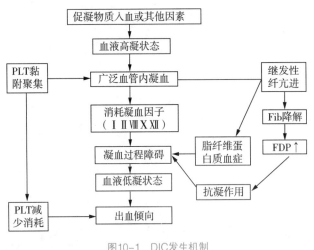

图10-1　DIC发生机制

上述各种原发病通过凝血与抗凝血平衡的不同环节发挥促凝作用，使体内凝血系统和血小板被激活，抗凝作用相对减弱，导致广泛微血栓形成。凝血物质的大量消耗和继发纤溶功能亢进，导致凝血功能障碍和出血倾向。

（三）影响DIC发生、发展的因素

1. 单核-巨噬细胞系统功能受损　单核-巨噬细胞可吞噬清除细菌内毒素、组织细胞碎片、免疫复合物、细胞因子和ADP等促凝物质。因此，当单核-巨噬细胞系统功能严重障碍（长期大

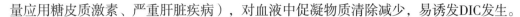

量应用糖皮质激素、严重肝脏疾病），对血液中促凝物质清除减少，易诱发DIC发生。

2. 严重肝功能障碍　正常肝细胞能合成凝血因子及某些抗凝或促纤溶作用的物质，也能清除这些物质，同时还有解毒功能。因此，当肝功能严重障碍时可使体内的凝血和纤溶过程失调，极易促成DIC的发生。

3. 血液呈高凝状态　是指在某些生理或病理条件下，血液凝固性增高，容易形成血栓的状态，如妊娠期生理性高凝状态，酸中毒、应激等。

4. 微循环障碍　休克导致严重微循环障碍，微循环内血流缓慢，出现血液涡流或淤滞，血细胞聚集，促使DIC形成。

5. 纤溶系统功能受抑制　如临床常用的纤溶抑制剂6-氨基己酸（EACA）或对羧基苄胺（PAMBA）等，过度抑制机体纤溶功能的情况下，易引起DIC。

二、弥散性血管内凝血的分期和分型

（一）分期

典型DIC病程可分高凝期、消耗性低凝期、继发性纤溶亢进期（表10-2）。

表10-2　DIC的分期及各期临床特点

分　期	发生机制	临床特点
高凝期	促凝物质入血；凝血酶被激活	微血栓广泛形成，血液高凝状态
消耗性低凝期	凝血因子和血小板大量消耗；继发纤溶亢进	血液低凝状态，出血倾向
继发性纤溶亢进期	激活纤溶酶原，生成大量的纤维蛋白降解产物（FDP）	明显的出血症状、休克和器官衰竭

由于DIC的病程不同，因此并不是所有的DIC患者均存在以上三期的临床表现，有时三期之间也可存在交错与重叠。

（二）分型

1. 按DIC发生快、慢分型

（1）急性型：特点是可在数小时或1~2天内发病。常见于严重感染和休克、严重创伤、羊水栓塞、血型不合的输血、急性移植排异反应等。临床表现休克和出血，病情迅速恶化，分期不明显。

（2）慢性型：特点是病程长。常见于恶性肿瘤、胶原性疾病、慢性溶血性贫血等，发病缓慢、病程较长，机体可以通过肝合成凝血因子增加进行代偿。临床表现较轻或不明显，患者表现器官功能不全。慢性DIC在一定条件下，可转急性型。

（3）亚急性型：特点是在数天内渐形成DIC。常见于恶性肿瘤转移、宫内死胎等。患者临床表现介于急性与慢性之间。

2. 按DIC代偿情况分型

（1）失代偿型（显性DIC）：见于急性DIC。此型特点是凝血因子和血小板的消耗超过生成，机体来不及代偿。血小板和纤维蛋白原等凝血因子明显减少。患者表现出血和休克等。

（2）代偿型（非显性DIC）：主要见于轻症DIC，其特点是凝血因子和血小板的消耗与其代偿基本上保持平衡。患者临床表现不明显或只有轻度出血和血栓形成症状，易被忽视，也可转失代偿型DIC。

（3）过度代偿型：见于慢性DIC或恢复期DIC。患者机体代偿功能较好，凝血因子和血小板代偿性生成迅速，甚至超过消耗。患者临床出血及血栓症状不明显。

三、弥散性血管内凝血对机体的影响

1. 出血　最常见的临床表现，据统计80%以上的DIC患者有出血症状。轻度DIC可有伤口及注射部位的渗血。重度DIC表现为皮肤淤斑、紫癜、呕血、黑便、咯血、血尿、鼻出血和阴道出血等，严重者可引起脑出血。出血机制是凝血物质大量消耗（消耗性凝血病）、继发性纤溶系统激活、纤维蛋白（原）降解产物（FDP）形成、血管损伤等。

2. 休克　急性DIC常伴有休克，DIC与休克之间是互为因果，形成恶性循环。DIC引起休克的机制：①微血栓形成，栓塞微血管，使回心血量减少；②出血可使血容量减少；③凝血系统、激肽系统和补体系统激活产生大量激肽、组胺等，增强微血管通透性和强烈扩血管作用；④FDP片段成分A、B、C，以及各种补体成分，均有扩血管或增强微血管通透性的作用；⑤心肌毛细血管内微血栓形成，影响心肌收缩力，引起心功能降低。

3. 多系统器官功能障碍　主要原因是由于微血管内广泛的微血栓形成，阻塞微血管，引起不同脏器不同部位细胞缺血、缺氧，从而发生代谢、功能障碍或缺血坏死，严重者可导致脏器功能不全甚至衰竭。①肺内广泛微血栓形成，可引起肺泡-毛细血管膜损伤，出现成人呼吸窘迫综合征（ARDS），急性呼吸衰竭临床症状。②肾内广泛微血栓形成，引起急性肾衰竭，临床表现少尿、血尿和蛋白尿等。③消化系统出现DIC，可引起恶心、呕吐、腹泻、消化道出血。④肝内微血栓形成，可引起门静脉高压和肝功能障碍，出现消化道淤血、水肿、黄疸等。⑤累及心脏导致心肌收缩力减弱，心排出量降低，心脏指数减低，肌酸磷酸激酶和乳酸脱氢酶明显增高。⑥累及肾上腺时，可引起皮质出血性坏死和急性肾上腺皮质功能障碍，具有明显休克症状和皮肤淤斑等，称华-佛综合征；累及垂体，可引起垂体坏死，引起席汉综合征。⑦神经系统病变则出现神志不清、嗜睡、昏迷、惊厥等症状。

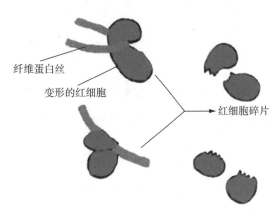

纤维蛋白丝
变形的红细胞
红细胞碎片

图10-2　微血管病性溶血性贫血红细胞碎片的形成机制示意

4. 血管病性溶血性贫血　DIC时，微血管内沉积的纤维蛋白网将红细胞割裂成碎片而引起的贫血，称为微血管病性溶血性贫血。这种贫血除具备溶血性贫血的一般特征，外周血涂片中还可见一些特殊的形态各异的变形红细胞，呈盔形、星形、新月形等。慢性DIC和亚急性DIC往往可以出现溶血性贫血症状（图10-2）。

四、预防原则

1. 积极治疗原发病　控制不利因素，如积极控制感染、清除子宫内死胎，以及抗肿瘤治疗等。

2. 积极改善微循环障碍　采用扩充血容量、防治休克、及早疏通阻塞的微循环等。

3. 建立新的凝血纤溶间的动态平衡　在DIC的高凝期和消耗性低凝期，常用肝素抗凝。在DIC恢复期可酌情输新鲜全血，或补充凝血因子、血小板等。

【知识拓展】

血浆鱼精蛋白副凝固试验和乙醇胶试验

血浆鱼精蛋白副凝固试验（简称3P试验）及乙醇胶试验是反映血浆内可溶性纤维蛋白复合体的一种试验。当血管内凝血时，FDP与纤维蛋白的单体结合形成可溶性复合物，不能被凝血酶凝固。鱼精蛋白可使复合物分离，重新析出纤维蛋白单体。结果发生纤维蛋白单体及FDP的自我聚合，形成肉眼可见的絮状沉淀，称为副凝固试验。乙醇胶试验与3P试验的原理相同，国内资料显示，3P试验阳性率为72.6%～88.2%，乙醇胶的阳性率低。两种方法均可有假阳性或假阴性结果。相比之下，乙醇胶试验敏感性差，但较可靠；而3P特异性差，假阳性多，如FDP裂片分子量较小时，3P试验也可为阴性。最好能把两者相互参考比较，意义就更大。

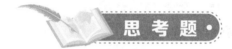

思 考 题

一、名词解释

1. 弥散性血管内凝血

2. 微血管病性溶血性贫血

二、简答题

1. 简述DIC的常见原因、分期及各期特点。

2. 简述DIC对机体的影响。

第十一章　应激

应激是指机体受到内外环境因素及社会、心理因素刺激时，所出现的全身性非特异性适应反应，又称为应激反应。

应激可分为生理性应激和病理性应激。生理性应激指应激原不十分强烈，且作用时间较短，如体育竞赛、饥饿、考试等，是机体对轻度的内外环境变化及社会心理刺激的一种重要防御适应反应，又不致对机体产生严重影响，又称为良性应激。病理性应激是指应激原强烈，作用时间持续久，如休克、大面积烧伤等，可引起机体自稳态的严重失调，甚至导致应激性疾病，又称为劣性应激。根据应激原的性质不同，应激可分为躯体应激和心理应激。心理应激又有良性应激和劣性应激之分，和平生活环境中心理应激更多见。

应激原是指足够引起应激反应的刺激因素。可分三类：①外环境因素，如高热、射线及化学毒物等。②内环境因素，如贫血、休克、器官功能障碍等。③心理、社会因素，如紧张工作、不良人际关系及恐惧等。

一、应激的基本表现

（一）神经内分泌反应

当机体受到强烈刺激时，神经-内分泌系统的主要变化为蓝斑-交感-肾上腺髓质系统及下丘脑-垂体-肾上腺皮质轴的强烈兴奋，并伴多种内分泌激素改变。

1. 蓝斑-交感-肾上腺髓质系统　是应激时发生快速反应的系统，其中枢整合部位主要位于脑桥蓝斑。蓝斑是中枢神经系统对应激最敏感的部位，其中去甲肾上腺素能神经元具有广泛上、下行纤维联系。其上行纤维主要投射至杏仁复合体、海马、边缘皮质等，是应激时情绪变化，学习记忆及行为改变的结构基础。其下行纤维主要分布于脊髓侧角，调节交感神经张力及儿茶酚胺分泌（图11-1）等，对机体产生影响。

（1）对机体有利影响：①交感兴奋及儿茶酚胺释放，可使心率加快，心肌收缩力增强，心排出量增加。由于外周血管α受体分布密度差异，导致血液重新分配，使心、脑等重要器官灌流得到保证。②儿茶酚胺引起支气管扩张，有利于增加肺泡通气量，以满足应激时机体对氧的需求。③儿茶酚胺兴奋α受体使胰岛素分泌减少，兴奋β受体使胰高血糖素分泌增加，结果导致糖原分解增加，血糖增高，血浆中游离脂肪酸增加，满足应激时机体增加能量需求。④儿茶酚胺促进ACTH、生长激素、肾素、促红细胞生成素及甲状腺素等分泌，以便动员机体应激时变化。

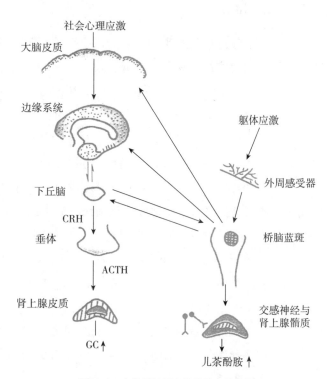

图11-1　应激时神经内分泌反应示意图

（2）对机体不利影响：腹腔内脏血管持续收缩，可导致腹腔内脏器官缺血，胃肠黏膜的糜烂、溃疡、出血；外周小血管长期收缩使血压升高；儿茶酚胺使血小板数目增加及黏附聚集性增强，增加血液黏滞度，促进血栓形成；心率增快和心肌耗氧量增加，导致心肌缺血，等等。

2. 下丘脑-垂体-肾上腺皮质轴（HPA）　主要由下丘脑的室旁核（PVN）、腺垂体及肾上腺皮质组成。室旁核作为该神经内分泌轴的中枢部位，其上行神经纤维与边缘系统的杏仁复合体、海马结构及边缘皮层有着广泛的往返联系，从而调控肾上腺糖皮质激素（GC）合成和分泌，对机体产生影响。

（1）对机体有利影响：①GC通过降低肌肉组织对胰岛素的敏感性而抑制外周组织对葡萄糖的利用，提高血糖水平，保证重要器官的葡萄糖供应。②保证儿茶酚胺及胰高血糖素的脂肪动员作用。③维持循环系统对儿茶酚胺的反应性：GC本身并不导致心肌和血管平滑肌收缩，但必须有其存在，儿茶酚胺才会对心血管活性发挥调节作用。④GC能诱导产生的巨皮质素，巨皮质素可减少膜磷脂的降解，减少花生四烯酸、前列腺素和白三烯的生成，对细胞起保护作用。⑤具有强大的抗炎作用。

（2）对机体不利影响：①抑制免疫反应，易并发感染；②抑制性腺激素（GRH）及黄体生成素（LH）的分泌，导致性功能减退，月经不调或停经；③减少促甲状腺激素释放激素（TRH）及促甲状腺激素（TSH）分泌，抑制甲状腺功能；④CRH的持续作用，使生长激素分泌减少，导致生长发育迟缓，伤口愈合不良；⑤引起抑郁症、异食癖及自杀倾向等。

（二）细胞体液反应

当暴露于各种理化及生物性刺激因素时，任何生物细胞都将出现一系列适应代偿反应，包括（与损伤因素的性质有关）特异性反应及（与损伤因素的性质无关）非特异性反应。仅阐述细胞的非特异性反应，如在多种应激原作用下表达增加的热休克蛋白。

1. 热休克蛋白　生物机体在热应激或其他应激时所表现的以基因表达变化为特征的防御适应反应，称为热休克反应（HSR）。而在热应激时或其他应激时新合成或合成增多的一组蛋白质，称为热休克蛋白（HSP），又称应激蛋白（SP）。HSP主要生物功能是帮助蛋白质的折叠、移位、复性及降解称分子伴娘。在应激状态下，各种应激原导致蛋白质变性，而可相互结合而形成蛋白质聚集物，对细胞造成严重损伤，如蛋白质损伤严重，无法解聚及复性时，HSP将会与其共价结合，再经过蛋白酶体将其降解，以恢复细胞的正常功能。

2. 急性期反应蛋白　感染、大手术等应激原可诱发机体产生快速反应，这种反应，称为急性期反应（APR）。在这种反应中，血浆内某些蛋白质浓度迅速变化，这些蛋白质被称为急性期蛋白（APP）如纤维蛋白、C-反应蛋白、补体成分C、APP主要由肝脏产生，单核-巨噬细胞、血管内皮细胞、成纤维细胞及多核白细胞也可产生，但量较少。APP可抑制蛋白酶活化、清除异物和坏死组织、抑制氧自由基产生及其他作用，对机体有利，同时对机体也具有不利影响，如引起代谢紊乱、贫血、生长迟缓及恶病质等。

（三）机体的代谢和功能变化

1. 机体代谢变化　应激时，分解增加，合成减少，代谢率明显升高。高代谢率由儿茶酚胺、糖皮质激素、胰高血糖素及某些炎症介质的大量释放及胰岛素的分泌减少等有关（图11-2）。

应激时的代谢变化有助于机体应对"紧急情况"，但持续的应激状态可使机体能源物质大量消耗引起消瘦、贫血、抵抗力下降、创面愈合迟缓。

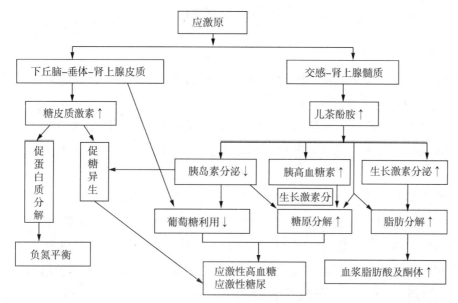

图11-2　应激时的糖、脂肪、蛋白质代谢变化

2. 机体功能变化

（1）中枢神经系统（CNS）功能变化：应激时，脑桥蓝斑的去甲肾上腺素神经元激活，使其上行纤维投射区（下丘脑、海马、杏仁复合体、扣带皮质及新皮质等）的NE水平升高，使机体出现兴奋、紧张、焦虑、恐惧及愤怒等情绪反应。

（2）心血管系统功能变化：应激时，由于交感-肾上腺髓质系统兴奋，儿茶酚胺分泌增加。表现心率加快，心肌收缩力增强，总外周阻力增高及血液重新分布等。这些变化有利于增加心排出量，升高血压，保证心脑的血液供应。但该系统过度兴奋可导致冠脉痉挛，血小板聚集，血液黏滞度升高，导致心肌缺血及心肌梗死。强烈的精神应激可引起心率失常及猝死。

（3）消化系统功能变化：应激时，表现食欲减退，这与CRH分泌增多有关。由于交感-肾上腺髓质系统的强烈兴奋，胃肠血管收缩，血流量减少，可导致胃肠黏膜受损，出现"应激性溃疡"。

（4）免疫系统功能变化：急性应激时，机体非特异性免疫反应常有增加，如外周血中性粒细胞增多，吞噬活性增强，CRP增多，细胞因子、趋化因子及淋巴因子等释放增多。但持续强烈的应激将导致机体免疫功能的抑制。

（5）血液系统功能变化：急性应激时，血液凝固性升高，表现血小板数目增多，黏附与聚集性加强，纤维蛋白原、凝血因子Ⅴ、Ⅷ浓度升高，凝血时间缩短。应激时，血液纤溶活性亦可增强，表现为血浆纤溶酶原、抗凝血酶Ⅲ升高、纤溶酶原激活物增多。多形核白细胞增多，核左移，骨髓检查可见髓系及巨细胞系的增生。血液黏滞度增加，红细胞沉降率加快等。上述改变具有抗感染及防止出血的作用，也具有促进血栓形成，诱发DIC等不利影响。

（6）泌尿系统功能变化：应激时，表现尿少，尿比重升高及尿钠浓度降低。其机制：①交感-肾上腺髓质的兴奋及肾素-血管紧张素系统的激活，导致肾小球小动脉收缩，使肾小球滤过率下降；②醛固酮及抗利尿激素分泌增加，导致肾小管对钠、水的重吸收增多。如应激原强烈且持续存在，则可导致肾小管坏死。

（7）生殖系统功能变化：应激对下丘脑促性腺激素释放激素及垂体黄体生成素的分泌具有抑制作用，引起性功能减退，月经失常或闭经，哺乳期妇女乳汁分泌减少。

二、应激与疾病

应激性疾病指应激所直接引起的疾病。以应激作为条件或诱因，在应激状态下加重或加速发生发展的疾病，称为应激相关疾病。

1. 应激性溃疡　是指机体在受到各种严重应激原的应激状态下所出现的胃、十二指肠黏膜的急性损伤，表现胃及十二指肠黏膜糜烂、溃疡、大出血、溃疡常较表浅，少数可较深甚至穿孔。

应激性溃疡的发生机制：①黏膜缺血：由于交感-肾上腺髓质系统兴奋，儿茶酚胺分泌增多，使内脏血流量不足，胃肠黏膜缺血；②糖皮质激素作用：糖皮质激素增多可使胃肠道黏膜细胞的蛋白质合成减少，分解增加，使黏膜细胞更新减慢，再生能力降低而削弱黏膜屏障功能；③其他因素：酸中毒可使胃肠黏膜细胞中的HCO_3^-减少，降低了黏膜对H^+的缓冲能力。同时，胆汁及胰液返流入胃，亦可导致胃黏膜损伤。

2. 免疫功能障碍　如免疫功能抑制，成为某些疾病发生条件，如呼吸系统感染、恶性肿瘤等；自身免疫性疾病，支气管哮喘、类风湿性关节炎、系统性红斑狼疮等疾病急性发作。

3. 心血管疾病　交感神经-肾上腺髓质系统激活，引起血管紧张素分泌增多，外周血管收缩，阻力增加。糖皮质激素分泌增多使血管平滑肌对儿茶酚胺的敏感性增加，导致血压升高。交感神经兴奋和儿茶酚胺分泌增多，使冠状动脉痉挛收缩，出现心肌缺血、坏死。

4. 应激相关心理、精神障碍　社会心理应激原能直接导致一组功能性精神疾患的发生、发展。根据其临床表现及病程长短，应激相关精神障碍可分以下几类。

（1）急性心因性反应：是指由于急剧而强烈的心理社会应激原作用后，在数分钟至数小时内所引起的功能性精神障碍。患者可表现为伴有情感迟钝的精神运动性抑制，如不言不语，对周围事物漠不关心，呆若木鸡。也可表现为伴有恐惧的精神运动性兴奋，如兴奋，激越，恐惧，紧张或叫喊，无目的地外跑，甚至痉挛发作。上述状态持续时间较短，一般在数天或一周内缓解。

（2）延迟性心因性发作：是指受到严重而剧烈的精神打击，如经历恐怖场面、残酷战斗、凶杀场面等，而引起的延迟出现或长期持续存在的精神障碍，又称为创伤后应激障碍。一般在遭受打击后数周至数月后发病。其主要表现反复重现创伤性体验，做噩梦，易触景生情而增加痛苦；易出现惊恐反应，如心慌，出汗，易惊醒，不敢看电影、电视，不与周围人接触等。大多数患者可恢复，少数呈慢性病程，可长达数年之久。

（3）适应障碍：是由于长期存在的心理应激或困难处境，加上患者本人脆弱的心理特点及人格缺陷而产生的以抑郁、焦虑、烦躁等情感障碍为主，伴有社会适应不良，学习及工作能力下降，与周围接触减少等表现的一类精神障碍。病情持续时间一般不超过6个月。

三、预防原则

消除应激原，如控制感染，修复创面，改变生活环境。合理治疗，如糖皮质激素的应用，补充营养。

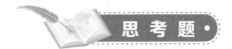

思考题

一、名词解释

1. 应激

2. 应激性溃疡

3. 创伤后应激反应

二、单选题

1. 全身适应综合征的警觉期体内分泌增多的激素主要是（　　　）

　　A. 垂体加压素　　　　　　B. 甲状腺素　　　　　　C. 胰高血糖素

　　D. 儿茶酚胺　　　　　　　E. 胰岛素

2. 全身适应综合征的抵抗期内起主要作用的激素是（　　　）

　　A. 胰岛素　　　　　　　　B. 胰高血糖素　　　　　C. 垂体加压素

　　D. 醛固酮　　　　　　　　E. 肾上腺皮质激素

3 全身适应综合征时，体内持续升高的激素是（　　　）

　　A. 胰岛素　　　　　　　　B. 生长激素　　　　　　C. 肾上腺皮质激素

　　D. 促性腺激素释放激素　　E. 促甲状腺激素释放激素

4. 蓝斑—交感—肾上腺髓质轴的基本组成单元是（　　　）

　　A. 室旁核　　　　　　　　B. 腺垂体　　　　　　　C. 肾上腺皮质

　　D. 脊髓运动神经元　　　　E. 蓝斑去甲肾上腺素能神经元

5. 参加应激反应的关键性器官是（　　　）

　　A. 心脏　　　　　　　　　B. 肺　　　　　　　　　C. 前列腺

　　D. 甲状腺　　　　　　　　E. 肾上腺

6. 应激反应中对免疫起抑制作用的最主要激素是（　　　）

　　A. 肾上腺素　　　　　　　B. 去甲肾上腺素　　　　C. 糖皮质激素

　　D. 胰岛素　　　　　　　　E. 生长激素

7. 应激反应中对炎症反应起抑制作用的激素（　　　）

　　A. 肾上腺素　　　　　　　B. 去甲肾上腺素　　　　C. 糖皮质激素

　　D. 胰岛素　　　　　　　　E. 生长激素

8. 在应激中不会发生的反应是（　　　）

　　A. 心率加快　　　　　　　B. 心肌收缩力增加　　　C. 心输出量增加

　　D. 皮肤血管收缩　　　　　E. 肾动脉扩张

三、简答题

1. 什么是全身适应综合征？简述其分期及各期主要特点。

2. 急性期反应蛋白对应激的防御意义有哪些？

第十二章　多器官功能障碍综合征

【学习目标】

识记

能准确的复述多器官功能障碍综合征的概念，多器官功能障碍综合征发生的常见原因及处理原则。

理解

能阐述多器官功能障碍综合征的发生过程及分型；简述多器官功能障碍综合征的发生机制。

运用

能运用多器官功能障碍综合征的相关知识向患者及家属解释临床表现。

多器官功能障碍综合征（MODS）是指严重创伤、休克、感染等过程中，两个或两个以上原无功能障碍的器官、系统同时或短期内相继发生功能障碍。MODS包括多器官衰竭和多系统衰竭。

一、原因

1. 严重感染　约70%MODS病例由感染、败血症引起。以大肠杆菌、绿脓杆菌居多。

2. 大手术、严重创伤　是MODS重要并发症。

3. 休克　休克晚期，合并DIC时，MODS的发生率高。

此外，如输液过多，吸氧浓度过高，机体抵抗力明显低下等均可诱发MODS。

二、发生机制

1. 器官血流量减少和再灌注损伤　重要器官微循环血液灌注减少，引起缺血缺氧，使ATP生成减少，导致细胞功能障碍。各生命器官缺血，一定时间后易发生再灌注损伤，产生大量氧自由基和炎症介质、细胞内钙超载、黏附在微血管内的中性粒细胞与内皮细胞的相互作用，可发生广泛的炎症激活，引起组织损伤。

2. 全身性炎症反应失控

（1）全身炎性反应综合征：是由严重感染或非感染因素作用于机体后所引起的一种难以控制的全身性瀑布式炎性反应。其主要病理变化为全身持续高代谢状态、高动力循环、以细胞因子等多种炎症介质的失控性释放，引起多个器官系统功能不全。

（2）代偿性抗炎反应综合征：是促炎因子引起损伤性炎症反应的同时，机体可通过释放抗炎因子（IL-4、IL-10、IL-11、可溶性TNF受体及转化生长因子等）产生内源性抗炎反应。适量的抗炎反应可以起到控制炎症，但过度则可抑制免疫、增加感染机会。

3. 肠屏障功能损伤及肠道细菌移位　在某些情况下，肠内细菌和内毒素从肠内逸出，进入肠淋巴管和肠系膜淋巴结，后入门静脉系统和体循环，引起全身性感染和内毒素血症，称细菌移位和内毒素移位。肠道内毒素大量入血，不仅严重损害器官功能，还可激活巨噬细胞产生大量体液因子，导致多器官衰竭。

三、发生经过

根据临床发病形式，MODS可分为两种不同类型。

1. 单相速发型　由原始因素直接引起，发生迅速，发生在原无器官功能障碍的患者身上，又称原发型。病情发展呈连续相，病变的进程中器官功能损伤只有一个高峰（一个时相），故又称一次打击型。

2. 双相迟发型　器官功能障碍非原始损伤本身所致，常出现在创伤、失血、感染等原因作用一定时间或经治疗病情得到缓解并相对稳定后，又继发严重感染，遭受"第二次打击"，在此基础上发生MODS。又称继发型。病情出现两个高峰，呈双相，又称为二次打击型。常迅速导致多个器官障碍。

四、各器官系统的功能变化

1. 肺功能不全　肺是最早受累的器官。主要病理变化表现肺水肿、肺出血、肺不张、肺内微血栓和肺泡内透明膜形成。临床表现发绀、进行性低氧血症和呼吸困难，严重时可致呼吸衰竭。

2. 肝功能不全　肝脏受损机制：①早期线粒体功能下降，能量产生减少；②内源性细菌与毒素的吸收、迁移，进入血循环，直接损害肝实质细胞，直接或间接通过单核巨噬细胞释放的介质（TNF-α、白介素-1）等造成肝损伤。肝功能下降，对毒物的清除能力降低，反过来进一步加剧机体各重要器官损伤，形成恶性循环。

3. 急性肾功能不全　主要病理变化是急性肾小管坏死。临床表现少尿或无尿、氮质血症、血尿素氮、肌酐升高，并伴有水、电解质和酸碱平衡紊乱，死亡率很高。

4. 急性心功能不全　长期缺血、缺氧、酸中毒、细菌毒素、炎性介质等因素的综合作用下，可使病人心功能严重受损，导致急性心功能障碍，出现心肌收缩力下降，心输出量减少，突发性低血压等症状。

5. 急性胃肠道功能障碍　胃肠道缺血、缺氧、淤血和微血栓形成，导致黏膜变性、糜烂、坏死，形成应激性溃疡，引起出血。

6. 脑功能障碍　MODS时，主要由于缺血、缺氧等使脑血管的通透性增加，引起脑水肿，颅内压升高，严重引起脑疝。患者表现神志淡漠、反应迟钝、甚至昏迷。

7. 免疫系统的变化　MODS病人血浆补体水平有明显变化，表现C4a、C3a升高，C5a降低。另外，部分患者由于过度表达白介素-4（IL-4）、白介素-10（IL-10）和白介素-13（IL-13）等抗炎介质，使整个免疫系统处于全面抑制状态。单核-巨噬细胞功能受抑制，杀菌能力降低，外周血淋巴细胞减少，B细胞分泌抗体的能力减弱。因此，炎症反应失控，无法局限化，感染容易扩散，发生菌血症或败血症。

8. 凝血-纤溶系统功能的变化　开始时血液高凝，通常不易察觉而漏诊；由于凝血因子的大量消耗，继发性纤溶亢进的发生，患者可有明显和难以纠正的出血或出血倾向。

9. 新陈代谢变化　MODS病人的新陈代谢改变主要表现为全身氧耗量增高，能量消耗增加，三大营养物质分解代谢增强，尿素氮增多，体内负氮平衡，组织摄氧相对减少等。

五、预防原则

1. 积极采取预防措施　控制感染病灶，及时清创和治疗败血症，正确及时使用有效的抗生素。防治休克及缺血-再灌注损伤，及时补足血容量，保持充足的有效循环血量等。酌情使用自由基清除剂、细胞保护剂和小分子抗氧化剂等以预防缺血-再灌注损伤。阻断炎症介质的有害作用，防治肠源性感染和肠屏障功能损伤，提高氧供，营养支持、保持热量平衡等。

2. 病情观察　观察呼吸、心率、神志、意识、尿量等变化，及各器官功能状况。

3. 合理应用药物　使用炎症介质的阻断剂与拮抗剂，减轻失控性炎症反应对组织器官的损伤。可用肾上腺皮质激素等来抑制全身炎性反应综合征。

4. 生活防护　保护器官功能，采取减轻心脏负担的措施，让患者取适当的体位（半卧位或坐位）安静休息等。

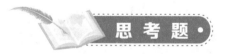

一、名词解释

1. 多器官功能障碍综合征　　　　　　　　2. 全身炎性反应综合征

3. 细菌移位

二、简答题

1. 简述全身炎症反应综合征的诊断标准。

2. 简述MODS分型，其各自的特点，MODS时肺功能代谢变化。

（丁运良）

第十三章 肿瘤

【学习目标】

识记

1. 能准确复述肿瘤、肿瘤的异型性、肿瘤的转移、癌、肉瘤、癌前病变、原位癌的概念。
2. 能正确叙述肿瘤的生物学特性、肿瘤的生长方式及扩散途径、良性肿瘤与恶性肿瘤的区别、肿瘤的命名原则和分类。

理解

理解肿瘤对机体的影响和肿瘤的病因及发病机制。

运用

能运用肿瘤的异型性及分化程度来判断肿瘤的恶性程度。通过肿瘤病因学指导患者如何有效预防肿瘤。了解现代技术在肿瘤病理中的应用。

■ 案例

患者，男，60岁。胃疼5个月，近1个月有便血和呕血。入院后做胃肠透视证明胃体及幽门有肿物，锁骨上淋巴结大。考虑有转移，未能手术，只做化疗。患者呈恶病质状态，入院3个月死亡。

思考题：患者诊断疾病？依据是什么？

肿瘤是一种常见病、多发病。其中，恶性肿瘤是目前危害人类健康最严重的疾病之一。肿瘤的病因学、发病学及其防治是全世界医学科学研究的重要课题。

【知识拓展】

2019年1月，国家癌症中心发布了最新一期的全国癌症统计数据。报告显示，2015年全国恶性肿瘤发病约392.9万人，较2014年的380.4万增加12.5万，增长率为3.2%。这就意味着，平均每天超过1万人被确诊为癌症，每分钟有7.5人被确诊。发病率前十位的恶性肿瘤依次是肺癌、胃癌、结直肠癌、肝癌、乳腺癌、食管癌、甲状腺癌、子宫颈癌、颅脑肿瘤、胰腺癌。

第一节　肿瘤的概念

肿瘤是机体在各种致瘤因素作用下，局部组织的细胞基因调控发生严重失常，导致克隆性异常增殖而形成的新生物，常表现为机体局部的肿块。但某些肿瘤性疾病并不一定形成局部肿块，如白血病；临床上表现"肿块"者也并非都是肿瘤，如炎性假瘤。

肿瘤细胞的异常增生与正常组织在生理状态下的增生、炎症、修复等病理状态下的增生（非肿瘤性增生或反应性增生）有本质不同。肿瘤性增生一般是单克隆性，肿瘤细胞不同程度地失去了分化成熟能力，其形态、代谢和功能均有异常；肿瘤性增殖与机体不协调，对机体有害，生长旺盛，失去控制，即使引起肿瘤性增殖的因素消除，仍继续生长。这些现象提示肿瘤细胞的遗传异常可以传给子代细胞。

非肿瘤性增生一般是多克隆性，通常符合机体需要的生物学过程，增生细胞或组织分化成熟，具有正常形态、代谢和功能，有一定限度，增生原因一旦消除后就不再继续增生。

第二节　肿瘤的特征

一、肿瘤的大体形态和组织结构

（一）肿瘤的大体形态

1. 形状　肿瘤形状多种多样，有乳头状、菜花状、绒毛状、蕈状、息肉状、结节状、分叶状、浸润性包块状、弥漫性肥厚状、溃疡状和囊状等（图13-1）。肿瘤形状与其发生部位、组织来源、生长方式以及肿瘤的良性、恶性密切相关，如生长在皮肤、黏膜表面的良性瘤常呈乳头状、息肉状；恶性瘤常呈菜花状、溃疡状等。

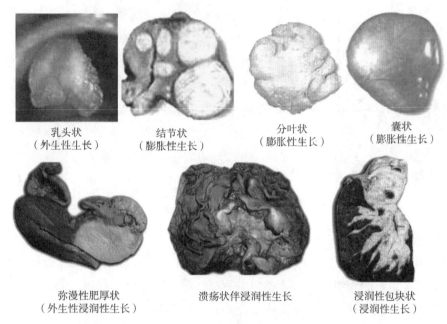

乳头状　　　　　结节状　　　　　分叶状　　　　　囊状
（外生性生长）　（膨胀性生长）　（膨胀性生长）　（膨胀性生长）

弥漫性肥厚状　　　　溃疡状伴浸润性生长　　　浸润性包块状
（外生性浸润性生长）　　　　　　　　　　　　（浸润性生长）

图13-1　肿瘤常见的大体形态

2. 大小　肿瘤大小差别很大，小者须在显微镜下才能发现，如原位癌、甲状腺微小癌等；大者可重达数千克乃至数十千克。肿瘤的大小与肿瘤的良、恶性、生长时间和发生部位有关。生长于体表或大的体腔（腹腔）内的肿瘤，生长空间充裕，可长得很大；生长于密闭的狭小腔道（颅腔，椎管）内的肿瘤，生长受限，则一般较小。良性肿瘤虽生长缓慢，但生长时间较长时，可长得很大。恶性肿瘤生长迅速，很快引起转移和患者死亡，一般长得不很大。因此，恶性肿瘤的体积是肿瘤分期的一项重要参考指标。

3. 颜色　良性肿瘤的颜色一般与其来源的组织、血管等有关，如血管瘤呈红色，脂肪瘤呈黄色，黑色素瘤多呈黑色等。恶性肿瘤的切面一般呈灰白色或灰红色，但可因肿瘤组织的含血量、是否含有色素以及肿瘤有无继发变性、坏死、出血等呈现不同的颜色。

4. 硬度　与肿瘤的类型、肿瘤实质与间质比例以及有无变性、坏死等有关。如骨瘤质地硬，脂肪瘤质地软；实质多于间质的肿瘤一般较软，反之则较硬；瘤组织发生坏死时变软，有钙质沉着（钙化）或骨质形成（骨化）时则变硬等。

5. 数目　一般是单发，数目通常一个（单发肿瘤）。但某些患者同时或先后发生多个原发性肿瘤（多发肿瘤），如多发性子宫平滑肌瘤、神经纤维瘤病等。临床检查和治疗时，应避免忽略了多发性肿瘤。

6. 包膜　通常良性肿瘤有完整包膜，与周围组织分界清楚；而恶性肿瘤一般无包膜，与周围组织分界不清或虽有包膜但常不完整。

（二）肿瘤的组织结构

肿瘤组织结构多种多样，除绒毛膜癌、原位癌和白血病等外（无间质）在显微镜下可分为实质和间质两部分（图13-2）。

1. 肿瘤实质　肿瘤实质是由肿瘤细胞构成的，是肿瘤的主要成分，决定每种肿瘤的生物学特性和形态特点。它是判断肿瘤的组织来源、性质及恶性程度、分类、命名和组织学诊断的主要依据。肿瘤实质通常只有一种实质，但少数肿瘤可以有两种甚至两种以上实质成分，例如乳腺纤维腺瘤、畸胎瘤等。

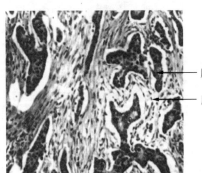

图13-2 肿瘤的实质和间质（乳腺癌）

2. 肿瘤间质 肿瘤间质由结缔组织和血管组成，有时还有淋巴管，起着支持和营养肿瘤实质的作用。肿瘤细胞可刺激血管生成，间质血管多少对肿瘤的生长快慢起决定性作用。此外，肿瘤间质内还常可见淋巴细胞浸润，可能与机体对肿瘤组织的免疫反应有关。间质中有丰富淋巴细胞反应的患者预后较好。但是，部分早期肿瘤无肿瘤间质，如原位癌。

（三）肿瘤的分化和异型性

分化是指组织细胞由幼稚发育到成熟的过程。肿瘤分化是指肿瘤组织在形态和功能上表现出与其来源正常组织的相似之处。其相似的程度，称为肿瘤分化程度。如果肿瘤组织形态和功能接近正常组织，说明其分化程度高或分化好；如果相似性小，则说明其分化程度低或分化差。有的恶性肿瘤主要由未分化细胞构成，瘤细胞缺乏分化，异型性显著，称为间变。因此，间变性肿瘤往往难于确定其组织来源，几乎都是高度恶性肿瘤。

肿瘤的异型性是指肿瘤组织无论在细胞形态和组织结构上，都与其起源的正常组织有不同程度的差异。识别这种异型性大小是临床上区别肿瘤性增生和非肿瘤性增生、诊断肿瘤的良、恶性以及恶性程度高低的主要组织学依据。良性肿瘤异型性小，与其起源的正常组织相似，分化程度高；恶性肿瘤相反。

1. 肿瘤组织结构的异型性 是指肿瘤组织在空间排列方式上与相应正常组织的差异。主要表现在肿瘤细胞的层次组合、排列方式不规则，极性与间质的关系失常。良性肿瘤瘤细胞的异型性不明显，与其起源组织相似，但有组织结构的异型性，如纤维瘤的瘤细胞和正常纤维细胞很相似，只是其排列与正常纤维组织不同，呈编织状。恶性肿瘤的组织结构异型性明显，瘤细胞排列显著失常，失去正常的排列结构、层次或极性，如腺癌、纤维肉瘤等。

2. 肿瘤细胞的异型性 良性瘤细胞异型性小，恶性瘤细胞异型性大（图13-3）。

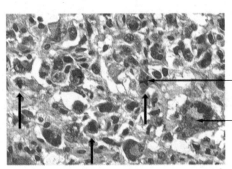

图13-3 肿瘤的异型性和病理性核分裂

（1）瘤细胞多形性：恶性瘤细胞一般较正常细胞大，且明显大小不一、形态各异，可出现瘤巨细胞。但少数分化差的肿瘤细胞可较正常细胞小、圆形，大小比较一致，如肺小细胞癌。

（2）瘤细胞核多形性：瘤细胞核大小、形状及染色不一，可出现巨核、双核、多核或畸异形核。瘤细胞核体积增大（核肥大），核质比例较正常增大（正常为1:4~6）；由于核内DNA增多，细胞核染色深，染色质呈粗颗粒状，分布不均匀，常堆积在核膜下，使核膜显得增厚；核仁肥大，数目也常增多（可达3~5个）；核分裂像多见，出现不对称性、多极性及顿挫性等病理性核分裂像时，对诊断恶性肿瘤具有重要意义。

（3）瘤细胞质改变：胞质内由于核蛋白体增多，呈嗜碱性增强。有些瘤细胞可产生异常分泌物或代谢产物，如激素、黏液、糖原、脂质、角蛋白和色素等。

上述肿瘤细胞形态的变化，特别是细胞核的多形性是恶性肿瘤的重要形态特征，对区别良、恶性肿瘤有重要意义。

二、肿瘤细胞的代谢特点

1. 核酸代谢　肿瘤细胞的脱氧核糖核酸（DNA）和核糖核酸（RNA）合成代谢增强，核酸增多为肿瘤细胞迅速生长提供了物质基础。DNA和RNA含量均明显升高。DNA与肿瘤细胞的分裂和繁殖有关，RNA与肿瘤细胞的蛋白质及酶的合成有关。

2. 蛋白质代谢　瘤细胞的蛋白质合成代谢与分解代谢均增强，但合成代谢明显超过分解代谢。肿瘤组织合成的肿瘤蛋白，作为肿瘤特异性抗原或相关抗原，常作为诊断肿瘤的辅助依据，如甲胎蛋白（AFP）阳性用于诊断肝癌；癌胚抗原（CEA）阳性用于诊断结肠癌、胃癌等。肿瘤蛋白是肿瘤标记物中重要的一类，检测这些蛋白质（肿瘤基因检测），不仅有助于肿瘤的诊断，而且对研究肿瘤病因、发病机制，判断肿瘤的治疗、预后等都有重要意义。

3. 酶变化　通常恶性瘤细胞中氧化酶含量减少，而蛋白分解酶含量增加。酶含量增加，既见于肿瘤细胞中，也可见于肿瘤患者血清中。例如，前列腺癌时，患者血清中酸性磷酸酶增加，骨肉瘤及肝癌时，血清碱性磷酸酶增加，临床上可作为诊断肿瘤及判断疗效的指标。

4. 糖代谢　瘤细胞无论是在有氧还是无氧条件下，均是以糖酵解的方式获取能量。糖酵解过程中产生中间产物，可被瘤细胞利用，合成蛋白质、核酸等肿瘤生长所需物质。

5. 脂肪代谢　肿瘤细胞脂肪代谢增加，产生大量中间产物，供肿瘤细胞合成其他物质。所以，晚期肿瘤病人出现进行性消瘦。

三、肿瘤的生长和扩散

（一）肿瘤的生长

1. 肿瘤生长方式　有膨胀性生长、浸润性生长、外生性生长、内生性生长四种方式。

（1）膨胀性生长：是大多数良性肿瘤的生长方式。由于瘤细胞生长缓慢，不侵袭周围正常组织，肿瘤似吹气球样生长，推开或挤压周围组织。因此，肿瘤常有完整包膜，与周围组织分界清楚，触诊时肿瘤可活动，手术易完全摘除，术后不易复发。这种生长方式对局部器官组织的影响主要是压迫或阻塞。

（2）浸润性生长：是大多数恶性肿瘤的生长方式。肿瘤细胞侵入周围组织，包括组织间隙、淋巴管或血管等，似树根长入泥土一样，侵袭和破坏周围组织。因此，肿瘤常无包膜，与周围组织分界不清，触诊时肿瘤固定，活动度小。手术时需要切除较大范围周围正常组织，若切除不彻底，术后易复发。

（3）外生性生长：发生在体表、体腔表面及自然管道表面的肿瘤，常向表面生长，形成乳头状、息肉状、蕈状、菜花状。良性、恶性肿瘤均可呈外生性生长，但恶性肿瘤在外生性生长的同时，基底部往往呈浸润性生长，其外生性生长部分，由于生长迅速，易发生坏死、脱落而形成边缘隆起的溃疡。

（4）内生性生长：是指肿瘤组织向组织内部生长，向表面生长形成肿物不明显，多见于恶性肿瘤的浸润性生长。

2. 肿瘤的生长速度　肿瘤的生长速度差异比较大，与其良、恶性程度有关。通常良性肿瘤生长速度比较慢，病程可持续几年甚至几十年，如其生长速度突然加快，应考虑有恶变的可能。恶性肿瘤生长速度较快，特别是分化差的恶性肿瘤，可在短期内形成明显的肿块。影响肿瘤生长速度的因素很多，如肿瘤细胞的倍增时间、生长分数、肿瘤细胞的生成和死亡的比例。当血管形成及营养供应相对不足时，易发生坏死、出血等继发改变。

（二）肿瘤的扩散

恶性肿瘤不仅可在原发部位浸润性生长，累及邻近器官或组织，还可通过多种途径扩散到身体其他部位。这是恶性肿瘤最重要的生物学特征。

1. 直接蔓延　是指肿瘤细胞沿着组织间隙、血管、淋巴管或神经束衣连续浸润生长，破坏邻近的器官或组织，并继续生长。如子宫颈癌晚期可蔓延至直肠和膀胱。

2. 转移　是指肿瘤细胞从原发部位侵入淋巴管、血管或体腔，迁徙他处继续生长，形成与原发瘤同样类型的肿瘤。转移所形成的肿瘤称为转移瘤或继发瘤。良性肿瘤一般不转移，恶性肿瘤常可转移。常见转移途径有三种。

（1）淋巴道转移：是癌常见的转移途径。癌细胞侵入淋巴管后，随淋巴液运行首先到达局部淋巴结，再依次累及远端淋巴结，最后可经胸导管进入血流再继发血道转移。例如，乳腺外上象限发生的癌常首先转移至同侧腋窝淋巴结，形成淋巴结的转移性乳腺癌（图13-4）。肿瘤细胞侵入到达淋巴结，使淋巴结无痛性增大，变硬，切面灰白色。严重时，肿瘤细胞侵出淋巴结被膜而使多个淋巴结互相融合成团块。在临床上最常见的癌转移淋巴结是左锁骨上淋巴结，其原发灶多位于肺和胃肠道。

（2）血道转移：是肉瘤最常见的转移途径。肿瘤细胞侵入血管后，可随血流到达远处器官继续生长，形成转移瘤。由于静脉壁较薄，同时管内压力较低，故瘤细胞多经静脉入血。血道转移途径：①侵入体循环静脉的瘤细胞可转移到肺，如肝癌可引起肺转移；②侵入门静脉系统的瘤细胞可转移到肝（图13-5），如胃癌、肠癌的肝转移；③侵入肺静脉的瘤细胞可转移至全身各器官，以肾、脑、骨等处多见；④侵入胸、腰、骨盆静脉的瘤细胞，可以经吻合支到达脊椎静脉丛，如前列腺癌可经此途径转移至脊椎，进而转移到脑。一般说来，血道转移最常见的转移部位是肺，其次是肝和骨。因此，在临床上判断有无血道转移，做肺和肝的影像学检查很有必要。转移瘤形态特点是多个散在分布，边界清楚，多接近器官表面。位于器官表面的转移性肿瘤，由于瘤结节中央出血、坏死而下陷，形成"癌脐"。

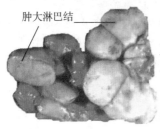
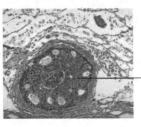
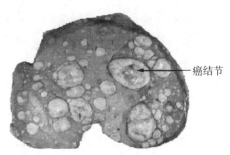

图13-4　乳腺癌转移至肺淋巴结　　　　　　　图13-5　恶性肿瘤的肝内血道转移

（3）种植性转移：体腔内器官的恶性肿瘤蔓延至器官表面时，瘤细胞脱落似播种一样种植在体腔或其他器官的表面，形成多个转移瘤，称为种植性转移。如胃癌侵犯浆膜后，可种植于大网膜、腹膜及腹腔内器官表面及卵巢等处。浆膜腔的种植转移常伴有血性浆液性积液，积液中可含有不等量的肿瘤细胞。因此，临床上抽取体腔积液做细胞学检查，是诊断恶性肿瘤的重要方法之一。另外，医护人员在工作中（肿瘤的手术、检查中等）要规范操作，防止医源性种植性转移。

四、肿瘤的复发

肿瘤的复发是指恶性肿瘤经手术切除或放疗、化疗等治疗后，经过一段消退期或缓解期后，在原发部位又重新出现同样类型的肿瘤。引起复发的原因主要是与手术切除不干净、切口种植性转移以及肿瘤细胞的多灶起源等有关。

五、肿瘤对机体的影响

1. 良性肿瘤对机体影响　相对较小，主要表现为压迫和阻塞症状。如颅腔内的良性肿瘤可压迫脑组织或阻塞脑室系统引起颅内高压，出现神经系统症状；内分泌腺的良性肿瘤常引起某种激素分泌过多而产生全身影响，如垂体前叶的嗜酸细胞腺瘤，可分泌大量的生长激素，引起巨人症或肢端肥大症。

2. 恶性肿瘤对机体影响　除了具有良性肿瘤对机体影响外，恶性肿瘤还可浸润破坏组织、器官的结构和功能，发生转移，因而引发出血、穿孔、病理性骨折及感染等严重后果。肿瘤组织侵袭、压迫周围神经，可引起严重的顽固性疼痛。贫血、发热、体重下降、夜汗、感染和恶病质等全身症状常见于晚期恶性肿瘤患者。恶病质是指大多数恶性肿瘤患者在晚期出现了进行性的消瘦、贫血、乏力、食欲低下及全身衰竭等综合性的临床表现。

此外，肿瘤的产物（如异位激素）、异常免疫反应（如交叉免疫反应）或其他不明原因，可引起内分泌、神经、消化、造血、骨关节、肾脏及皮肤等系统发生病变，出现相应的临床表现。这些表现不是由原发肿瘤或转移灶直接引起，而是通过上述原因间接引起，故称为副肿瘤综合征或肿瘤相关综合征。如异位内分泌综合征：一些非内分泌肿瘤能产生和分泌激素或激素类物质，引起内分泌失常而出现相应临床症状；血液的高凝状态引起静脉血栓形成和心内膜炎、痛风、高血钙、自身免疫性关节炎等。认识副肿瘤综合征的意义在于，一方面它可能是一些隐匿肿瘤的早期表现，对于肿瘤的早期诊断有一定的帮助；另一方面，已确诊的肿瘤患者出现此类症状，应避免将其误认为是由肿瘤转移引起。

第三节　良性肿瘤与恶性肿瘤的区别

良性、恶性肿瘤的生物学特点有明显区别，对机体的影响差别甚大。良性肿瘤一般对机体的危害小，易于治疗，预后好；恶性肿瘤对机体的危害较大，治疗措施复杂，预后较差。如果把恶性肿瘤误诊为良性肿瘤，就会造成治疗的延误或不彻底，导致复发和转移。相反，如果把良性肿瘤误诊为恶性肿瘤，可能导致过度治疗，使患者遭受不应有的痛苦、损害和精神心理负担。因此，区别良性肿瘤与恶性肿瘤，对于肿瘤的正确的诊断和治疗具有重要的意义（表13-1）。

表13-1　良性肿瘤与恶性肿瘤的区别

区别项目	良性肿瘤	恶性肿瘤
分化程度	分化好，异型性小，与原有组织的形态相似	分化差，异型性大，与原有组织的形态差别大
核分裂象	无或少，不见病理核分裂象	多见，并可见病理核分裂象
生长速度	缓慢	较快
生长方式	膨胀性和外生性生长，常有包膜形成，与周围组织一般分界清楚，通常可推动	浸润性和外生性生长，无包膜，一般与周围组织分界不清楚，通常不能推动
继发性改变	少见	常发生出血、坏死、溃疡形成等
转移	不转移	可有转移
复发	不复发或很少复发	易复发
对机体影响	较小，主要为局部压迫或阻塞作用	较大，除压迫、阻塞外，还可破坏原发处和转移处的组织，引起坏死、出血、合并感染，甚至恶病质

必须指出，良性肿瘤与恶性肿瘤之间有时并无绝对界限，有些肿瘤的组织形态和生物学行为可以介于两者之间，称为交界性肿瘤，如卵巢交界性浆液性乳头状囊腺瘤和黏液性囊腺瘤等。肿瘤的良、恶性也不是一成不变，有些良性肿瘤如不及时治疗，可转变为恶性肿瘤，称为恶性变，如结肠息肉样腺瘤，可恶变为腺癌。而极个别的恶性肿瘤（黑色素瘤），有时会随着机体免疫能力的增高等原因，可以停止生长甚至自然消退。恶性肿瘤的恶性程度也不同，有的较早发生转移（如鼻咽癌），有的转移较晚（如子宫体腺癌），有的几乎不发生转移（如皮肤基底细胞癌）。

第四节　肿瘤的命名和分类

一、肿瘤的命名

肿瘤种类繁多，命名也比较复杂。一般根据其组织来源及生物学行为命名。

（一）肿瘤的一般命名原则

1. 良性肿瘤命名　良性肿瘤在其来源组织名称后加一个"瘤"字。如来源于腺体和导管上皮的良性肿瘤称为腺瘤；来源于腺体和纤维组织的良性肿瘤称为纤维腺瘤。有时结合肿瘤的形态特点命名，如腺瘤呈乳头状生长，称为乳头状腺瘤。

2. 恶性肿瘤命名

（1）上皮组织的恶性肿瘤，称为癌。命名时在其来源组织名称后加一个"癌"字。如来源于鳞状上皮组织的恶性肿瘤称为鳞状细胞癌。有些癌具有不止一种以上的上皮分化，如肺的腺鳞癌同时具有腺癌和鳞状细胞成分。未分化癌是指形态或免疫表型可以确定为癌，但缺乏特定上皮分化特征的癌。

（2）间叶组织的恶性肿瘤，称肉瘤。命名时在间叶组织名称之后加"肉瘤"二字。间叶组织包括纤维组织、脂肪、肌肉、脉管、骨、软骨组织等。如骨肉瘤、纤维肉瘤等。未分化肉瘤是指形态或免疫表型可以确定为肉瘤，但缺乏特定间叶组织分化特征的肉瘤。

癌肉瘤：是指肿瘤中既有癌又有肉瘤成分。一般人所说的"癌症"，习惯上常泛指所有恶性肿瘤，包括癌、肉瘤等。

（二）特殊肿瘤的命名

1. 以"母细胞瘤"命名　来源于幼稚组织或细胞的肿瘤，称为"母细胞瘤"。多数是恶性，如视网膜母细胞瘤、神经母细胞瘤、肾母细胞瘤等；少数是良性，如骨母细胞瘤。

2. 肿瘤名称前加"恶性"二字　有些恶性肿瘤成分复杂或习惯沿袭，称为"恶性××瘤"，如恶性畸胎瘤、恶性脑膜瘤等。

3. 以"瘤"或"病"命名的恶性肿瘤　如无性细胞瘤（卵巢）、精原细胞瘤（睾丸）、白血病（造血组织的恶性肿瘤）等。

4. 以人名命名的恶性肿瘤　有的肿瘤以起初描述或研究该肿瘤的学者名字命名，如霍奇金淋巴瘤、尤文瘤（骨组织内未分化细胞发生的恶性肿瘤）。

5. 以肿瘤细胞形态命名　如燕麦细胞癌、透明细胞肉瘤等。

6. 以"瘤病"命名的良性肿瘤　多用于多发性良性肿瘤，如神经纤维瘤病，或在局部广泛弥漫生长的良性肿瘤，如脂肪瘤病和血管瘤病。

7. 畸胎瘤　是性腺或胚胎剩件中的全能细胞发生的肿瘤，一般含有两个以上胚层的多种成分，结构混乱，分为良性畸胎瘤和恶性畸胎瘤。

（三）转移肿瘤的命名

（1）根据肿瘤转移到的器官，再加上原发肿瘤命名，如肺内转移鳞状细胞癌、淋巴结内转移癌等。

（2）原发肿瘤命名再加上转移到器官名称，如乳腺癌腋窝淋巴结转移、胃腺癌肝脏转移、食管鳞状细胞癌肺转移等。

二、肿瘤的分类

肿瘤的分类是以其组织起源或分化方向为依据，分五大类，如上皮组织、间叶组织来源的肿瘤。每一大类又分良性和恶性。常见肿瘤简单分类（表13-2）。

表13-2　肿瘤分类举例

组织来源	良性肿瘤	恶性肿瘤	好发部位
一、上皮组织			
基底细胞		基底细胞癌	头面部皮肤
鳞状上皮	乳头状瘤	鳞状细胞癌	乳头状瘤见于皮肤、鼻、喉等；鳞状细胞癌见于皮肤、宫颈、食管、肺、鼻窦和阴茎等
腺上皮	腺瘤	腺癌	腺瘤多见于乳腺、甲状腺、胃、肠；腺癌见于胃、肠、乳腺、甲状腺等
	囊腺瘤	囊腺癌	卵巢
	多形性腺瘤	恶性多形性腺瘤	涎腺
移行上皮	乳头状瘤	移行细胞癌	膀胱、肾盂
二、间叶组织			
纤维组织	纤维瘤	纤维肉瘤	四肢
纤维组织细胞	纤维组织细胞瘤	恶性纤维组织细胞瘤	四肢
脂肪组织	脂肪瘤	脂肪肉瘤	前者多见于背、肩、颈等皮下组织；后者多见于下肢和腹膜后深部软组织
平滑肌组织	平滑肌瘤	平滑肌肉瘤	子宫、胃肠
横纹肌组织	横纹肌瘤	横纹肌肉瘤	肉瘤多见于头颈、生殖泌尿道及四肢
血管组织	血管瘤	血管肉瘤	皮肤和皮下组织
淋巴管组织	淋巴管瘤	淋巴管肉瘤	舌、唇等
骨组织	骨瘤	骨肉瘤	骨瘤多见于颅骨、长骨；骨肉瘤多见于长骨上下端，以膝关节上下尤为多见
软骨组织	软骨瘤	软骨肉瘤	软骨瘤多见于手足短骨；软骨肉瘤多见于盆骨、肋骨、股骨、肱骨及肩胛骨等
滑膜组织	滑膜瘤	滑膜肉瘤	膝、踝、腕、肩和肘等关节附近
间皮	间皮瘤	恶性间皮瘤	胸、腹膜
三、淋巴造血组织			
造血组织		白血病	淋巴造血组织
淋巴组织		淋巴瘤	颈部、纵隔、肠系膜和腹膜后淋巴结
四、神经组织			
神经鞘膜组织	神经纤维瘤	神经纤维肉瘤	全身皮肤、四肢、腹膜后神经
神经鞘细胞	神经鞘瘤	恶性神经鞘瘤	头、颈、四肢等处神经
胶质细胞	胶质细胞瘤	恶性胶质细胞瘤	大脑
原始神经细胞		髓母细胞瘤	小脑
脑膜组织	脑膜瘤	恶性脑膜瘤	脑膜
交感神经节	节细胞神经瘤	神经母细胞瘤	前者多见于纵隔和腹膜后；后者多见于肾上腺髓质

（续表）

组织来源	良性肿瘤	恶性肿瘤	好发部位
五、其他肿瘤			
黑色素细胞		黑色素瘤	皮　肤
胎盘组织	葡萄胎	绒毛膜上皮癌 恶性葡萄胎	子　宫
性　索	支持细胞 间质细胞瘤	恶性支持细胞 间质细胞瘤	卵巢、睾丸
生殖细胞		无性细胞瘤	卵　巢
		精原细胞瘤	睾　丸
		胚胎性癌	卵巢、睾丸
性腺或胚胎剩件中的 全能细胞	畸胎瘤	恶性畸胎瘤	卵巢、睾丸、纵隔和骶尾部首

第五节　肿瘤的分级和分期

　　肿瘤分级和分期一般用于恶性肿瘤，对临床医师制订治疗方案和估计预后有重要的参考价值，特别是肿瘤的分期更为重要，但必须结合各种肿瘤的生物学特性以及患者的全身情况综合考虑。一般来说，分级和分期越高，生存率越低。

　　1. 肿瘤分级　恶性肿瘤的"分级"是依据恶性肿瘤的分化程度、异型性及核分裂数目等对恶性肿瘤进行分级。常采用三级分级法，即 I 级为高分化，属于低度恶性；II 级为中等分化，为中度恶性；III 级为低分化，属于高度恶性。肿瘤的分级是判断肿瘤恶性程度的重要指标。这种分级法虽然简单易行，但缺乏定量的标准，易受主观因素影响。

　　2. 肿瘤的分期　肿瘤分期的主要原则是根据原发瘤的大小、浸润的深度和范围、邻近器官受累情况、局部或远处淋巴结转移情况、有无血源性或其他远处转移等对恶性肿瘤分期。国际上广泛采用TNM分期法。T是指肿瘤原发灶的情况，随着肿瘤增大依次用T_1–T_4表示；N指局部淋巴结转移情况，淋巴结无转移用N_0来表示，随着受累程度和范围的增加，依次用N_1–N_3表示；M指远处转移（通常是血道转移），无转移者用M_0表示，有远处转移者用M_1表示。

第六节　癌前病变、异型增生、原位癌和早期浸润癌

　　1. 癌前病变或癌前疾病　是指某些具有恶变潜在可能性的良性病变或疾病，长期存在有可能转变为恶性肿瘤。但应注意癌前病变并不是一定会发展为恶性肿瘤，常见的癌前病变：①乳腺增生性纤维囊性病；②大肠腺瘤；③慢性萎缩性胃炎伴肠上皮化生及胃溃疡；④皮肤慢性溃疡；⑤慢性溃疡性结肠炎；⑥肝硬化；⑦黏膜白斑；⑧经常摩擦部位色素痣等。

2. 异型增生　是指机体细胞、组织的形态、结构出现一定的异型性，但还不足以诊断为恶性肿瘤。表现为增生的细胞大小不一，形态多样，排列失常，极向消失，核大深染，核浆比例增大，核分裂象增多，一般不见病理性核分裂。异型增生多发生在鳞状上皮，也可发生在腺上皮。根据其异型性程度和/或累及范围可分为轻、中、重三级。轻度异型增生：累及上皮层下部1/3；中度异型增生：累及上皮层下部2/3；重度异型增生：累及上皮层下部超过2/3，但尚未累及全层。轻度、中度异型增生在病因消除后可恢复正常，重度异型增生则很难逆转，常发展为癌。近年来提出的上皮内瘤变（IN）的概念，将轻、中、重度异型增生分别称为上皮内瘤变 I、II、III 级，并将原位癌也列入上皮内瘤变III级内。

3. 原位癌　是指累及上皮全层的癌变，尚未突破基底膜，局限于黏膜上皮层内、皮肤表皮层内或腺体内的非浸润性癌。原位癌常见于鳞状上皮或尿路上皮等覆盖的部位，如子宫颈、食管、皮肤、膀胱等处。但是，也可以见于其他上皮来源的早期癌。原位癌是一种早期癌，及时发现、诊断并治疗，可防止其继续发展为浸润性癌，可以提高肿瘤的治愈率（图13-6）。

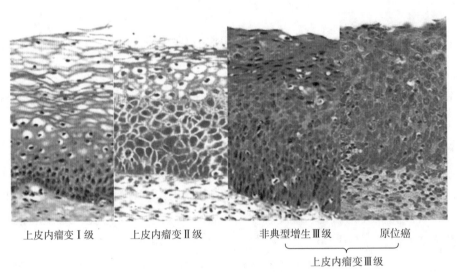

上皮内瘤变 I 级　　　上皮内瘤变 II 级　　　非典型增生III级　　　原位癌

上皮内瘤变 III 级

图13-6　上皮内瘤变、原位癌

4. 早期浸润癌　癌细胞突破基底膜向深部组织浸润，但浸润深度不超过基底膜下3～5mm，无局部淋巴结转移者，称为早期浸润癌。

第七节　肿瘤的病因学

肿瘤的病因十分复杂，包括环境致癌因素和影响肿瘤发生发展的内在因素。

一、环境致癌因素

（一）化学性致癌因素

化学物质对动物有致癌作用有1000多种，其中有部分对人类可能有致癌作用。化学性致癌物可分直接致癌物和间接致癌物。常见化学致癌物有几类。

1. 多环芳烃化合物　致癌性强的有3, 4-苯并芘、1, 2, 5, 6-双苯并蒽等，主要存在煤烟、烟草燃烧的烟雾、内燃机排放的废气，这与近年来肺癌发生率增高有关。此外，熏、烤的肉类食品中也含有多环芳烃类物质，与胃癌的发生有关。

2. 芳香胺类化合物　如乙萘胺、联苯胺、4-氨基联苯等化工原料，与橡胶、印染等行业人员的膀胱癌发生率较高与此有关。

3. 氨基偶氮染料　如过去食品中工业中使用的奶油黄（二甲基氨基偶氮苯）和猩红等食品色素，可致实验性大白鼠肝细胞癌。

4. 亚硝胺类化合物　这类致癌物具有致癌谱广、致癌性强的特点，可在许多实验动物诱发各种不同器官的肿瘤，可能引起人胃、肠道癌或其他肿瘤。亚硝酸盐普遍存在于水、腐败的蔬菜及变质的食品中，它们进入机体经胃酸作用后，转变为具有致癌性的亚硝胺类物质。此外，这类物质还可作为肉类食品的防腐剂和着色剂。

5. 真菌毒素　黄曲霉素广泛存在霉变的花生、玉米和谷物等食物中。黄曲霉素有多种，其中以黄曲霉素B1的致癌性最强。HBV感染和黄曲霉素B_1的协同作用可能是我国肝癌高发地区的重要致肝癌因素。

6. 其他化学致癌物　如环磷酰胺既是抗癌药物又是免疫抑制剂，临床上用于抗肿瘤治疗和抗免疫治疗，可诱发白血病，应谨慎应用。目前使用的聚氯乙烯与白血病、肺癌、肝血管瘤的发生有关；砷可导致皮肤癌、肝癌；镍、铬可引起鼻咽癌、肺癌等。

（二）物理性致瘤因素

1. 电离辐射　包括X射线、γ射线、亚原子微粒的辐射。长期接触这些射线易致白血病、皮肤癌等。

2. 紫外线　紫外线（UV）长期照射，可以引起皮肤鳞状细胞癌、基底细胞癌和恶性黑色素瘤。UV可使DNA中相邻的两个嘧啶形成二聚体，造成DNA分子复制错误。正常人，这种DNA损伤通过DNA切除修复机制进行修复，着色性干皮病患者（患者体内缺乏修复紫外线所致DNA损伤所需的酶）不能修复紫外线导致的DNA损伤，对日照十分敏感，皮肤癌的发病率很高。

3. 慢性刺激　临床上常可见到慢性皮肤溃疡导致的皮肤癌；长期接触石棉纤维易致肺癌。说明慢性刺激可促进肿瘤的发生。

（三）生物性致瘤因素

1. DNA肿瘤病毒　目前，发现与人类肿瘤发生关系密切的DNA肿瘤病毒有：人乳头状瘤病毒（HPV）与生殖器肿瘤的发生有关；EB病毒与鼻咽癌、淋巴瘤的发生有关；乙型肝炎病毒与肝癌发生有关，研究发现HBV感染者肝细胞癌发病率是未感染者的200倍。

2. RNA肿瘤病毒　分为急性转化病毒和慢性转化病毒。急性转化病毒含有病毒癌基因，慢性转化病毒本身不含病毒癌基因，但是有很强的促进基因转录的启动子或增强子。主要发生在日本和加勒比海地区的人类T细胞白血病/淋巴瘤与人类T细胞白血病/淋巴瘤病毒Ⅰ有关。

3. 细菌　幽门螺杆菌感染与胃黏膜相关淋巴组织淋巴瘤、胃癌的发生有关。

二、影响肿瘤发生发展的内在因素

1. 遗传因素　①常染色体显性遗传的肿瘤：如肾母细胞瘤、视网膜母细胞瘤等；②常染色体隐性遗传的肿瘤：如着色性干皮病易致皮肤癌；Bloom综合征（先天性毛细血管扩张性红斑及生长发育障碍）易发生白血病和其他恶性肿瘤；③多因素遗传：如乳腺癌、胃、肠道癌等，有家族聚集倾向。

2. 免疫因素　机体的抗肿瘤免疫反应主要是细胞免疫，细胞毒性T细胞、自然杀伤细胞和巨噬细胞参与杀伤肿瘤细胞。机体免疫能力低下时易患肿瘤，如免疫缺陷病患者和接受免疫抑制治疗的患者恶性肿瘤发生率明显增加。

3. 激素因素　如乳腺癌、子宫平滑肌瘤与机体中雌激素水平增高有关。

第八节　肿瘤的发病学

肿瘤的发生具有复杂的分子学基础，包含原癌基因的激活、肿瘤抑制基因的灭活与丢失，凋亡调节基因、DNA修复基因、微小RNA（microRNA）功能失常。各种致瘤因素通过影响这些基因的结构和功能导致肿瘤。主要介绍原癌基因的激活和肿瘤抑制基因的失活。

1. 原癌基因的激活化　原癌基因是指机体中编码对正常细胞的生长与分化起着重要的正性调节作用蛋白的基因，如编码细胞生长因子、生长因子受体、信号转导蛋白和核调节蛋白等蛋白基因。癌基因是指原癌基因在某些致瘤因素作用下，被激活后可致正常细胞转变成癌细胞的基因。

2. 肿瘤抑制基因的失活　肿瘤抑制基因又称为抑癌基因，是指机体中编码对正常细胞的增生起着重要的负性调节作用蛋白的基因。在致瘤因素作用下，抑癌基因可发生突变或缺失，使其对细胞增生负性调控作用减弱或消失，导致细胞过度增生和分化不成熟而发生恶性转化。

肿瘤的发生与发展是一个复杂过程。一般将致癌过程分为激发、促进和进展三个阶段。①激发阶段：正常细胞在致癌因素作用下，转化为潜在肿瘤细胞的过程，系基因突变所致；②促进阶段：被激发的突变细胞在促进因子或辅助致癌物质作用下发展为良性肿瘤的过程；③进展阶段：癌细胞恶性程度与日俱增，表现出失控性增生、异质性增加、侵袭性增强和发生转移等。

第九节　肿瘤的预防原则

1. 一级预防　病因预防。其目标是防止癌症的发生。针对化学、物理、生物等致癌和体内外致病条件，采取预防措施，加强环境保护、适宜饮食、适宜体育，以增进身心健康。

2. 二级预防　临床前预防、"三早"预防。以阻止或减缓疾病的发展，恢复健康。①重视癌症十大危险信号：体表或表浅可触及的肿块逐渐增大；持续性消化异常；吞咽食物时胸骨不适感乃至哽噎感；持续性咳嗽，痰中带血；耳鸣、听力减退、鼻咽分泌物带血；月经期外或绝经期后的不规则阴道出血；大便潜血、便血、血尿；久治不愈的溃疡；黑痣、疣短期内增大、色泽加深、破溃等；原因不明的体重减轻；②广泛开展防癌普查；③治疗癌前病变；④加强对易感人群的监测；⑤肿瘤自检：定期进行自检。

3. 三级预防　三级预防的目标是防止病情恶化，防止残疾。癌症患者，争取最佳疗效，避免复发，加速康复。

4. 健康教育　宣传有关肿瘤的基本知识，了解肿瘤对人体的危害性及生活过程中预防肿瘤的方法，建立科学的生活和饮食习惯，等等。

第十节　常见肿瘤举例

一、上皮组织来源肿瘤

（一）上皮组织来源良性肿瘤

1. 乳头状瘤　好发于皮肤、口腔黏膜、膀胱、阴茎等部位。由被覆上皮来源，乳头状结构向体表或腔面呈外生性生长，形状如菜花状或绒毛状。肿瘤的根部较狭窄，有蒂与正常组织相连。镜下观，每一个乳头的中央为肿瘤的间质，表面覆有上皮细胞，根据肿瘤的发生部位不同，可为鳞状上皮、移行上皮或柱状上皮。值得注意的是外耳道、阴茎、膀胱等处的乳头状瘤易发生恶变。

2. 腺瘤　是腺上皮、导管或分泌上皮的良性肿瘤，多见于甲状腺、乳腺、卵巢、肠等。可分为：①囊腺瘤：肿瘤中腺体分泌物的潴留，形成大小不等的单房或多房的囊腔，多见于卵巢；②纤维腺瘤：在肿瘤组织中除有腺体增生外，伴有大量的纤维结缔组织增生，多见于乳腺；③多形性腺瘤：肿瘤是由腺体、黏液样及软骨样组织等多种成分混合组成，好发于涎腺；④息肉状腺瘤：肿瘤组织外生性生长，呈息肉状、乳头状，多见于直肠和结肠（图13-7）。

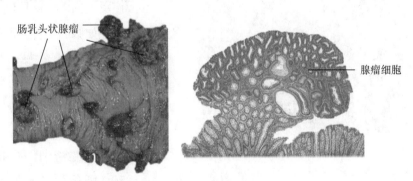

图13-7　肠乳头状腺瘤

（二）上皮组织来源恶性肿瘤

1. 鳞状细胞癌　简称鳞癌，常发生于有鳞状上皮覆盖的部位，如皮肤、口腔、食管、喉、宫颈等处，也可发生于原无鳞状上皮覆盖但发生了鳞状化生的部位，如支气管、胆囊、肾盂等。肉眼观，肿瘤多呈菜花状，也可因坏死脱落而呈溃疡状。镜下观，癌细胞排列呈巢状（癌巢），与间质分界清楚。分化程度高的鳞状细胞癌，癌巢外层的细胞类似基底细胞，中层细胞似棘细胞，可见细胞间桥，中央可见同心圆状的角化物，称为角化珠或癌珠。分化程度差的鳞状细胞癌，角化珠和细胞间桥少见（图13-8）。

2. **基底细胞癌** 好发于老年人的头面部，如眼睑、颊、鼻翼等处，由该处表皮原始上皮细胞或基底细胞发生。肉眼观，基底细胞癌常在局部形成溃疡，生长缓慢。镜下观，癌巢由深染的基底细胞样癌细胞构成。该肿瘤很少转移，对放射治疗敏感，是一种低度恶性的肿瘤。

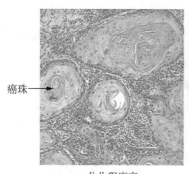
癌珠

分化程度高

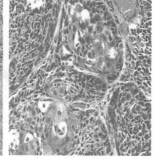

分化程度低

图13-8 鳞状细胞癌（镜下观）

3. **尿路上皮癌** 也称为移行上皮细胞癌，来源于膀胱或肾盂等处的尿路上皮，常呈乳头状，多发，可溃破形成溃疡或广泛浸润深层组织。镜下观，癌细胞似移行上皮细胞，呈多层排列，异型性明显。

4. **腺癌** 是腺体、导管或分泌上皮发生的恶性肿瘤，根据其形态结构和分化程度可以分为：分化较好的，具有腺样结构的管状腺癌和乳头状腺癌，分化较差的，形成实体无腺样结构的实性癌和分泌黏液较多的黏液癌。

（1）管状腺癌或乳头状腺癌：好发于胃、肠、甲状腺、胆囊、子宫体等处。癌细腺围成大小不等，形状不一，排列不规则的腺样，癌细胞排列多层，核大小不一，核分裂像多见。当腺癌伴有大量乳头状结构时，称为乳头状腺癌；腺腔高度扩张呈囊装，称为囊腺癌；伴乳头生长的囊腺癌称为乳头状囊腺癌。

（2）实性癌：又称单纯癌，好发于乳腺，癌巢为实体，无腺样结构，癌细胞异型性明显，核分裂像多见。癌巢小而少，间质结缔组织多，质地硬，称为硬癌；癌巢大而多，间质结缔组织少，质地软如脑髓，称为髓样癌。

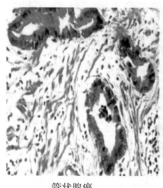

管状腺癌

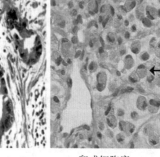
印戒细胞

印戒细胞癌

图13-9 胃癌（镜下观）

（3）黏液癌：常见于胃和大肠。癌组织灰白色半透明如胶冻样，又称为胶样癌。腺样结构内堆满黏液，并可由于腺样结构崩解形成黏液湖，当黏液成分超过50%则称为黏液腺癌；当黏液积聚于癌细胞内，将核挤向一侧，该癌细胞呈印戒状，以此种细胞为主要成分的癌称为印戒细胞癌（图13-9）。

二、间叶组织来源肿瘤

（一）间叶组织来源良性肿瘤

1. **纤维瘤** 来源于纤维组织，好发于躯干及四肢的皮下。肉眼观，肿瘤呈结节状，有包膜，切面灰白色，并可见编织状条纹，质地韧。镜下观，瘤组织内的胶原纤维排列成束，互相编织，纤维间含有细长的纤维细胞（图13-10）。生长缓慢，切除后一般不复发。

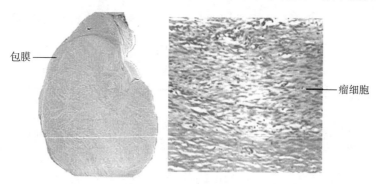

包膜

瘤细胞

图13-10　纤维瘤

2. 脂肪瘤　最常见于背、肩、颈及四肢近端的皮下组织，多为单发，少数为多发。肉眼观，肿瘤呈分叶状或结节状，有包膜，切面呈淡黄色，质软，似正常脂肪组织。镜下观，肿瘤由分化好的脂肪细胞构成，有纤维间隔。无明显症状，手术易切除。

3. 血管瘤　常见，多为先天性的，常见于儿童的头面部皮肤，可随身体发育而长大，成年后一般停止发展，甚至可以自然消退。内脏血管以肝脏为多见。肉眼观，肿瘤多呈紫红色，无包膜，形态不规则。可分为：①毛细血管瘤：由增生的毛细血管和血管内皮细胞组成；②海绵状血管瘤：由形态不规则的、腔大、壁薄的扩张的窦样血管构成；③静脉血管瘤：由厚壁的静脉血管构成。

4. 平滑肌瘤　来源于平滑肌，最常见于子宫，其次是胃肠道。肉眼观，肿瘤呈灰白色，结节状，可多发或单发，肿瘤与周围组织分界清楚，切面可见编织状纹理，质地较硬。镜下观，肿瘤组织由形态一致的梭形平滑肌细胞构成，瘤细胞排列成束状，相互编织，细胞核呈长杆状，两端钝圆，核分裂象少见（图13-11）。

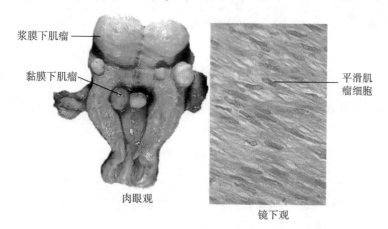

浆膜下肌瘤

黏膜下肌瘤

平滑肌瘤细胞

肉眼观

镜下观

图13-11　子宫平滑肌瘤

5. 骨瘤　多见于颅面骨，一般为单发，肿瘤生长缓慢，常为无痛性的局部隆起，边界清楚。镜下观，肿瘤主要是由分化成熟的板层骨和编织骨构成，失去正常骨质的结构和排列方向。

6. 软骨瘤　一种为外生软骨瘤，来源于软骨膜；另一种为内生软骨瘤，发生于骨髓腔内。肉眼观，肿瘤切面呈淡蓝色或灰白色，半透明，可伴有钙化和骨化，也可发生囊性变。镜下观，肿瘤组织由分化成熟的透明软骨和软骨基质构成，呈不规则分叶状。发生于盆骨、胸骨、肋骨和四肢长骨的软骨瘤易恶变，而发生于手、足短骨的不易恶变。

（二）间叶组织来源恶性肿瘤

癌与肉瘤同属于恶性肿瘤，两者的生物学特性，临床表现及病理变化均不相同。区别癌与肉瘤（表13-3），对临床诊断和治疗有着重要的作用。

表13-3　癌与肉瘤的区别

区别项目	癌	肉瘤
组织来源	上皮组织	间叶组织
发病率、年龄	较常见，约为肉瘤的9倍，多发生于40岁以上的中、老年人	较少见，多发生于青、少年
大体特点	切面质地较脆，灰白色，干燥，呈粗颗粒状，常伴坏死	切面质地较软，灰红色，湿润，细腻似鱼肉状，常伴出血
组织学特点	癌细胞呈实性条索、团块状结构（癌巢），实质与间质分界清楚，纤维组织常有增生	肉瘤细胞弥漫分布，实质与间质分界不清，间质中有丰富的血管，纤维组织较少
网状纤维	癌巢被网状纤维包绕，癌细胞间无网状纤维	肉瘤细胞间有网状纤维
转　移	多经淋巴道转移	多经血道转移

1. **纤维肉瘤**　主要以四肢皮下组织多见。肉眼观，切面细腻呈鱼肉状，灰白或粉红色，质韧，常伴出血、坏死。镜下观，分化程度高者，肉瘤细胞呈梭形，异型性较小，与纤维瘤相似，生长慢；分化程度低者，异型性明显，生长迅速，易出现复发和转移（图13-12）。

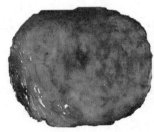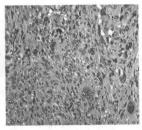

肉瘤细胞

图13-12　纤维肉瘤

2. **脂肪肉瘤**　较常见，好发于40岁以上的成人，多见于大腿及腹膜后的软组织深部。肉眼观，肿瘤呈结节状或分叶状，可呈黏液样或鱼肉样。镜下观，肿瘤由分化程度不等的脂肪细胞和脂肪母细胞构成，呈小圆形或多形性。依据分化程度有黏液样型脂肪肉瘤、圆形细胞型脂肪肉瘤和多形性脂肪肉瘤。后二者恶性程度高，易复发和转移。

3. **横纹肌肉瘤**　比较常见，好发于头颈部及泌尿生殖道等，偶可见四肢。由分化程度不等的横纹肌母细胞构成。根据肿瘤细胞的分化程度、排列结构和大体特点分为胚胎性横纹肌肉瘤、腺泡状横纹肌肉瘤和多形性横纹肌肉瘤。各型横纹肌肉瘤恶性程度均很高，生长迅速，易早期发生血道转移，预后极差。

4. **平滑肌肉瘤**　中老年人多见，好发于子宫和胃肠道，偶可见腹膜后、肠系膜、大网膜或皮下软组织。肿瘤细胞的凝固性坏死和核分裂象的多少对判断其恶性程度有十分重要的意义。

5. **骨肉瘤**　好发于青少年，男性多见。好发于四肢长骨干骺端，尤其是发生于股骨下端、胫骨上端。肿瘤起源于骨膜中多潜能骨母细胞。肉眼观，肿瘤常位于长骨干骺端，呈梭形膨大，切面灰白色，鱼肉状，常伴有出血坏死，侵犯骨皮质（图13-13）。镜下观，肿瘤由异型性较大的肉瘤细胞及肿瘤样新生骨质构成。临床上Codman三角和日光放射状阴影对骨肉瘤的诊断具有特征性。由于骨外膜产生的新生骨，使其表面的骨外膜常被掀起，肿瘤的上、下两端的骨皮质和掀起的骨外膜形成三角形隆起，构成在X线上所见的Codman三角。在骨外膜和骨皮质之间，可形成与骨表面垂直的放射状反应性新生骨小梁，在X线上显示为日光放射状阴影。

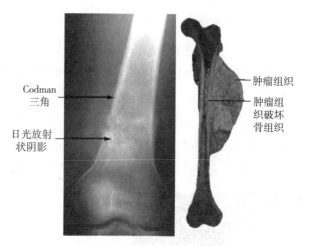

图13-13 骨肉瘤

三、淋巴、造血组织来源肿瘤

1. 恶性淋巴瘤　是指原发于淋巴结和结外淋巴组织等处的淋巴细胞及其前体细胞的恶性肿瘤，可分霍奇金淋巴瘤和非霍奇金淋巴瘤两类。

（1）霍奇金淋巴瘤（HL）又称为霍奇金病（HD），青少年，男性多见。好发于浅表淋巴结，以颈部和锁骨上最多见。肉眼观，受累的淋巴结肿大，相邻的肿大淋巴结彼此粘连、融合，不活动。镜下观，以多种反应性炎细胞混合浸润为背景，数量不等、形态不一的肿瘤细胞散布其间。肿瘤细胞包括R-S细胞及其变异型细胞，肿瘤细胞中具有诊断价值的是R-S细胞，该细胞典型的特点是双核或多核的瘤巨细胞，核大、核膜厚、核内有明显嗜酸性核仁，周围有空晕，最典型的R-S细胞的双叶核面对面排列，称为镜影细胞（图13-14）。组织学上可分为经典HL和结节性淋巴细胞为主型HL，前者可分为4个亚型即：结

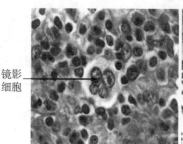

霍奇金淋巴瘤　　　　非霍奇金淋巴瘤

图13-14 恶性淋巴瘤（镜下观）

节硬化型、淋巴细胞为主型、混合细胞型和淋巴细胞减少型。后者又可分为结节性或结节性和弥漫性多形性增生性为特点的单克隆性的B细胞肿瘤。

（2）非霍奇金淋巴瘤（NHL）：好发于40～60岁的人群，男性发病率高于女性。2/3原发于淋巴结，1/3原发于淋巴结外器官或组织，如消化和呼吸道、肺、皮肤、涎腺、甲状腺和中枢神经系统等。与HL不同之处在于发病部位随机性或不定性，肿瘤扩散的不连续性，组织学分类的复杂性和临床表现的多样性。在某些情况下，淋巴瘤和淋巴细胞白血病有重叠，二者为同一疾病的不同发展阶段，形成一个连续的谱系。我国发生在成人淋巴结的NHL主要是弥漫大B细胞淋巴瘤；在儿童青少年则是急性淋巴母细胞白血病/淋巴瘤和Burkitt淋巴瘤；淋巴结外淋巴瘤主要有黏膜相关淋巴瘤（主要发生在胃肠道、涎腺和肺等）和NK/T细胞淋巴瘤（主要累及中线面部）。

2. 白血病　是由骨髓造血干细胞克隆性增生形成的恶性肿瘤。特征是骨髓内异常的白细胞弥漫增生取代正常骨髓组织，并进入周围血液和浸润肝、脾、淋巴结等全身各组织和器官，造成贫血、出血和感染。在恶性肿瘤发病率中，我国儿童和青少年白血病发病率最高。

四、其他组织来源肿瘤

1. 畸胎瘤　来源于性腺或胚胎剩件中的全能细胞，往往含有两个以上胚层的多种多样组织成分，排列结构错乱。最常发生于卵巢和睾丸，偶可见骶尾部、纵隔及腹膜后等处。好发于20～30岁女性。可分为：①良性畸胎瘤：好发于卵巢，多为囊性，又称囊性畸胎瘤或皮样囊肿。常呈单房，囊壁呈颗粒状，壁上常有结节突入囊腔，可见骨质、牙齿、毛发等。镜下观，3个胚层成熟组织构成，皮肤、汗腺、脂肪、肌肉、骨、呼吸道上皮、甲状腺和脑组织等。②恶性畸胎瘤：多为实体性，好发于睾丸。镜下观，分化不成熟的胚胎样组织构成。可见未成熟的神经组织组成的原始神经管和菊形团，常见未成熟骨或软骨组织。

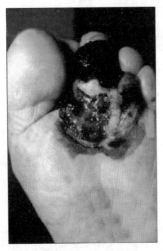

图13-15　足底黑色素瘤（肉眼观）

2. 视网膜母细胞瘤　来源于神经外胚层的视网膜胚基，多见于3岁以下的婴幼儿，预后差。肉眼观，肿瘤呈扁平或结节状灰白色，也可呈多灶性或弥漫性增生，易侵入玻璃体腔，易发生钙化和坏死。镜下观，肿瘤由小圆细胞构成，常只见核而胞浆不明显。

3. 黑色素瘤　又称恶性黑色素瘤。来源于黑色素细胞，属于高度恶性的肿瘤，预后差。多发生于皮肤，也可发生于黏膜和内脏。发生于皮肤者以足底、外阴及肛门周围多见（图13-15是足底黑色素瘤），可由黑色素细胞痣发展而来。凡黑痣色素加深、体积增大、生长加快或溃破、发炎和出血等是恶变的象征。恶性黑色素瘤细胞可含黑色素，但有些可以没有色素，免疫组化染色HMN-45为阳性可以帮助诊断。

思考题

一、名词解释

1. 肿瘤　　　　　　　　　2. 肿瘤的异型性

3. 转移　　　　　　　　　4. 恶病质

5. 癌前病变　　　　　　　6. 异型增生

7. 原位癌　　　　　　　　8. 副肿瘤综合征

9. 癌　　　　　　　　　　10. 肉瘤

二、简答题

1. 试述炎性增生与肿瘤性增生的区别？

2. 试举例说明良、恶性肿瘤的鉴别？癌与肉瘤的区别？

3. 什么是癌前病变？常见的癌前病变有哪些？

（王生林）

第十四章 心血管系统疾病

【学习目标】

识记

1.能准确复述动脉粥样硬化、高血压病、风湿病的概念。

2.能正确叙述动脉粥样硬化、高血压病、风湿病、心瓣膜病、感染性心内膜炎的病理变化。

理解

理解动脉粥样硬化、高血压病、风湿病的发病机制。

运用

运用动脉粥样硬化、高血压病、风湿病、心瓣膜病、感染性心内膜炎的病理变化阐释这些疾病的病理临床联系和对机体的影响。

■ 案例

> 某患者，男，52岁，因突然昏迷1小时入院。高血压病史10年，1小时前劳动时突然跌倒。检查：体温37.5℃，脉搏65次/分，呼吸17次/分，血压220/130 mmHg。神志昏迷。心浊音界向左扩大，主动脉瓣第二心音亢进。右侧上、下肢呈迟缓性瘫痪，腱反射消失。血常规：白细胞$17.0×10^9$/L，中性粒细胞75%，淋巴细胞25%。头颅CT扫描示左基底核区及脑室内高密度影。

入院后给予积极治疗，患者终因呼吸、心跳停止而死亡。

思考题：该患者是什么病？诊断根据是什么？

随着社会的发展，人民生活水平不断提高，城市和农村的疾病谱正在发生改变。心血管系统疾病是危害人类健康和生命的最大一组疾病。在我国，心血管疾病的总死亡率居第二位，仅次于恶性肿瘤。常见的有动脉粥样硬化、高血压病、风湿病、心脏病、感染性心内膜炎等。

第一节　动脉粥样硬化

动脉粥样硬化（AS）是与脂质代谢障碍有关，基本病变是动脉内膜的脂质沉积、内膜灶状纤维化和粥样斑块形成，使血管壁变硬，管腔狭窄等一系列病理变化。发病率在我国有明显升高，随着年龄的增长而逐渐增加，主要累及大中等动脉。

动脉硬化包括：①细动脉硬化，见于高血压；②动脉中层钙化，见于老人，一般不引起管腔狭窄，临床意义较小；③动脉粥样硬化，最常见，是本节主要介绍内容。

一、病因及发病机制

1. 高脂血症　是动脉粥样硬化的重要危险因素。流行病学调查证明，血浆低密度脂蛋白（LDL）、极低密度脂蛋白（VLDL）水平持续升高与动脉粥样硬化的发病率呈正相关。可概括：①血浆低密度脂蛋白（LDL）、极低密度脂蛋白（VLDL）水平持续升高与动脉粥样硬化的发病率呈正相关；②高密度脂蛋白（HDL）有抗动脉粥样硬化作用；③LDL以某种方式修饰后（如氧化修饰）致病。必须强调：LDL被动脉壁细胞氧化修饰后具有促进粥样斑块形成的作用，认为氧化LDL（ox-LDL）是最重要的致动脉粥样硬化因

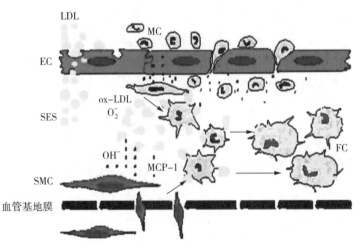

图14-1　单核细胞和平滑肌细胞迁入内膜及泡沫细胞形成模式

低密度脂蛋白（LDL）漏入内皮下间隙（SES），被氧自由基（Oi）修饰，单核细趋化蛋白1（MCP-1）释放，单核细胞（MC）迁入内膜，氧合LDL（ox-LDL）与巨噬细胞表面的清道夫受体结合被摄取，泡沫细胞形成，泡沫细胞来自平滑肌细胞（SMC）内皮细胞（EC）

子。很多致动脉粥样硬化因子都是通过使LDL氧化发挥作用（图14-1）。

2. **高血压**　高血压时，血流对血管壁冲击力较高，可引起内皮损伤，造成血管张力增高、脂蛋白渗入内膜、单核细胞黏附并迁入内膜、血小板黏附及中膜平滑肌细胞迁入内膜等，促进动脉粥样硬化发生。

3. **吸烟**　大量吸烟可使血液中LDL易于氧化，促进动脉粥样硬化的发生。同时，吸烟者血内一氧化碳浓度升高，造成血管内皮细胞损伤；一氧化碳浓度升高可刺激内皮细胞释放生长因子，诱导中膜平滑肌向内膜移行、增生，参与动脉粥样硬化病变的发生。

4. **性别**　雌激素具有改善血管内皮的功能、降低血胆固醇水平的作用，有利于血管壁脂质清除；女性的血浆HDL水平高于男性，而LDL水平却较男性低。女性在绝经期前动脉粥样硬化的发病率低于同龄组男性，但在绝经期后这种性别差异消失。

5. **糖尿病**　患者血液HDL水平较低，高血糖可致LDL糖基化及高甘油三酯血症，后者可产生小而紧密的LDL颗粒，这种LDL较易氧化。

6. **遗传因素**　家族性高胆固醇血症患者由于细胞的LDL受体基因突变以致其功能缺陷，导致血浆LDL水平极度升高。

7. **其他因素**　年龄偏高、缺少体育锻炼和体力活动、长期精神紧张、体内雌激素含量偏低、肥胖等。

动脉粥样硬化的发生常是多种因素联合作用的结果，同时存在因素越多，危险性越大。

二、基本病理变化及继发性病变

动脉粥样硬化主要发生于大、中动脉分叉或分支开口和血管弯曲凸面处，最好发于腹主动脉，其他依次为冠状动脉、降主动脉、颈动脉和脑底动脉Willis环。病变发展有四个阶段。

1. **脂纹**　早期病变。肉眼观，主动脉的脂纹常见于其后壁及分支开口处，为帽针头大小斑点及宽1~2mm、长短不一的黄色条纹，不隆起或稍微隆起于内膜表面，稍隆起，分布范围较广。镜下观，病灶处内皮下见大量泡沫细胞聚集和数量不等的平滑肌细胞，少量淋巴细胞和中性粒细胞。脂纹可自行消退，也可发展成纤维斑块。泡沫细胞来源于血中迁入的单核细胞和中膜迁入的平滑肌细胞（图14-2）。

此期特点为脂质物质在细胞内，纤维成分少，是一种可逆性变化，适当治疗可恢复正常，病变继续加重，发展到纤维斑块期。

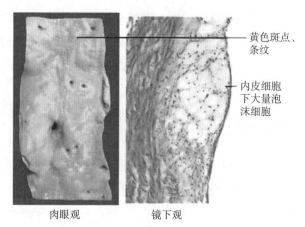

图14-2　动脉粥样硬化（脂纹）

2. **纤维斑块**　脂质在内膜中沉积增多，刺激病灶周围和表面的纤维组织增生并发生玻璃样变性，脂质被埋于深层，病灶演变为纤维斑块。肉眼观，斑块初为淡黄色，随胶原纤维的不断增加和玻璃样变性，斑块逐渐变为瓷白色。镜下观，斑块表面为一层纤维帽，由密集的胶原纤维多量平滑肌细胞及大量细胞外基质组成。纤维帽下方可见不等量的平滑肌细胞、巨噬细胞、泡沫细胞以及细胞外脂质及基质、淋巴细胞。病变的反复发作使增生的结缔组织呈层状结构。

此期特点为细胞和纤维成分均增多，治疗适当，可控制病变发展。否则，病变进一步发展到粥样斑块期。

3. 粥样斑块　随着病变的进展，斑块深层的细胞缺血坏死并与病灶内的脂质混合形成粥样物质，此即粥样斑块。肉眼观，为突出于内膜表面的灰黄色斑块。切面为表层为灰白色膜状物，深层为灰黄色粥糜样物。镜下观，典型的粥样斑块表层多为层状的胶原纤维，深层为坏死、崩解物质，内有胆固醇结晶（石蜡切片上为针状空隙）。底部和边缘可有肉芽组织增生，外周少量泡沫细胞和淋巴细胞浸润。病变严重者中膜平滑肌细胞呈不同程度萎缩，中膜变薄（图14-3）。

此期特点为粥糜样

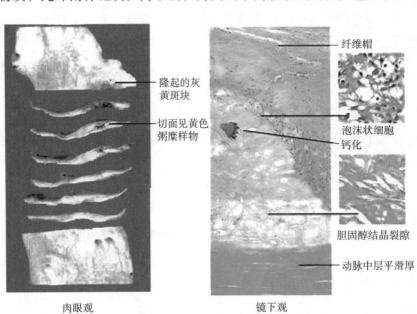

图14-3　动脉粥样硬化（粥样斑块）

左图标注：
- 隆起的灰黄斑块
- 切面见黄色粥糜样物
- 肉眼观

右图标注：
- 纤维帽
- 泡沫状细胞
- 钙化
- 胆固醇结晶裂隙
- 动脉中层平滑厚
- 镜下观

坏死物质形成，易演变为动脉粥样硬化的复合病变期。

4. 继发性病变

（1）斑块内出血：在粥样斑块的边缘常见到许多薄壁的新生血管，在血流动力作用下，易破裂出血，形成血肿，使斑块更加隆起，甚至动脉完全闭塞，导致相应器官发生梗死。

（2）斑块破裂：最危险的并发症，斑块表面纤维帽破裂常形成溃疡，坏死性粥样物质可排入血流而造成胆固醇栓塞。

（3）血栓形成：斑块破裂形成溃疡后，胶原暴露，促进血栓形成，引起动脉管腔阻塞，器官梗死。

（4）钙化：钙盐可沉积于坏死灶及纤维帽内，动脉壁因而变硬、变脆。

（5）动脉瘤形成：严重的粥样斑块底部的中膜平滑肌细胞可发生不同程度的萎缩，以致逐渐不能承受血管内压力的作用而扩张，形成动脉瘤。动脉瘤破裂可致大出血、死亡。

三、重要器官的动脉脉粥样硬化

1. 主动脉粥样硬化　主动脉最易受累，且比其他动脉病变发生早而广泛。好发于主动脉后壁及其分支开口处。由于主动脉血管口径大，不致引起症状。病变严重者可形成主动脉瘤，破裂可致致命性大出血。

2. 冠状动脉粥样硬化　详见本章第二节。

3. 脑动脉粥样硬化　发生年龄较迟，一般在45岁以后，以大脑中动脉和基底动脉环最显著。动脉内膜呈不规则增厚，管腔狭窄，动脉弯曲，变硬。脑动脉管腔狭窄，脑组织因长期供血不足而发生萎缩。临床上表现智力减退，甚至痴呆。如在脑动脉粥样硬化基础上继发血栓形成而导致管腔阻塞，可致相应脑组织缺血而发生梗死（脑软化）。脑软化多见于颞叶、内囊、尾状核、豆状核和丘脑等部位。严重脑梗死可引起患者失语、偏瘫，甚至死亡。发生在延髓软化灶，可引起呼吸、循环中枢麻痹。常可形成小动脉瘤，当血压突然升高时可破裂出血，导致死亡。

4. 肾动脉粥样硬化　好发于肾动脉开口处、叶间动脉和弓形动脉。侵犯一侧或两侧肾脏，两肾病变可不对称。病变的动脉管腔狭窄或阻塞，可引起肾缺血、萎缩，间质纤维组织增生和局灶性梗死。梗死灶机化后形成较大块的凹陷瘢痕，多个瘢痕使肾缩小，称动脉粥样硬化性固缩肾。

5. 四肢动脉粥样硬化　以下肢动脉粥样硬化常见且较严重。当较大动脉管腔明显狭窄时，可因肢体缺血在行走时出现跛行症状。当动脉管腔严重狭窄，可发生缺血性坏死（梗死）。

四、预防原则

积极采取预防措施，如长期采取低盐、低脂饮食，戒烟、限酒，积极治疗与动脉粥样硬化有关的疾病，如糖尿病等。教育患者认识到重要性，"病从口入"，动脉粥样硬化是"植入在少年，发病在青年，死亡在中老年"，使患者了解有关预防知识，等等。

第二节　冠状动脉粥样硬化及冠状动脉性心脏病

冠状动脉粥样硬化（图14-4）好发于左冠状动脉前降支，其余依次为右主干、左主干或左旋支、后降支。粥样硬化斑块的分布多在近侧段，且在分支口处较重；早期斑块分散，呈节段性分布，随着疾病的进展，相邻的斑块可互相融合。在横切面上斑块多呈新月形，管腔呈不同程度的狭窄按管腔狭窄程度可分为4级：Ⅰ级≤25%；Ⅱ级26%～50%；Ⅲ级51%～75%；Ⅳ>76%。有时可并发血栓形成，使管腔完全阻塞。

冠状动脉性心脏病（coronary heart disease CHD）是指冠状动脉狭窄而供血不足引起心肌缺血性心脏病，简称冠心病。冠心病绝大多数由冠状动脉粥样硬化引起。所以，一般所称的冠心病，即指冠状动脉粥样硬化性心脏病。常见的病理类型有以下几型。

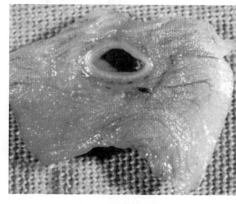
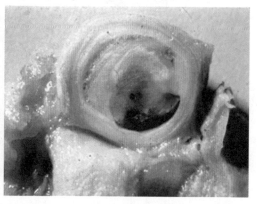

正常冠状动脉　　　　　　　　　　冠状动脉粥样硬化

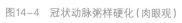

图14-4　冠状动脉粥样硬化（肉眼观）

一、心绞痛

心绞痛是由于冠状动脉供血相对不足和（或）心肌耗氧量骤增，使心肌短暂性缺血、缺氧所引起的临床综合征。表现胸骨后或心前区发作性疼痛或压榨感，并放射到左肩、左臂。每次发作经休息或口含硝酸甘油数分钟后缓解。发作常有明显诱因，如劳累、情绪激动、寒冷及暴饮暴食等。

心绞痛的发生机制是由于心肌缺氧而造成代谢产物堆积。这些物质刺激心脏局部的交感神经末梢，由传入神经经下段颈及上段胸交感神经节和相应脊髓段送至大脑后，在相应脊髓段的脊神经所分布的皮肤区域产生不适感。

二、心肌梗死

心肌梗死是指由于冠状动脉急性阻塞，引起心肌严重而持续性缺血、缺氧导致的局部心肌坏死。

1. 类型　根据心肌梗死的范围和深度可分两类型。

（1）心内膜下心肌梗死：是坏死累及心室壁内层1/3的心肌，并波及肉柱和乳头肌。常表现多发性、小灶性坏死，直径0.5～1.5cm。病灶分布常不限于某支冠状动脉的供血范围，而是不规则地分布于左心室四周。最严重的病例，坏死灶扩大融合而成为累及整个心内膜下心肌的坏死，称作环状梗死。

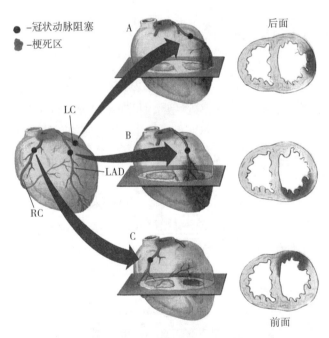

图14-5　冠状动脉阻塞与梗死区模式图

（2）透壁性心肌梗死：亦称区域性心肌梗死，为典型心肌梗死类型。梗死区大小不一，多为数厘米大小或更大。大多位于左心室，且多累及心壁3层组织。此型心肌梗死部位与闭塞冠状动脉供血区域一致。梗死最常见于左冠状动脉前降支的供血区，在左心室前壁、心尖部及室间隔前2/3，约占全部心肌梗死的50%，其次是右冠状动脉供血区，在左心室后壁、室间隔后1/3及右心室，约占心肌梗死的25%。此外见于左心室侧壁，相当于左冠状动脉回旋支供血区域（图14-5）。

2. 病理变化　肉眼观，心肌梗死灶形状不规则，呈苍白色、土黄色，干燥，较硬，失去正常光泽，梗死灶周边有充血、出血带。2～3周后由肉芽组织增生而呈红色。5周后梗死灶逐渐被瘢痕组织取代，呈灰白色。镜下观，凝固性坏死，心肌细胞胞浆嗜伊红性增高，核消失。肌源纤维结构可保持较长时间，最终融合成均质红染物。梗死灶边缘可见充血带及中性粒细胞浸润。

3. 合并症及后果

（1）心功能不全：梗死的心肌收缩力减弱以至丧失，引起左心、右心或全心充血性心力衰竭，是患者死亡最常见原因之一。

（2）心脏破裂：较少见，常发生在心肌梗死后1周内，是由于梗死灶周围多量中性粒细胞浸润，所释出的蛋白水解酶以及坏死的心肌自身溶酶体酶，使坏死的心肌溶解，引起心包填塞，导致患者猝死。

（3）心律失常：占心肌梗死的75%～95%，是由于梗死累及传导系统，引起传导失常，有的可导致心脏骤停、猝死。

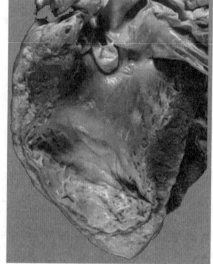

（4）心源性休克：当左心室梗死范围达40%时，心室收缩力极度减弱，心排出量显著减少，可发生心源性休克，导致患者死亡。

（5）心外膜炎：心肌梗死波及心外膜时，可出现无菌性纤维素性心外膜炎。

（6）附壁血栓形成：多见于左心室。由于梗死区心内膜粗糙，室壁瘤处及心室纤维性颤动时出现涡流等导致血栓形成。血栓脱落引起大循环动脉栓塞。

（7）室壁瘤：见于较大心肌梗死的愈合期。由于梗死区坏死组织或瘢痕组织在心室内血液压力作用下，局部组织向外膨出形成（图14-6）。

图14-6　室壁瘤内壁（肉眼观）

三、慢性心肌缺血性疾病

慢性心肌缺血性疾病又称为心肌纤维化。冠状动脉粥样硬化，使动脉管腔狭窄，引起心肌慢性供血不足，心肌细胞变性、萎缩，间质纤维组织增生而导致心肌纤维化（心肌硬化），影响心脏的收缩与扩张，可引起慢性充血性心力衰竭。

四、冠状动脉性猝死

冠状动脉性猝死是心源性猝死中最常见的一种。多数发生在冠状动脉粥样硬化基础上，并发血栓形成或冠状动脉痉挛。猝死是指突然发生、出乎意料的死亡，多见于30～49岁患者，男性比女性多3.9倍。常见诱因有饮酒、劳累、运动、争吵、斗殴等。猝死表现为患者突然昏倒在地、四肢肌肉抽搐、小便失禁，发生呼吸困难、口吐泡沫、大汗淋漓，心室纤颤等严重心律失常，很快昏迷。症状发作后迅即死亡或在1至数小时死亡。有的在夜间睡眠中死亡。

【知识拓展】

　　冠状动脉搭桥术：在冠状动脉狭窄的近端和远端之间，用患者身体其他部位静脉血管重建一条通道，恰似桥梁跨越江河一样，使血液绕过狭窄段而到达远端。此手术是国际上公认的治疗冠心病的有效方法之一。

第三节　高血压病

高血压是以体循环动脉血压持续升高为主要表现的疾病。近年将收缩压≥140mmHg和（或）舒张压≥90mmHg界定为高血压（表14-1）。

表14-1 高血压水平（WHO/ISH）

分 类	SBP（mmHg）	DBP（mmHg）
理想血压	<120	<80
正常血压	<130	<85
正常高值	130~139	85~89
一级高血压（轻度）	140~159	90~99
亚组：临界高血压	140~149	90~94
二级高血压（中度）	/160~179	100~109
三级高血压（重度）	≥180	≥110
纯收缩期	≥140	<90
亚组：临界高血压	140~149	<90

高血压可分为原发性高血压和继发性高血压。原发性高血压又称高血压病（特发性高血压），是一种原因不明的以体循环动脉血压持续升高为主要临床表现的独立性、全身性疾病。原发性高血压占高血压的90%~95%，多见于中老年人，病程长，常累及心、肾和脑等脏器。继发性高血压是由某些疾病引起的症状，又称为症状性高血压，如慢性肾小球肾炎、肾动脉狭窄、肾上腺和垂体的肿瘤等。本节主要叙述原发性高血压。

一、病因及发病机制

原发性高血压的病因和发病机制多种因素相互影响造成。

1. 遗传因素　约75％原发性高血压患者具有遗传性，有家族史，认为高血压病为多基因遗传病或是一种遗传易感性疾病。

2. 饮食因素　钠盐摄入过多是高血压最常见原因。高Na^+的摄入和潴留导致血容量增加及动脉壁平滑肌对去甲肾上腺素、血管紧张素等缩血管物质的敏感性增加，使血压升高。WHO在预防高血压措施中建议每人每日摄盐量应控制在5g以下。钾能促进排钠，吃大量蔬菜可增加钾摄入量，有可能保护动脉不受钠的不良作用影响。钙可减轻钠的升压作用，我国膳食普遍低钙，可能加重钠/钾对血压的作用。

3. 社会、心理因素　长期心理状况不良是高血压的危险因素。流行病学研究发现，社会心理应激与高血压发病有密切关系。应激性生活事件，如家庭破裂、经济政治冲击等，高血压患病率比对照组高。

4. 神经内分泌因素　神经调节功能障碍和细动脉的交感神经纤维兴奋性增强是本病发病的重要神经因素。肾上腺素、去甲肾上腺素、肾上腺皮质激素及前列腺素F_{2a}等多种因素共同参与了高血压的形成。

5. 肾性因素　肾髓质间质细胞分泌抗高血压脂质，如前列腺素、抗高血压中性肾髓质脂等，肾素-血管紧张素-醛固酮系统平衡失调，与高血压发病有关。

6. 其他因素　肥胖、饮酒过多等。

二、类型和病理变化

原发性高血压分良性高血压和恶性高血压两种类型。良性高血压又称缓进型高血压，占原发性高血压的95%以上。恶性高血压又称急进型高血压，约占原发性高血压的5%，多见于青壮年，起病急、进展快、预后差，大多死于脑出血或肾衰竭。本节主要介绍良性高血压。

（一）良性高血压病

良性高血压多见于中老年人。起病隐匿，进程慢，病程长，早期多无症状，往往是偶然发现。其根据病程变化分三期。

1. 功能障碍期（一期） 早期阶段，主要病变为全身细动脉和小动脉间歇性痉挛收缩，血压升高。动脉血管无器质性改变，血压处于波动状态，血管痉挛时血压升高，痉挛缓解后血压可恢复正常。临床表现血压升高，头晕、头痛，经适当休息和治疗，血压可恢复正常。

2. 动脉病变期（二期）中期阶段

（1）细动脉病变：是高血压的主要病变特征，常累及肾小球入球动脉、视网膜等。由于细动脉反复痉挛，管壁因长期痉挛而缺氧，内皮细胞与基底膜受损，通透性升高，致使血浆蛋白不断浸入血管壁而发生玻璃样变性，形成细动脉硬化，可见管壁增厚、变硬、变脆、管腔狭窄。

（2）小动脉病变：主要累及冠状动脉、脑动脉及肾动脉（弓形动脉及小叶间动脉）。表现为内膜纤维组织与弹力纤维弥漫性增生。中膜平滑肌细胞肥大和增生，使管壁增厚、管腔狭窄。

（3）大动脉和中等动脉病变：主要累及主动脉及其主要分支，并发动脉粥样硬化。

此期临床表现为血压持续在较高水平且失去波动性，患者有明显症状，休息后血压不能降至正常。心、脑、肾等器官可出现轻度器质性改变。

3. 内脏器官病变期（三期）晚期阶段

（1）心脏病变：血压长期升高，外周阻力增加，使左心室负荷增加而代偿性肥大。心脏处于代偿期时，心脏重量增加，可超过400g，左心室壁增厚，可达1.5~2.0cm（正常1.0 cm以内）。心脏肥大、心腔不扩张，甚至略微缩小，称为向心性肥大。由于不断增大的心肌细胞与毛细血管供氧之间的不相适应，加上高血压性血管病变，以及并发动脉粥样硬化所致的血供不足，便导致心肌收缩力降低，逐渐出现心腔扩张，称为离心性肥大。左心室的代偿作用可维持相当长的时间，晚期出现左心衰竭（图14-7）。

（2）肾脏病变：双侧肾脏对称性、弥漫性病变。肾小球入球小动脉管壁玻璃样变性，使所属肾单位缺血，进而纤维化或萎缩、消失。周围相对正常的肾小球发生代偿性肥大，所属肾小管亦呈代偿性扩张，使局部肾组织向表面隆起，形成肉眼所见的细颗粒，肾间质纤维化合并淋巴细胞浸润，使两侧肾对称性缩小，重量减轻，称为原发性颗粒性固缩肾（图14-8）。切面看，肾皮质变薄，髓质变化不明显，但肾盂和肾周围脂肪组织增生。晚期由于病变的肾单位越来越多，肾血流量逐渐减少，肾小球滤过率逐渐降低，可出现肾衰竭的临床表现。

（3）脑病变：可出现脑软化、脑水肿、脑出血，高血压脑病，甚至出现高血压危象。

①脑水肿：由于脑内细小动脉的痉挛、硬化，局部缺血、毛细血管通透性增加，导致脑水肿，临床表现头痛、头晕、眼花及呕吐等，称为高血压脑病。如果短时间内，血压急剧升高，上述临床表现更严重，甚至出现意识障碍、抽搐等，病情危重，如不及时救治易引起死亡，称为高血压危象。②脑软化：由于细动脉、小动脉痉挛硬化，所供给区域脑组织缺血，脑组织坏死，软化，称脑软化。③脑出血：最严重的且致命性并发症。常发生于基底核、内囊，其次为大脑白质、脑桥和小脑。出血区域的脑组织完全被破坏，形成囊腔状，其内充满坏死的脑组织和凝血块。引起脑出血的原因为：细、小动脉硬化，局部膨出形成小动脉瘤和微动脉瘤，易破裂出血。或因豆纹动脉从大脑中动脉呈直角分出，直接受到大脑中动脉压力较高的血流冲击，血压突然升高（如情绪激动时）亦易使病变的动脉破裂出血。临床上，患者常突然发生昏迷、呼吸加深和脉搏加快。瞳孔反射及角膜反射消失、肢体弛缓、肌腱反射消失、大小便失禁等症状。出血灶扩展至内囊时，引起对侧肢体偏瘫及感觉消失。有时出血范围甚大，可破入侧脑室，导致死亡。

（4）视网膜的病变：视网膜中央动脉早期痉挛变细，后期发生硬化。眼底镜检查：血管迂曲，颜色苍白，反光增强，呈银丝样改变。动脉、静脉交叉处静脉呈受压现象。严重者视神经乳头发生水肿，视网膜渗出和出血，患者视物模糊。

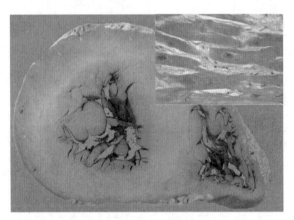

图14-7 高血压性心肌肥大

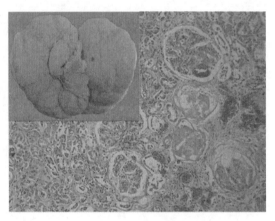

图14-8 （高血压）原发性颗粒性固缩肾

（二）恶性高血压病

恶性高血压又称急进型高血压，约占原发性高血压的5%，可由良性高血压恶化而来，或起病即为急进性。病理变化以细小动脉管壁的纤维素样坏死和增生性小动脉内膜炎为特征。全身各器官血管均可受累，以肾小球入球动脉和脑的细小动脉病变尤为严重。在肾脏细动脉病变常并发血栓形成，可引起出血及微梗死。恶性高血压常引起局部缺血、梗死和脑出血。临床表现迅速加重，严重高血压，舒张压常超过130mmHg，可发生高血压脑病，常有持续蛋白尿、血尿及管型尿。患者多于一年内因尿毒症、脑出血或心力衰竭而死亡。

三、预防原则

积极采取预防措施，限制钠盐摄入，减轻体重，保持良好的心情，注意休息。让患者充分认识到控制高血压发展的重要性。

第四节　风湿病

风湿病是一种与A组乙型溶血性链球菌感染有关的变态反应性疾病。病变主要累及全身结缔组织，侵犯心脏、关节、皮肤、血管和脑等部位，以心脏病变最为严重。临床上，除有心脏和关节症状外，常伴有发热、毒血症、皮疹、皮下结节、舞蹈症等症状和体征，急性期称为风湿热，血液检查，抗链球菌溶血素O抗体滴度增高、血沉加快等。

本病可发生于任何年龄，多始发于5~15岁，发病高峰为6~9岁。常反复发作，急性期过后，可造成轻重不等的心瓣膜器质性病变。

一、病因及发病机制

风湿病的病因和发病机制认为与A组乙型溶血性链球菌感染（咽峡炎、鼻窦炎、扁桃体炎）有关。依据是：①发病前期2~3周常有链球菌感染史；②患者血清中抗"O"升高，抗链球菌激酶、抗链球菌透明质酸酶升高；③发病地区和季节与链球菌感染一致；④用抗生素预防链球菌感染，降低风湿病发病率。但是，风湿病发病不是链球菌直接作用引起，其理由是风湿病的发病不在链球菌感染当时，而在感染后2~3周；风湿病属非化脓性炎，病变组织及血液从未找到链球菌存在等。

风湿病的发病机制多数倾向于抗原抗体交叉反应。认为链球菌感染后，链球菌细胞壁的C抗原（糖蛋白）引起的抗体与结缔组织（心瓣膜及关节等）的糖蛋白发生交叉反应，而链球菌壁的M蛋白与存在于心、关节及其他组织中的糖蛋白亦发生交叉反应，导致组织损伤而发病。

二、基本病理变化

风湿热时，病变可累及全身结缔组织，病变发展过程可分三期。

1. 变质、渗出期　早期病变，风湿病活动期。结缔组织纤维发生黏液样变性，胶原纤维肿胀，结缔组织基质内蛋白多糖（主要为氨基葡聚糖）增多，HE染色呈嗜碱性。肿胀的胶原纤维断裂、崩解成无结构的颗粒状物，与基质中的氨基葡聚糖，加上免疫球蛋白、纤维蛋白沉积，致使病灶的染色性状似纤维蛋白，称为纤维素样坏死。少量浆液和炎症细胞（淋巴细胞、单核细胞、少量中性粒细胞）浸润。此期约持续1个月。

2. 增生期（肉芽肿期）　风湿病相对静止期。此期形成特征性风湿性肉芽肿，具有诊断意义，即阿少夫小体。多发生在心肌间质，心内膜下，皮下结缔组织，呈梭形，小体中心有纤维素样坏死，周围有一定数量的风湿细胞，又称阿绍夫细胞、纤维母细胞和单核细胞。风湿细胞起源于增生的巨噬细胞吞噬纤维素样坏死转变而来，细胞异常肥大，胞质丰富，略嗜碱性，单核或多核，核大，卵圆形或椭圆形，空泡状，染色质集中在中央。在核的纵切面上染色质块呈毛虫样，核横断面似枭眼状外观（图14-9）。此期约2个月。

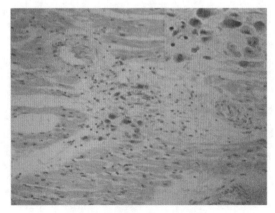

图14-9　阿绍夫小体（镜下观）

3. 瘢痕期（愈合期） 风湿病静止期。细胞成分减少，风湿细胞转变为纤维母细胞，并产生胶原纤维，进一步变为纤维细胞。整个小体变为梭形小瘢痕。此期经过2～3个月。

三、常见器官病理变化及病理临床联系

1. 风湿性心脏病 50%～70%有心脏损害，可分别累及心内膜、心肌或心外膜，可引起相应部位炎症。病变如累及心脏各层，称为风湿性全心炎。

（1）风湿性心内膜炎：常侵犯心瓣膜，其中二尖瓣最常被累及，其次为二尖瓣和主动脉瓣同时受累，再次三尖瓣、肺动脉瓣。早期表现浆液性心内膜炎，受累心内膜和心瓣膜肿胀、增厚，失去光泽，继而在瓣膜闭锁缘上形成单行排列的细小疣状赘生物，直径1～2mm，灰白色，半透明，附着牢固，不易脱落，主要成分为血小板和纤维素形成白色血栓。病变后期，心内膜下病灶发生纤维化，疣状赘生物亦发生机化（图14-10）。由于风湿病常反复发作，瘢痕形成越来越多。心房和心室内膜也可发生心内膜炎，机化后内膜增厚，粗糙和皱缩，特别在左心房后壁更为显著，称为马氏斑。心瓣膜由于病变反复发作和机化，大量结缔组织增生，致使瓣膜增厚、卷曲、缩短以及钙化，瓣叶之间可发生粘连和纤维性愈着，腱索增粗和缩短，终致形成慢性心瓣膜病。

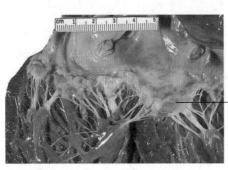

图14-10 疣状赘生物合并机化（肉眼观）

（2）风湿性心肌炎：主要累及心肌间质结缔组织，小动脉旁形成风湿小体。小体呈弥漫性或局限性分布，大小不一，多呈梭形，最常见于左心室后壁、室间隔、左心房及左心耳等处。后期，小体发生纤维化，形成梭形小瘢痕。

（3）风湿性心包炎：主要累及心包膜脏层，呈浆液性或浆液纤维素性炎症，浆液和纤维素渗出，含少量淋巴细胞、单核细胞和中性白细胞。渗出纤维素黏附在心包脏层表面，呈绒毛状，称为"绒毛心"，听诊可闻心包摩擦音。大量浆液渗出形成心包积液。

2. 风湿性关节炎 约75%风湿热患者早期出现风湿性关节炎。常累及大关节，膝和踝关节，其次是肩、腕、肘等。各关节常先后受累，反复发作，局部出现红、肿、热、痛和功能障碍。镜下观，浆液性炎，少量淋巴细胞和纤维素渗出，关节周围结缔组织内可有少数风湿小体。愈复时，浆液性渗出物被完全吸收，一般不留后遗症，不造成畸形。

3. 皮肤的病变 患者表现皮肤环形红斑，为渗出性病变，累及躯干和四肢皮肤，表现环形红斑，为环形或半环形淡红色斑，1～2日可消退，对急性风湿病有诊断意义。

4. 皮下结节 为增生性病变，表现在肘、腕、膝、踝关节附近伸面，皮下结缔组织内出现直径0.5～2cm，圆形或椭圆形，质硬，活动，无压痛结节。具有诊断意义。

5. 风湿性脑病 多见于5～12岁儿童，女孩多于男孩。主要病变脑血管壁发生纤维素样坏死，主要累及锥体外系、大脑皮质、基底核、丘脑及小脑皮质。当锥体外系统受累较重时，患儿出现肢体的不自主运动，称为小舞蹈症。

四、预防原则

积极采取预防措施，如预防上呼吸道感染等疾病。向患者介绍风湿病的一般性知识，如此病可以有反复发作，须耐心治疗等。

第五节　感染性心内膜炎

感染性心内膜炎是指由细菌或其他病原微生物直接侵袭心内膜，特别是瓣膜，而引起局部以感染性赘生物为特征的心脏疾患，常引起败血症。临床经过分亚急性和急性感染性心内膜炎两类。

一、亚急性感染性心内膜炎

亚急性感染性心内膜炎也称亚急性细菌性心内膜炎，多见于青壮年，病程在6周以上，也可迁延数月甚至1～2年。通常由毒力较弱的细菌引起，最常见的是草绿色链球菌（约占75%），其次为表皮葡萄球菌、肠球菌。常发生于已有病变的瓣膜（风湿性心内膜炎等）或先天性心脏病（室间隔缺损等），最常侵犯二尖瓣、主动脉瓣，并可累及其他部位心内膜。

1. 病理变化　肉眼观，瓣膜呈不同程度增厚、变形，常发生溃疡，其表面可见大小不一，单个或多个息肉状或菜花样赘生物。赘生物污秽灰黄色，干燥而质脆，易脱落而引起栓塞。赘生物在房室瓣位于心房面，半月瓣位于心室面。镜下见赘生物由血小板、纤维素、细菌菌落、炎细胞和少量坏死组织构成（表14-2）。底部为肉芽组织、胶原纤维，因难以将其全部机化，故其表面易脱落引起栓塞。

表14-2　风湿性心内膜炎和亚急性细菌性心内膜炎赘生物的比较

项　目		风湿性心内膜炎	亚急性细菌性心内膜炎
病　因		链球菌感染引起的变态反应性疾病	直接由细菌引起，大多为草绿色链球菌
赘生物	肉眼观	数目多，小，灰白色	单个或多个，大，灰黄色
	镜下观	主要由血小板和纤维素构成	由血小板、纤维素、白细胞及坏死组织构成
	细菌	无	有
栓　塞		赘生物不易脱落，栓塞极少见	赘生物质松脆，易脱落，栓塞常见
败血症		无	有

2. 病理临床联系

（1）心脏病变：可在相应部位听到杂音。杂音变化是由于赘生物体积变动。赘生物可以增长、破碎、脱落。瓣膜病变严重，引起瓣膜缺损、穿孔、腱索断裂。心肌也可受累引起心肌炎，细菌入血并进入冠状动脉可引起小脓肿。

（2）栓塞：瓣膜上的疣赘物颇易脱落，进入血流，可引起各器官的栓塞。动脉性栓塞最多见于脑动脉，其次为肾及脾动脉，冠状动脉栓塞少见。由于栓子多来自血栓的最外层，不含微生物或者由于病原菌毒力弱，在局部不能存活，因此多引起非感染性梗死。

（3）变态反应：由病原菌持续释放抗原入血，导致血中大量的循环免疫复合物形成，可引起关节炎、紫癜及肾小球肾炎等，部分病例指趾末节腹面及大小鱼际等处可见紫红色、米粒大小、微隆起、有明显压痛的小结，称奥斯勒小节。

（4）败血症：毒性较低的细菌和毒素持续作用，可导致病人长期低热、脾脏增大、白细胞增多、皮肤黏膜瘀点、贫血等败血症表现。

二、急性感染性心内膜炎

急性感染性心内膜炎主要由毒力强的金黄色葡萄球菌、溶血性链球菌、肺炎链球等引起，为脓毒血症时的重要并发症。病变多出现在正常主动脉瓣，表现为急性化脓性炎，瓣膜上形成巨大的灰黄色赘生物，质松软，极易脱落形成带菌的栓子，栓塞后引起梗死或栓塞性小脓肿。瓣膜常发生溃疡、穿孔，甚至破裂，严重时炎症蔓延至腱索，可致断裂，引起急性心瓣膜关闭不全而猝死。镜下观，瓣膜溃疡底部组织坏死，有大量中性粒细胞浸润及肉芽组织形成。血栓主要由血小板、纤维素构成，混有坏死组织和大量细菌。

三、预防原则

积极采取预防措施，如预防疖、痈等，及时合理给予抗生素治疗。介绍感染性心内膜炎的普通知识，注意营养、休息，增强机体的抵抗力。

第六节　心瓣膜病

心瓣膜病是指心瓣膜受到各种致病因素损伤后或先天性发育异常所造成的器质性病变，表现瓣膜口狭窄和（或）关闭不全。常导致血流动力学改变，引起全身血液循环障碍。瓣膜口狭窄是指瓣膜口在开放时不能充分张开，使血流不能顺利通过。瓣膜关闭不全是指心瓣膜关闭时不能完全闭合，使部分血液返流。瓣膜口狭窄和瓣膜关闭不全可单独发生，但通常两者合并存在。瓣膜两个以上同时或先后受累称为联合瓣膜病。一瓣膜有两种病变（二尖瓣狭窄和二尖瓣关闭不全），称为瓣膜双病变。心瓣膜病最常累及二尖瓣，其次是主动脉瓣。

1. 二尖瓣狭窄　大多由风湿性心内膜炎反复发作所致，少数可由感染性心内膜炎引起。正常成人二尖瓣口平面积约5cm^2，当瓣膜口狭窄时，轻者，瓣膜轻度增厚，形如隔膜。重者，瓣膜极度增厚，瓣口形如鱼口。瓣口面积可缩小到1~2cm^2，甚至0.5cm^{2}或仅能通过医用探针。

血流动力学变化：首先是左心房进入左心室的血流受阻，左心房过度充盈，左心房发生代偿性扩张和肥大，左心房压力升高，使肺静脉和肺毛细血管压力升高，引起肺淤血和肺水肿。肺静脉压力升高反射性引起肺小动脉收缩，长期收缩导致硬化，使肺动脉压力升高。久之，右心室肥大与扩张。右心室代偿失调后，三尖瓣相对关闭不全，导致右心房肥大和扩张，最后右心衰竭，上、下腔静脉回流受阻，引起全身体循环静脉淤血。

病理临床联系：二尖瓣口狭窄，血流通过狭窄的二尖瓣时形成涡流，听诊时在心尖区可闻及隆隆样舒张期杂音。左心房血液出现涡流，易于继发附壁血栓，多见于左心房后壁及左心耳内。由于肺淤血、水肿，患者常咳出带血的泡沫痰，呼吸困难、发绀。患者常出现面颊潮红（二尖瓣面容）。右心衰竭时，大循环淤血，出现颈静脉怒张，各器官淤血水肿，肝淤血肿大，下肢浮肿，浆膜腔积液。X线检查，显示心影呈三大（左心房、右心房和右心室）一小（左心室）的梨形心。

2. 二尖瓣关闭不全　常是风湿性心内膜炎的后果；其次亚急性感染性心内膜炎等引起。血流动力学变化：二尖瓣关闭不全时，在心收缩期，左心室一部分血液通过关闭不全的二尖瓣口返流到左心房内，加上肺静脉输入的血液，左心房血容量较正常增加，压力升高。久之，左心房代偿性肥大。在心舒张期，大量的血液涌入左心室，使左心室因收缩加强而发生代偿性肥大。左心室和左心房均可发生代偿失调（左心衰竭），依次出现肺淤血、肺动脉高压、右心室和右心房代偿性肥大、右心衰竭及大循环淤血。病理临床联系：X线检查呈四个心腔均肥大扩张，呈球形心。听诊时心尖区可闻及吹风样收缩期杂音，其他血液循环变化与二尖瓣口狭窄相同。瓣膜口狭窄和关闭不全常合并发生。

3. 主动脉瓣关闭不全　主要由风湿性主动脉瓣膜炎、感染性主动脉瓣膜炎以及主动脉粥样硬化和梅毒性主动脉炎等累及主动脉瓣膜引起。血流动力学变化：由于瓣膜口关闭不全，在左心舒张期，主动脉部分血液返流至左心室，使左心室因血容量增加，引起左心室代偿性肥大、扩张。后期，左心室代偿失调而致衰竭，相继出现引起肺淤血、肺动脉高压、右心肥大、右心衰竭、体循环淤血。病理临床联系：主动脉瓣听诊区可闻舒张期杂音。由于舒张期主动脉部分血液返流，舒张压下降，故脉压差增大。患者出现水冲脉、股动脉枪击音及毛细血管搏动现象。由舒张压降低，冠状动脉供血不足，出现心绞痛。

4. 主动脉瓣狭窄　主要是慢性风湿性主动脉瓣膜炎的后果，常与风湿性二尖瓣病变合并发生。少数由先天性发育异常或动脉粥样硬化所致。血流动力学变化：左心室血液排出受阻，久之，左心室出现代偿性肥大，左心室壁肥厚，但心腔不扩张（向心性肥大）。后期左心室代偿失调而出现肌源性扩张，左心室血量增加，继之出现左心房淤血。久之，左心房衰竭，引起肺循环、右心功能和大循环障碍。病理临床联系：X线检查见左心室肥大、扩张，心影呈"靴形心"。主动脉瓣听诊区可闻吹风样收缩期杂音。由心排出量减少，主动脉内压力降低，脉压变小，使冠状动脉灌流不足，可导致心绞痛。

第七节　心肌炎

心肌炎是指由各种原因引起的心肌的局限性或弥漫性炎症。常为全身性疾病的一部分。引起心肌炎的原因很多，如病毒、细菌、真菌、寄生虫、免疫反应以及物理、化学因素等，以病毒性心肌炎最重要。

1. 病毒性心肌炎　由亲心肌病毒引起的原发性心肌炎症，最常见是柯萨奇病毒、风疹病毒、流行性感冒病毒、腮腺炎病毒等。人类的心肌炎以柯萨奇病毒B组感染最常见。亲心肌病毒可直接破坏心肌细胞，也可通过T细胞介导的免疫反应间接地破坏心肌细胞。

该病多见于婴幼儿及青壮年。妊娠最初3个月胎儿感染风疹病毒时，可引起心内膜下心肌细胞坏死。妊娠后期，胎儿感染柯萨奇病毒时，可引起全心炎。初生儿的病毒性心肌炎可见到心肌细胞坏死及粒细胞浸润。成人多累及心房后壁、室间隔及心尖区，有时可累及传导系统。主要病变为坏死性心肌炎。晚期可见心肌间质纤维化，伴有代偿性心肌肥大及心腔扩张。

2. 细菌性心肌炎　通常是细菌直接感染所引起。常见的致病菌有金黄色葡萄球菌、链球菌、肺炎双球菌、脑膜炎双球菌等。病变常作为全身脓毒败血症的一部分，化脓菌栓子造成心肌多发性栓塞性脓肿。病程长者，可见小的纤维瘢痕灶。

3. 变质性心肌炎　指以心肌细胞变性坏死为主的心肌炎，可出现明显的心功能障碍。严重病例出现弥漫性心肌坏死，导致猝死，如白喉外毒素等引起的中毒性心肌炎。

4. 特发性心肌炎　亦称孤立性心肌炎，原因不明。由Fiedler于1899年所描述，又称为Fiedler心肌炎，多见于20~50岁的青、中年人。依组织学变化分为两型。

（1）弥漫性间质性心肌炎：镜下观，心肌细胞较少发生变性、坏死，心肌间质和小血管周围有多量淋巴细胞、浆细胞和巨噬细胞浸润。有时也可见到嗜酸性粒细胞和少量中性粒细胞。病程长者，可发生心肌间质纤维化，心肌细胞肥大。

（2）特发性巨细胞性心肌炎，又称为肉芽肿性心肌炎，病变特点是心肌内有局灶性坏死及肉芽肿形成。病灶中心部可见红染、无结构的坏死物，周围有淋巴细胞、浆细胞、单核细胞和嗜酸粒细胞浸润，混有许多多核巨细胞。巨细胞的形态、大小各异，可为异物型或朗汉斯型多核巨细胞。

思考题

一、名词解释

1. 心绞痛　　　　　　2. 向心性肥大
3. 心肌梗死　　　　　4. 室壁瘤
5. 瓣膜狭窄　　　　　6. 风湿小体

二、简答题

1. 简述心肌梗死的好发部位、病理变化及后果。
2. 简述良性高血压的病理变化及主要合并症。
3. 简述动脉粥样硬化、风湿病的基本病理变化。

（李秋月）

第十五章　心功能不全

【学习目标】

识记

1. 能准确复述心功能不全的概念。
2. 能正确叙述心功能不全的临床表现。

理解

理解心功能不全的原因及诱因、发生机制及机体的代偿反应。

运用

能根据心功能不全的原因及发病机制分析其临床表现以及防治原则。

■ 案例

　　患者，女性，41岁。因心慌、气短15年，加重8天入院。

　　现病史：患者于15年前劳累后咳嗽、心慌、气喘，休息后可缓解。5年前开始一般体力劳动即感心慌、气短，双下肢出现轻度水肿，咳白色泡沫痰，经治疗后症状好转，但劳动后反复发作。近2月加重，夜间常入睡后感到气闷而憋醒，坐起咳嗽和喘气后好转。8天前因受凉后出现发热、咳嗽、咳黄色痰，心慌、咽痛，呼吸困难逐渐加重，入院治疗。

　　既往史：患者幼年曾患风湿性心脏病。无肝炎、肾炎等病史。无过敏史。

　　体格检查：体温38.5℃，心率165次/分，呼吸30次/分，血压110/70mmHg。神志清楚，口唇发绀，颈静脉怒张，呼吸浅快，双肺闻及湿性啰音。心音强弱不等，心尖部可闻及收缩期吹风样杂音和舒张期隆隆样杂音。肝肋下4cm，压痛明显。双下肢凹陷性浮肿。

　　实验室检查：红细胞$4.0×10^{12}$/L，白细胞$16×10^{9}$/L；中性粒细胞0.85，血沉26mm/h，抗链球菌溶血素"O"滴度＞500单位。pH7.30，PaO_2 81mmHg，$PaCO_2$ 46mmHg，HCO_3^- 16mmol/L，血K^+6.6 mmol/L；尿蛋白（＋），尿比重1.025。

　　入院后经强心、利尿、抗感染等综合治疗，症状稍有改善。但于次日晚10时，病情突然加重，胸痛，呼吸极度困难，咳出大量粉红色泡沫样痰，两肺中下部有密集的中小水泡音，全肺可闻哮鸣音，心律呈奔马律。立即抢救，6小时后，抢救无效死亡。

　　思考题：患者有无心力衰竭？何种类型？其原因和诱因有哪些？如何解释这些临床表现？患者最终死于什么？

　　心功能不全是指在各种致病因素作用下，心舒张、收缩功能障碍，使心排出量绝对或相对减少，以至不能满足机体代谢需要的病理过程。心力衰竭是指在各种致病因素作用下，心肌收缩力下降，使心排出量减少，以至不能满足机体代谢需要的病理过程。心力衰竭属于心功能不全的失代偿阶段，本质是相同的，只是程度不同。心力衰竭时，由于心排出量不能与静脉回流相适应，出现明显的血容量增多、静脉淤血和组织水肿，临床上称为充血性心力衰竭。

一、分类

　　1. 根据心脏受损部位分类　①左心衰竭：多见于冠状动脉粥样硬化性心脏病（冠心病）、高血压病、主动脉瓣狭窄或关闭不全、二尖瓣关闭不全等；②右心衰竭：见于肺心病、三尖瓣或肺动脉瓣的疾病；③全心衰竭：见于持久左心衰竭可使右心负荷长期加重而导致右心衰竭；心肌炎、心肌病等，如发生于左、右心衰竭，称为全心衰竭。

　　2. 根据发病的速度分类　①急性心力衰竭：发病急骤。常见原因为急性心肌梗死，严重的心肌炎等；②慢性心力衰竭：较常见，患者长期处于一种持续的心力衰竭状态，并伴有静脉淤血和水肿，又称充血性心力衰竭，常见原因心脏瓣膜病、高血压病、肺动脉高压等。

　　3. 根据心排出量的高低分类　①低排出量性心力衰竭：常见于冠心病、高血压病、心肌病、心脏瓣膜病等；②高排出量性心力衰竭：如甲状腺功能亢进症、贫血、维生素B_1缺乏病（脚气病）和动静脉瘘等。这种心力衰竭发生时心排出量比心力衰竭以前有所降低，但其绝对值仍高于或等于正常水平，故称为高排出量性心力衰竭。

二、原因和诱因

1.原因

（1）心脏负荷加重：可分容量负荷和压力负荷。①容量负荷过重：是指心在收缩前所承受的负荷，又称为前负荷。相当于心脏舒张末期的容量，如主动脉瓣关闭不全，舒张期左心室不仅接受肺静脉回流的血液，同时还接受关闭不全的瓣膜反流血液，以致左心室舒张末期容量过多。肺动脉瓣或三尖瓣关闭不全时则使右心室容量负荷过重等。②压力负荷过重：是指心腔在收缩后期所承受的负荷，又称为后负荷。相当于心腔壁在收缩时的张力。左心室压力负荷过重常见于高血压病、主动脉瓣狭窄等。右心室压力负荷过重常见于肺动脉高压、肺动脉瓣狭窄等。

（2）心肌舒缩功能障碍：①心肌结构破坏：如心肌梗死、心肌病、心肌炎、心肌纤维化、弥漫性心肌病等，引起心肌收缩力减弱；②心肌能量代谢障碍：长期缺血、缺氧时，心肌能量代谢障碍，使心肌收缩力减弱而发生心力衰竭，如严重贫血、维生素B_1的缺乏、糖尿病性心肌病、心肌过度肥大等。

2.诱因　常见于感染（尤其是呼吸道和肺部感染）、体力负荷过重、妊娠、分娩、情绪激动、心率过快或过漫、血压过高或一时性降低、输液过多等都可促进、加重心力衰竭。

三、发生机制

心力衰竭发生机制包括心肌收缩性减弱、心室舒张功能异常和心室各部分舒缩活动不协调，共同参与导致心力衰竭。

1.心肌收缩性减弱

（1）心肌能量代谢障碍：①能量生成障碍，心肌氧供给不足或有氧氧化过程障碍，均可使心肌细胞内能量生成不足而导致心肌收缩性减弱，如贫血、冠状动脉硬化等所引起的心肌缺氧，维生素B1缺乏时，氧化障碍，引起心肌能量生成不足，肥大的心肌而导致能量生成不足；②能量利用障碍，心肌利用ATP中的化学能转作机械功的过程障碍，如心肌肥大时，心肌收缩蛋白结构变化，肌球蛋白头部ATP酶活性降低，ATP水解障碍，能量利用障碍，心肌收缩性因而减弱。③能量转化储存障碍：心肌能量主要以磷酸肌酸的形式储存。在磷酸肌酸激酶的催化下，心肌中的肌酸与ATP发生高能磷酸键转移生成磷酸肌酸，当心肌肥大时，磷酸肌酸激酶活性降低，导致心脏能量储备减少，引起心功能障碍。

（2）兴奋-收缩偶联障碍（Ca^{2+}的运转失常）：①肌质网摄取、贮存和释放Ca^{2+}障碍：过度肥大的心肌中，肌质网ATP酶活性降低，因而在心肌复极化时肌质网摄取和储存Ca^{2+}量减少，除极化时肌质网向胞质释放的Ca^{2+}也因之减少。心肌细胞除极化时胞质内Ca^{2+}浓度的低下可能是心肌收缩性减弱的重要原因。②Ca^{2+}内流障碍，见于严重心肌肥大性心力衰竭，心肌内去甲肾上腺素含量减少，心肌细胞内β受体密度也显著降低，妨碍Ca^{2+}通道开放，使Ca^{2+}内流障碍，导致心肌兴奋-收缩偶联障碍。③肌钙蛋白与Ca^{2+}结合结合障碍，心肌缺氧，细胞外液H^+和K^+浓度增高，H^+能在肌钙蛋白上与Ca^{2+}竞争结合位置，使心肌的兴奋-收缩偶联发生障碍。细胞外液中K^+和Ca^{2+}在心肌细胞上有互相竞争作用。当外液中K^+浓度升高时，动作电位中Ca^{2+}内流减少，因而心肌胞质中Ca^{2+}浓度降低，引起心肌兴奋-收缩偶联障碍。

（3）心肌结构破坏：当心肌细胞死亡后与心肌收缩蛋白质被分解破坏，心肌收缩力下降，如严重心肌缺血、缺氧、炎症、中毒等；心肌细胞凋亡：如应激、压力和容量负荷过重、缺血、缺氧等诱导心肌细胞凋亡，造成心肌细胞数量减少，心肌收缩力降低心肌变性、坏死等导致心肌收缩性显著减弱。

2. **心室舒张功能障碍**　　心脏的舒张功能障碍是指心脏收缩后恢复至原来舒张末期容积和压力能力，包括心室肌弛缓及心室顺应性，并受神经体液及负荷等因素调节。其机制为①钙离子复位障碍：心肌复极时，肌浆网、线粒体主动摄取Ca^{2+}能力降低，Ca^{2+}复位延迟；②肌球-肌动蛋白复合体解离障碍：当Ca^{2+}复位延迟、肌钙蛋白与Ca^{2+}亲和力增加、ATP缺乏时，解离障碍，导致舒张功能障碍；③心室舒张负荷降低：心肌压力增高，阻碍心舒张；④心室顺应性降低：心室顺应性是指心室在单位压力变化下所引起的容积改变。导致心室顺应性下降的因素，如缩窄性心包炎及心包积液，各种原因引起心内膜增生、纤维化，均可影响心脏舒张功能等。

3. **心室各部分舒缩活动不协调**　　为保证心功能的稳定，4个心腔的舒缩活动处于高度协调状态。如心肌炎、心肌梗死、各种类型的心律失常等可破坏心脏各部舒缩活动的协调性，一旦协调性被破坏，则心脏泵血功能紊乱，导致心输出量下降而发生心力衰竭。

四、机体的代偿反应

心力衰竭是否发生，发生的速度和病情的轻重，在很大程度上取决于机体的代偿反应。经过相当时间，代偿状态可向失代偿状态转化，而出现力心衰竭。

1. 心脏自身代偿

（1）心率加快：是一种快速的代偿反应。由于心输出量减少，刺激压力感受器，心脏余血增多，刺激容器感受器，均引起交感神经兴奋，心率加快。但一定程度心率加快可使心排出量维持在一定水平。但成人心率加快到超过每分180次时，由于心舒张期缩短，使每搏排出量明显减少，导致每分排出量减少而失去代偿意义。

（2）心肌紧张源性扩张：根据Frank-Starling定律，在一定范围内，心输出量随的心脏前负荷（即心肌纤维初长度）的增加而增加，肌节长度达到2.2μm时，心输出量达到最大，超过2.2μm，心输出量反而下降。当心功能不全时，心泵功能减弱，心输出量减少，故心室舒张末期容积增加，肌节初长度增加，心肌收缩力增强，心输出量增加并伴有心腔扩大称为紧张源性扩张，具有代偿意义；但长期前负荷过重，肌节超过2.2μm，心肌收缩力减弱的心腔扩大称为肌源性扩张，属于失代偿。

（3）心肌收缩力增强：由于心功能不全，心输出量减少，引起交感-肾上腺髓质系统兴奋，儿茶酚胺分泌量增加，引起心肌胞浆Ca^{2+}浓度升高而发挥正性肌力作用。

（4）心肌肥大：主要是心肌细胞体积增大。心肌肥大有两种形式：①向心性肥大是指心重量增加、心室壁增厚，心腔无明显扩大，心肌纤维并联性增生，心肌纤维变粗而导致心肌肥大，心肌收缩力增加。②离心性肥大是指心重量增加，心室腔扩大，心肌纤维串联性增生，心肌纤维长度增加而导致心腔扩张，心肌收缩力下降。

2. 心脏外的代偿

（1）血容量增加：心排出量不足时，交感-肾上腺系统兴奋，外周小动脉紧张性增加，有利于动脉血压维持在正常范围内。同时，肾血流减少，肾素-血管紧张素-醛固酮系统被激活，导致体内钠、水潴留，使血容量增加，使静脉回流及心排出量增加。

（2）血液重新分配：心力衰竭时，交感-肾上腺髓质系统兴奋，儿茶酚胺释放增多，使心、脑以外的血管收缩，外周阻力增加，防止血压下降。而心、脑血管无明显收缩，可保证心、脑血液供应。

（3）组织利用氧的能力增加：患者因血流变慢而发生循环性缺氧，组织、细胞中线粒体的呼吸酶活性增强，细胞内线粒体数量增多，组织利用氧能力增强。

（4）红细胞增多：缺氧又可使血液细胞数和血红蛋白量增多。红细胞增多可提高血液携氧的能力，又有助于增加血量，具有代偿意义。

五、病理临床联系

1. 心血管系统的变化

（1）心功能变化：主要表现有：①心排出量减少，心力衰竭时，每搏及每分心排出量均降低；②心脏指数降低，心脏指数是单位体表面积的每分心排出量（正常值为2.5～3.5L/min/m²）；心力衰竭时，心指数降低在2.5L/min/m²。③射血分数降低，是指每搏排出量与心室舒张末期容积的比值（正常为0.56～0.78），心力衰竭时，由于心肌收缩性减弱，每搏排出量减少，因心室收缩末期余血较多，心室舒张末期容积增大，故射血分数降低。④心室舒张末期容积增大，由于射血分数降低，剩余血量增加，心室舒张末期容积（VEDV）增大。⑤心率加快，临床常表现为心悸。

（2）动脉血压变化：由于心排出量急剧减少，动脉血压下降，甚至可发生心源性休克。在慢性心力衰竭时，机体外周小动脉收缩和心率加快，以及通过血量增多等代偿活动，使动脉血压维持于正常水平。

（3）器官、组织血流量改变（血液重分布）：心力衰竭时，肾血流量减少，其次是皮肤和肝等部位血流量减少。交感神经兴奋时，脑血管、冠状血管血液供应可不减少。血液的重分布具有代偿意义。

（4）淤血和静脉压升高：心力衰竭时，由于钠、水潴留使血量增加，静脉回流障碍、淤血。静脉回流障碍，交感神经的兴奋，不仅小动脉收缩，小静脉也收缩，静脉压升高。左心衰竭引起肺淤血和肺静脉压升高，导致肺水肿。患者出现呼吸困难、两肺湿性啰音、咳粉红色泡沫痰甚至咯血等。右心衰竭引起体循环淤血和静脉压增高，许多器官淤血和静脉压升高，引起心性水肿。

2. 肺呼吸功能变化

（1）劳力性呼吸困难：左心衰竭较轻时，患者只是在体力活动时发生呼吸困难，称为劳力性呼吸困难。其机制是：①体力活动时，回心血量增多，加重肺淤血；②心率加快，舒张期缩短，冠状动脉灌注不足和左心室的输出血量减少，加重肺淤血；③需氧量增加，CO_2潴留，刺激呼吸中枢，出现呼吸困难。

（2）端坐呼吸：严重时患者在安静情况下出现呼吸困难，甚至不能平卧，必须采取坐位才能减轻呼吸困难，称端坐呼吸。其机制是：①端坐位时，机体下半部血液回流减少，减轻肺淤血和水肿。②膈肌下移，使胸腔容积变大，肺活量增加，腹水、肝脾大时，端坐使挤压胸腔舒缓，通气改善。③下肢水肿液吸收入血减少，使血容量降低，减轻肺淤血。

（3）夜间阵发性呼吸困难：其特征是患者入睡后突然感到气闷而惊醒，并立即坐起喘气和咳嗽。其机制是：①夜间平卧位，下半身静脉血液回流增多，而且在白天因重力关系积聚在下垂部位组织间隙中的水肿液也因体位改变而回流入血，故肺部的淤血水肿加剧。②入睡时迷走神经中枢紧张性升高，支气管口径变小，通气阻力增大。③熟睡时神经反射的敏感性降低，因而只有当肺淤血发展到比较严重的时候，才能刺激呼吸中枢，引起突然发作的呼吸困难。

3. 其他器官功能的改变

（1）消化系统功能改变：右心衰竭时，造成肝淤血、肿大，肝功能障碍，可伴有压痛和上腹部不适感。长期肝淤血可引起肝脂肪变性，甚至引起黄疸和淤血性肝硬化。胃肠道的淤血可引起食欲缺乏、消化和吸收不良以及胃肠道刺激症状如恶心、呕吐、腹泻等。

（2）肾功能改变：左心衰竭和右心衰竭都可使肾血流量减少，导致少尿或夜尿，尿钠含量低而比重高。

（3）脑功能改变：因脑供血不足，患者常出现头晕等症状。

（4）运动系统改变：心排出量减少，肌肉血流量不足，常使患者感到肌肉无力，体力活动时更明显。

4. 水、电解质和酸碱平衡失常

（1）水、电解质平衡失常：引起心源性水肿。右心衰竭引起全身皮下水肿，随体位变化，可波及躯体各部，以脚踝最显著，严重时可有胸水、腹水和心包积水，可引起低钠血症、低钾血症等电解质失常。

（2）代谢性酸中毒：缺氧伴有肾排酸保碱功能障碍往往引起代谢性酸中毒。

六、预防原则

防治原发病，消除诱因，如发热、感染等。改善心脏舒缩功能，增强心肌收缩功能，改善心肌舒张性能，降低心脏后负荷，调整心前负荷，控制钠水潴留、降低血容量等治疗。

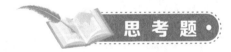

一、名词解释

1. 心功能不全
2. 心源性哮喘
3. 心力衰竭
4. 压力负荷

二、简答题

1. 简述心功能不全的发生机制及机体的代偿反应。
2. 简述夜间阵发性呼吸困难发生机制。

（李　娜）

第十六章 呼吸系统疾病

【学习目标】

识记

能准确的复述慢性支气管炎、大叶性肺炎、小叶性肺炎的病理变化、病理临床联系及并发症，阻塞性肺气肿的病理变化和对机体的影响。

理解

理解慢性肺源性心脏病、肺硅沉着症病理变化及并发症，呼吸系统常见肿瘤的肉眼和组织学类型。

运用

能运用所学的呼吸系统常见肿瘤，慢性支气管炎，大叶性肺炎、小叶性肺炎的病因等，对呼吸系统疾病进行预防。

■ 案例

患者，男性，44岁。发现颈右侧肿块6个月，伴鼻涕带血、耳鸣、头痛半年，胸痛2月入院。近半年常出现流涕带血，伴右耳鸣，渐加重。体查：神清，颈左上部可扪及5cm×4cm×3.5cm大小肿块，质硬，固定，无压痛，右眼出现复视，第3胸椎有压痛。鼻咽镜检查：鼻咽右侧顶部黏膜稍粗糙。CT：第3胸椎骨质密度减低。鼻咽活检，未见癌。右颈部肿块活检：淋巴结转移性低分化鳞癌

思考题：诊断何疾病？诊断依据是什么？颈部出现肿块应考虑什么病变？

呼吸系统疾病是我国人群中常见的一类疾病，严重危害人们的身心健康。常见的疾病有慢性阻塞性肺疾病、慢性肺源性心脏病、肺炎、肺硅沉着症、肿瘤等。

第一节　慢性阻塞性肺疾病

慢性阻塞性肺疾病（COPD）是一组由各种原因引起的以肺实质与小气管受到病理损害后，导致慢性不可逆性的呼吸道阻塞、呼气阻力增加为共同特征的肺部疾病的统称。主要是指慢性支气管炎、肺气肿、支气管哮喘、支气管扩张症等。

一、慢性支气管炎

慢性支气管炎是指气管、支气管黏膜及其周围组织的慢性非特异性疾病。它是一种常见病、多发病，冬春季节易发病，中老年男性多见，故有"老慢支"之称。临床上以反复咳嗽、咳痰或伴有喘息症状，且症状每年至少持续3个月以上，连续两年以上，可诊断为慢性支气管炎。

（一）病因及发病机制

1. 感染因素　是慢性支气管炎发生、发展的重要因素，如鼻病毒、腺病毒、呼吸道合胞病毒、肺炎球菌、肺炎克雷柏杆菌、流感嗜血杆菌等是导致慢性支气管炎急性发作的主要病原菌。

2. 理化因素

（1）吸烟：烟雾中的有害成分可损伤呼吸道黏膜上皮细胞，促进腺体分泌增加，降低肺泡巨噬细胞吞噬能力，削弱呼吸道的自净和免疫功能，易继发感染。

（2）空气污染：大气中常有的刺激性烟雾和有害气体，如二氧化氮、二氧化硫、氯气、臭氧等能使纤毛清除能力下降，腺体黏液分泌增加，为病毒、细菌入侵创造条件等。

（3）气候因素：如寒冷空气可使黏膜分泌增加，纤毛运动减弱。

3. 过敏因素　尤其是喘息性慢性支气管炎患者往往有过敏史，在患者痰中嗜酸性粒细胞及组胺含量均升高。

4. 其他因素　机体抵抗力降低、呼吸系统防御功能受损、内分泌及自主神经失调等。此外，营养因素，如维生素A、维生素C缺乏，可使支气管黏膜上皮细胞修复受影响，易患慢性支气管炎。

（二）病理变化

病变常起始于较大的支气管，随着病情发展，累及较小的支气管和细支气管，受累的细支气管愈多，病变愈重。

1. 黏膜上皮的损伤与修复　支气管黏膜上皮纤毛发生粘连、变短、倒伏，甚至缺失，上皮细胞变性、坏死、脱落，通过上皮的再生，可以完全修复，但上皮的损伤与修复反复进行，可伴有鳞状上皮化生，杯状细胞数量增加。

2. 腺体增生、肥大及黏液腺化生　黏膜下黏液腺体肥大、增生，部分浆液腺泡黏液腺化生。如果分泌物比较黏稠，不易咳出，潴留于支气管腔内形成黏液栓，造成支气管腔的完全或不完全性阻塞。病变后期，患者支气管黏膜及腺体出现萎缩性改变，致使黏液分泌减少，咳痰量少或无痰。

3. 支气管壁的慢性炎性损伤　支气管壁各层组织充血、水肿，淋巴细胞、浆细胞浸润。晚期由于炎症反复发作，可使支气管壁平滑肌束断裂、萎缩，软骨变性、萎缩、钙化或骨化。管壁纤维性增厚，管腔狭窄甚至闭锁，并且炎症可由管壁向其周围组织及肺泡扩散，形成细支气管炎及细支气管周围炎（图16-1）。

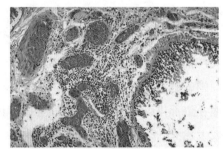

支气管黏膜下层有大量慢性炎细胞

图16-1　慢性支气管炎（镜下观）

（三）病理临床联系

1. 咳嗽、咳痰　炎症由支气管黏膜充血水肿及分泌物增加引起，痰液一般为白色黏液泡沫状，较黏稠不易咳出，伴有细菌感染时，咳嗽加重且痰量增加，痰为黄色脓性。晚期，由于腺体萎缩，痰量少甚至无痰，出现干咳。

2. 呼吸困难　由于支气管痉挛或支气管狭窄及黏液分泌物阻塞引起喘息。

3. 体格检查　听诊时，两肺干性、湿性啰音。

（四）结局及并发症

慢性支气管炎如无并发症，预后良好。轻者如及时戒烟，预防感冒，控制感染，加强锻炼，增强体质，可阻止病变进展。但如果病因持续存在，迁延不愈或反复发作，常可并发支气管扩张、慢性阻塞性肺气肿和慢性肺源性心脏病。

二、肺气肿

肺气肿是指末梢肺组织（呼吸性细支气管、肺泡管、肺泡囊、肺泡）因过度充气成持久性扩张，并伴有肺泡间隔破坏，以致肺组织弹性减弱，含残余气增加，容积增大的一种病理状态。45岁后多发，随年龄的增长而增加，是老年人常见病、多发病。

（一）病因及发病机制

1. 支气管阻塞性通气障碍　慢性支气管炎时，细支气管炎症使其管壁增厚，管腔狭窄，同时炎性渗出物和黏液造成支气管不完全阻塞，并产生"活瓣"作用。吸气时，支气管扩张，气体进入肺泡；呼气时，细支气管由于其支持组织的破坏而固缩及黏液栓阻塞，气道变窄，阻力增大，气体不能充分排出，致使肺内残气量增多，导致肺组织过度膨胀，肺泡扩张，间隔断裂，形成肺气肿。

2. 细支气管和肺泡壁弹性降低　　长期的慢性炎症破坏了大量的弹性纤维，使细支气管和肺泡的回缩力减弱，细支气管失去支撑而使管腔塌陷，引起阻塞性通气障碍。导致末梢肺组织含气量增多，逐渐形成肺气肿。

3. α₁-抗胰蛋白酶水平降低　　慢性支气管炎时或吸烟者，肺组织内渗出的中性粒细胞和单核细胞较多，释放大量弹性蛋白酶和氧自由基，对弹性蛋白酶的抑制减弱，使其数量增多，活性增强，过多的降解肺组织中的弹性纤维、IV型胶原蛋白和蛋白多糖，破坏了肺组织，使肺泡间隔断裂，肺泡融合成肺气肿。

（二）肺气肿的类型和病理变化

1. 肺气肿的类型　　常根据病变的形态、引起的因素等分肺泡性肺气肿、间质性肺气肿等。

（1）肺泡性肺气肿：病变发生在肺腺泡内。常合并阻塞性通气障碍，又称阻塞性肺气肿。根据其发生的部位和范围分三种类型：①腺泡中央型肺气肿：最常见，位于肺腺泡中央区的呼吸性细支气管呈囊状扩张，而肺泡管、肺泡囊扩张不明显；②腺泡周围性肺气肿，位于肺腺泡周围的肺泡管和肺泡囊扩张，而呼吸性细支气管基本正常；③全腺泡性肺气肿，病变累及肺腺泡各个部位，含气小囊腔布满肺腺泡内。若肺泡间隔破坏严重，气肿囊腔融合成直径超过1cm的较大囊泡，称为囊泡性肺气肿。

（2）间质性肺气肿：是由于肺内压急剧升高，多见于肋骨骨折、胸壁穿透伤或剧烈咳嗽等，导致肺泡壁或细支气管壁破裂，气体进入肺间质，形成间质性肺气肿。

（3）其他类型肺气肿：①瘢痕旁肺气肿：是指肺瘢痕灶附近肺组织受到破坏，肺泡破裂融和形成局限性肺气肿。若局部肺泡破坏严重，气肿囊腔直径超过2cm破坏了肺小叶间隔时，则形成肺大泡。多位于胸膜下，破裂可引起气胸。②代偿性肺气肿：是指肺萎缩、肺叶切除及炎症实变灶周围肺组织的肺泡代偿性过度充气、膨胀，多不伴有气道和肺泡间隔的破坏。③老年性肺气肿：是指老年人肺组织发生退行性改变，弹性回缩力减弱，使肺残气量增多，肺组织膨胀。

2. 病理变化　　肉眼观，肺显著膨大，边缘钝圆，色灰白，表面可见肋骨压痕，肺组织柔软而弹性差，指压后压痕不易消退，切面肺组织呈蜂窝状，触之捻发音增强。镜下观，肺泡扩张，间隔变窄断裂，肺泡空扩大，扩张的肺泡融合成较大的囊腔（图16-2）。肺泡壁毛细

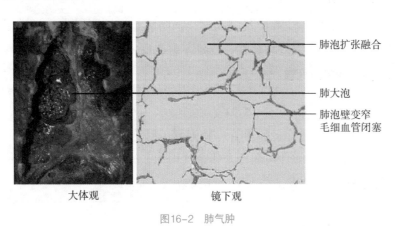

肺泡扩张融合

肺大泡

肺泡壁变窄
毛细血管闭塞

大体观　　　　　　　镜下观

图16-2　肺气肿

血管受压、数量减少。肺小动脉内膜呈纤维性增厚。小支气管和细支气管可见慢性炎症。

（三）病理临床联系

肺气肿病程进展缓慢，早期临床上常无明显症状，随着病变加重，出现慢性咳嗽、咳痰等，继而出现渐进性呼气性呼吸困难、胸闷、气促，合并呼吸道感染时，症状加重，并出现

发绀等。严重者出现肺气肿典型体征，患者胸廓前后径增大，肋间隙增宽，呈桶状胸，触觉语颤减弱，叩诊呈过清音，心浊音界减小，听诊呼吸音弱，呼气延长。肺X线检查双侧肺野透光度增强。

（四）结局及并发症

1. 肺源性心脏病　肺气肿时，肺泡间隔毛细血管床受压、数量减少，使肺动脉压升高，导致肺源性心脏病。

2. 自发性气胸　胸膜下肺大泡破裂可导致自发性气胸。

3. 呼吸衰竭及肺性脑病　严重肺气肿，导致肺通气和换气功能障碍，引起缺氧和二氧化碳潴留，发生低氧血症和高碳酸血症，出现呼吸衰竭。甚至由于缺氧、二氧化碳潴留，出现脑的神经精神症状，导致肺性脑病。

三、支气管哮喘

支气管哮喘是一种由呼吸道过敏引起的以支气管可逆性发作性痉挛为特征的慢性阻塞性炎性疾病，简称哮喘。临床上表现反复发作性喘息，带有哮鸣音的呼气性呼吸困难、胸闷、咳嗽等症状。

1. 病因和发病机制

（1）病因：如花粉、尘埃、动物毛屑、真菌（曲菌）、某些食品和药品。这些物质主要经过呼吸道吸入，也可由食入或其他途径进入人体。

（2）发病机制：过敏原进入体内，激活T淋巴细胞并释放多种白细胞介素（IL-5）。可促进B淋巴细胞产生IgE，促进肥大细胞生成，并由IgE包裹的致敏肥大细胞与抗原反应，诱发哮喘。

2. 病理变化　肉眼观，肺组织膨胀、柔软、疏松而有弹性，支气管腔内有黏稠的痰液及黏液栓，支气管壁增厚，黏膜肿胀充血，黏液栓阻塞处局部见灶状肺不张。镜下观，支气管黏膜上皮杯状细胞增多，黏液腺增生及平滑肌肥大，基底膜增厚并发生玻璃样变，黏膜水肿，黏膜固有层、黏膜下层及肌层见嗜酸粒细胞、单核细胞、淋巴细胞及浆细胞浸润。黏液栓中可见尖棱状夏科-雷登（嗜酸粒细胞的崩解产物）。

3. 病理临床联系　哮喘发作时，由于细支气管痉挛和黏液栓的阻塞，可导致呼气性呼吸困难，喘息，胸闷，伴有哮鸣音。症状可经治疗或自行缓解，反复发作或严重的哮喘可引起胸廓变性及肺气肿，偶可发生自发性气胸。

四、支气管扩张症

支气管扩张症是指肺内支气管管腔持久性扩张伴管壁纤维性增厚的慢性呼吸道疾病。扩张的支气管常因分泌物潴留而继发化脓性炎症。临床表现为慢性咳嗽、咳大量浓痰和反复咯血等症状。自抗生素药物应用以来，本病的发病率已明显下降。

1. 病因及发病机制

（1）支气管壁的炎性损伤：支气管扩张多继发于婴幼儿百日咳及麻疹后的支气管肺炎、慢性支气管炎、肺结核等疾病。由于反复感染和化脓性炎症损伤了支气管壁的平滑肌、弹性纤维和软骨等支撑破坏，导致扩张。

（2）支气管先天性发育缺陷和遗传因素：支气管先天性发育障碍，弹力纤维及平滑肌、软骨等支撑组织薄弱，如继发感染，极易发生支气管扩张。

2. 病理变化　肉眼观，一个肺段或肺叶，也可累及双侧肺，以左肺下叶最多见，常累及段支气管以下和直径大于2mm的中、小支气管。病变的支气管呈囊状或圆柱状扩张，扩张的支气管数目多少不等，多者使肺呈蜂窝状。扩张的支气管腔内可见黏液脓性渗出物或血性渗出物，如继发腐败菌感染带恶臭（图16-3）。周围肺组织常发生程度不等的肺萎缩、纤维化和肺气肿。镜下观，黏膜上皮可萎缩、脱落或增生，可伴鳞状上皮化生，亦可见糜烂及小溃疡形成。支气管壁平滑肌、弹性纤维及软骨萎

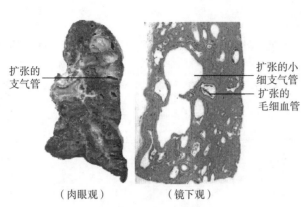

扩张的支气管
扩张的小细支气管
扩张的毛细血管

（肉眼观）　　（镜下观）

图16-3　支气管扩张

缩变性，甚至消失，被周围组织取代或纤维化，可见淋巴细胞、浆细胞、中性粒细胞浸润。

3. 病理临床联系　典型临床症状为慢性咳嗽伴大量浓痰和反复咯血，痰量与体位改变有关。咳嗽、咳脓痰是由于慢性炎性渗出和黏液分泌增多并继发化脓性感染所致。反复咯血是由于支气管壁的血管遭受炎症破坏及咳嗽所致。胸痛则与并发胸膜炎有关。反复继发感染可引起发热、乏力、食欲缺乏、消瘦、贫血等全身中毒症状。

4. 结局及并发症　常因继发化脓性感染而引起肺炎、肺脓肿、肺坏疽、脓胸、脓气胸等。当肺组织广泛纤维化使肺毛细血管床遭到严重破坏时，可导致肺动脉高压，引起慢性肺源性心脏病。

第二节　慢性肺源性心脏病

慢性肺源性心脏病是由慢性肺疾病、肺血管疾病及胸廓运动障碍性疾病引起肺循环阻力增加、肺动脉压力升高，使右心室肥厚、扩张，伴有或不伴有右心衰竭的心脏病，简称肺心病。我国较常见，患病年龄多在40岁以上，冬春季节和气候骤然变化是肺心病急性发作的重要因素。

一、病因及发病机制

1. 肺部疾病　80%～90%是慢性支气管炎并发阻塞性肺气肿引起，其次为支气管哮喘、支气管扩张、尘肺、慢性纤维空洞型肺结核、弥漫性肺间质纤维化等。缺氧引起肺小动脉痉挛，肺血管构型改建，肺小动脉中膜增厚，无肌型细动脉肌化，肺疾病造成肺毛细血管床减少、闭塞等引起肺动脉高压导致肺心病。

2. 胸廓运动障碍性疾病　较少见。严重的脊柱弯曲、胸膜广泛粘连及胸廓成形术后造成的严重胸廓或脊椎畸形等，因肺组织受压引起肺血管受压、扭曲，从而导致肺循环阻力增加，肺

动脉高压引起肺心病。

3. 肺血管疾病　甚少见。反复发作的肺小动脉栓塞、原发性肺动脉高压症等均可造成肺动脉高压而发生肺心病。

二、病理变化

1. 肺部病理变化　除原有肺部疾病（慢性支气管炎、肺气肿、尘肺等）病变外，主要病变是肺肌型小动脉中膜增生、肥厚，内膜下出现纵行肌束，使血管壁增厚，管腔狭窄。无肌型细动脉出现中膜肌层和内、外弹力层，发生无肌细动脉肌化。还可发生肺小动脉炎及肺小动脉血栓形成和机化。肺泡壁毛细血管数量减少。

2. 心脏病理变化　右心室肥厚是肺心病最主要的病理形态标志。肉眼观，心脏体积增大，重量增加，右心室肥厚，心腔扩张，心尖钝圆（图16-4）。肺动脉圆锥显著膨隆，肥厚的右心室内乳头肌和肉柱增粗，室上嵴增厚。通常以肺动脉瓣下2cm处右心室肌壁厚≥5mm（正常3~4mm）为肺心病的病理诊断标准。镜下观，心肌细胞肥大、增宽，核大深染，间质水肿和胶原纤维增生等改变。

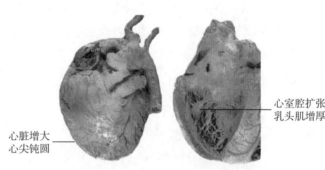

图16-4　慢性肺源性心脏病（肉眼观）

三、病理临床联系

肺心病除原有肺疾病的症状和体征外，还会逐渐出现呼吸功能不全和右心衰竭的症状和体征，表现为呼吸困难、心悸、发绀、肝大、下肢水肿等。严重者出现肺性脑病，出现头痛、烦躁、抽搐、嗜睡甚至昏迷等。

四、预防原则

积极采取预防措施，防止呼吸道感染、适应进行呼吸功能锻炼。心脏负担过重给予利尿剂，限制水、钠的摄入；纠正水、电解质平衡失常；给予吸氧、营养心肌增强心肌收缩力等。

第三节　肺　炎

肺炎主要是指肺组织的急性渗出性炎症。是呼吸系统的常见病和多发病。根据病变累及的部位和范围分为大叶性肺炎、小叶性肺炎、间质性肺炎（图16-5）；根据病因分为细菌性、病毒性、支原体性、真菌性、寄生虫性、过敏性和理化因素引起的肺炎等；根据病变性质分浆液性、纤维素性、化脓性、出血性、干酪性、肉芽肿性肺炎等。

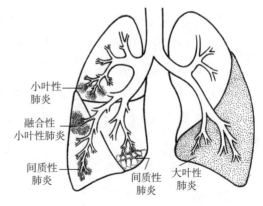

图16-5　肺炎病变范围模式图

一、细菌性肺炎

（一）大叶性肺炎

大叶性肺炎主要是由肺炎链球菌引起的以肺泡内弥漫性纤维素渗出为主的炎症，病变常起始于局部肺泡并迅速蔓延至一个肺段或整个肺大叶。大叶性肺炎多见于青壮年，病程大约1周，起病急、寒战高热、胸痛、咳嗽、咳铁锈色痰和呼吸困难，并有肺实变体征及外周血白细胞增多等。

1. 病因和发病机制

（1）病因：大叶性肺炎90%以上是由肺炎链球菌引起。少数有肺炎杆菌、金黄色葡萄球菌、溶血性链球菌和流感嗜血杆菌引起。

（2）发病机制：肺炎链球菌为口腔和鼻咽部的正常寄生菌群，若受寒、过度疲劳、醉酒、感冒和机体免疫功能降低等使呼吸道防御功能被削弱，细菌乘机侵入肺泡后引起肺组织变态反应，使肺泡壁毛细血管扩张，通透性增强，浆液及纤维素渗出，而富含蛋白的渗出液更利于细菌迅速繁殖，并通过肺泡间孔或呼吸细支气管向邻近肺组织蔓延，波及一个肺段或整个肺大叶。

2. 病理变化及病理临床联系　病变典型的发展过程分4期。

（1）充血水肿期：发病后1~2天。肉眼观，肺叶肿胀、充血，呈暗红色，挤压切面可见淡红色浆液溢出。镜下观，肺泡壁毛细血管扩张、充血，肺泡腔内可见多量的浆液性渗出物，并有少量红细胞、中性粒细胞和巨噬细胞。渗出物中可检出肺炎球菌（图16-6）。呼吸音减弱，患者有咳嗽、咳粉红色泡沫痰、高热，呈稽留热（39~40℃），听诊时可闻及

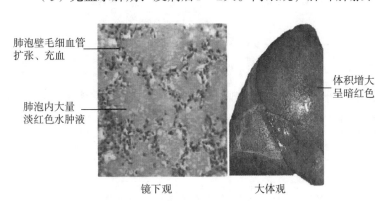

肺泡壁毛细血管扩张、充血
肺泡内大量淡红色水肿液
体积增大呈暗红色
镜下观　　大体观

图16-6　大叶性肺炎（充血水肿期）

湿性啰音，X线检查，肺纹理加重。

（2）红色肝样变期：发病后3~4天。肉眼观，病变肺叶呈暗红色，质地变实似肝，切面灰红色，较粗糙。胸膜表面有纤维素性渗出物。镜下观，肺泡壁毛细血管仍扩张充血，肺泡腔内充满含大量红细胞、纤维素、少量中性粒细胞和巨噬细胞的渗出物，纤维素交织成网，并可穿过肺泡间孔与相邻的肺泡中纤维素网相连。本期渗出物仍可检出多量肺炎球菌（图16-7）。

患者出现发绀、呼吸困难；肺泡腔内的红细胞崩解后形成的含铁血黄素混入痰中，所以痰呈铁锈色；如炎症波及胸膜，可并发纤维蛋白性胸膜炎，患者可有胸痛；叩诊病变肺组织呈浊音；触诊，语音震颤增强；听诊，肺泡呼吸音减弱或消失，出现支气管呼吸音；X线，病变肺叶可见大片致密阴影。

（3）灰色肝样变期：发病后5~6天。肉眼观，肺叶仍肿大，充血消退，由红色逐渐变灰白色，质实如肝，切面干燥粗糙。镜下观，肺泡腔渗出物，以纤维素为主，纤维素网中有大量中

性粒细胞,红细胞较少(图16-8)。肺泡壁毛细血管受压呈贫血状态。渗出物中肺炎球菌已被消灭,故不宜检出。患者症状及表现同肺实变早期,痰由铁锈色逐渐变成黏液脓性痰。

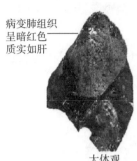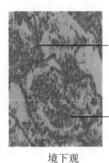

图16-7 大叶性肺炎(红色肝样变期)

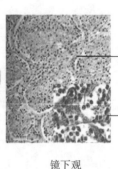

图16-8 大叶性肺炎(灰色肝变期)

(4)溶解消散期:发病后1周左右。随着机体免疫功能的逐渐增强,病原菌被吞噬、溶解、消失,中性粒细胞变性、坏死,并释放大量蛋白溶解酶,将渗出纤维素逐渐溶解,溶解物经气道排出或经淋巴道吸收。肉眼观,实变的肺组织质地变软,病灶消失,挤压切面可见少量脓性混浊的液体溢出。病灶肺组织逐渐恢复正常的结构和功能。肺泡内的渗出物溶解液化,故患者咳痰量增多。可闻及湿性啰音,肺实变体征逐渐消失,体温正常。X线检查,显示散在不均匀的片状阴影,1~3周阴影消失。

由于抗生素的早期应用,干预了疾病的自然病程,所以实际病例中很少见到四期典型经过,临床症状也不典型,病变范围往往也较局限,常表现为节段性肺炎。

3. 结局及并发症 绝大多数患者经过及时治疗,可以痊愈。少数病例,由于感染重,免疫功能低下,可出现并发症。

(1)感染性休克:严重感染时,细菌入血繁殖并释放毒素可致败血症或脓毒败血症,可导致感染性休克。多见于重症病例,是大叶性肺炎的严重并发症。

(2)败血症或脓毒败血症:严重感染时,细菌侵入血液大量繁殖并产生毒素所致。

(3)肺肉质变:由于肺泡腔内渗出的中性粒细胞数量过少,释放的蛋白溶解酶不足以使渗出的纤维素完全溶解、吸收清除,而由肉芽组织取代,病变肺组织呈褐色肉样纤维组织,称为肺肉质变(图16-9)。

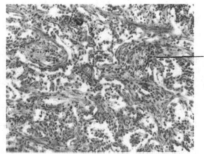

图16-9 肺肉质变(镜下观)

(4)肺脓肿及脓胸:当病原菌毒力强或机体抵抗力低下时,多合并金黄色葡萄球菌感染,易合并肺脓肿及脓胸。

(二)小叶性肺炎

小叶性肺炎是主要由化脓菌引起的以肺小叶为单位的灶状急性化脓性炎症。由于病灶多以细支气管为中心并向周围所属肺泡蔓延,又称为支气管肺炎。多见于小儿、年老体弱者及久病卧床者。临床主要表现发热、咳嗽、咳痰等,听诊肺部可闻及散在湿性啰音。

1. 病因及发病机制 常由多种细菌混合感染所致。常见致病菌通常是口腔及上呼吸道内致病力较弱的常驻菌,如肺炎链球菌、葡萄球菌、嗜血流感杆菌、流脓杆菌及大肠杆菌等。但是，常有明显诱因：①急性呼吸道传染病，如麻疹、流行性感冒、白喉、百日咳等；②坠积性肺炎：长期卧床患者，如大手术后、心力衰竭、偏瘫患者，两肺下叶背侧局部血液循环障碍；③全身麻醉及昏迷患者，如食管癌手术、乳腺癌根治手术等，上呼吸道分泌物吸入肺，并发吸入性肺炎。

2. 病理变化及病理临床联系　双肺出现散在分布的多发性实变病灶，以两肺下叶及背侧较多，病灶大小不等，一般直径在1cm左右（相当于肺小叶范围），形状不规则，色暗红或灰黄，质实，病灶中央常见受累的细支气管，挤压可见淡黄色脓性渗出物溢出。严重者，病灶互相融合成片或累及整个大叶，形成融合性小叶性肺炎。病变的细支气管黏膜上皮细胞坏死脱落，管

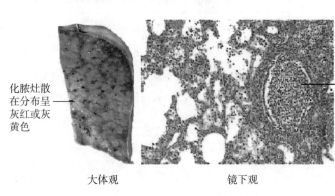

化脓灶散在分布呈灰红或灰黄色

中性粒细胞弥漫性浸润

大体观　　　　镜下观

图16-10　小叶性肺炎

腔、肺泡腔内见充满大量中性粒细胞、浆液、脓细胞及脱落崩解上皮细胞，细支气管壁充血水肿，中性粒细胞浸润。病灶周围肺组织呈不同程度的代偿性肺气肿和肺不张（图16-10）。

支气管壁受炎症刺激，患者出现咳嗽、咳痰，痰为黏液脓性或脓性。因病灶较小且分散，支气管及肺泡腔内含有炎性渗出物时，听诊可闻及湿性啰音。X线检查两肺散在不规则斑片状阴影。一般不累及胸膜。

3. 结局及并发症　小叶性肺炎经过及时治疗，大多可以治愈。婴幼儿、年老体弱者，特别是并发其他严重疾病（恶性肿瘤、百日咳、营养不良）者，预后较差。小叶性肺炎的并发症较大叶性肺炎多见，且危险性也大，常见并发症有心力衰竭、呼吸衰竭、肺脓肿、脓胸、脓气胸、脓毒败血症等。

二、病毒性肺炎

病毒性肺炎常由上呼吸道病毒感染向下蔓延引起的肺部炎症。主要由流感病毒、副流感病毒、腺病毒、呼吸道合胞病毒、麻疹病毒、巨细胞病毒、冠状病毒等。多见于儿童。常通过飞沫传播，速度快。多发于冬、春季节，一般为散发，偶可暴发流行。

1. 病理变化　为急性间质性肺炎。病变肺组织因充血而轻度肿大。支气管壁、细支气管壁及其周围组织和小叶间隔等肺间质充血水肿，淋巴细胞、单核细胞浸润，使肺泡间隔明显变宽，肺泡腔内无渗出物或仅有少量浆液。病变严重时，渗出明显时，浆液纤维素渗出物浓缩形成一层均匀红染的膜状物贴附于肺泡腔面，即透明膜（图16-11）。在麻疹肺炎时，支气管黏

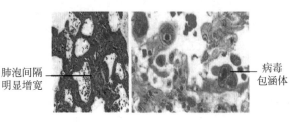

肺泡间隔明显增宽

病毒包涵体

图16-11　病毒性肺炎（镜下观）

膜上皮和肺泡上皮常增生、肥大，形成多核巨细胞，又称为巨细胞肺炎。病毒性肺炎的重要病理诊断依据是找到病毒包涵体。病毒包涵体呈圆形、椭圆形，红细胞大小，嗜酸性红染，周围有一清晰的透明晕。病毒包涵体可见于上皮细胞核内（腺病毒、巨细胞病

毒），胞质内（呼吸道合包病毒）和胞核、胞质内均有（麻疹病毒）（图16-11）。

2. 病理临床联系　由于病毒血症患者出现发热、头痛、全身酸痛等症状，因炎症刺激支气管壁患者出现剧烈咳嗽、无痰。由于肺间质炎性渗出，患者出现明显缺氧、发绀和呼吸困难等症状。X线检查肺部可见斑点状、片状或均匀的阴影。病毒性肺炎若无并发症，预后较好。

【知识拓展】

严重急性呼吸综合征（SARS）是2003年由世界卫生组织命名的以呼吸道传播为主的急性传染病。病原体为SARS冠状病毒，传染性极强，临床表现发热，伴有头痛、肌肉和关节酸痛等全身症状和干咳、胸闷等呼吸道症状，严重者出现呼吸窘迫。X线检查：肺部炎性浸润阴影。病变可累及多个脏器，以肺和免疫系统的病变最突出。肺部病理变化为弥漫性肺泡损伤，肺间质充血水肿、出血，肺泡腔内广泛透明膜形成，部分肺泡上皮可见病毒包涵体。

三、支原体肺炎

支原体肺炎是由肺炎支原体引起的间质性肺炎。各种支原体中仅肺炎支原体对人体致病。多发生于青少年，秋冬季多发，病原菌主要寄生于带菌者鼻咽部，经飞沫传播，常为散发，偶可流行。病变表现肺泡间隔充血水肿，明显增宽，大量淋巴细胞和单核细胞浸润，肺泡腔内通常无渗出或仅有少量浆液、红细胞、巨噬细胞。小、细支气管壁及其周围组织也常有淋巴细胞、单核细胞浸润。严重病例上皮细胞变性、坏死、脱落，肺泡表面有透明膜形成。患者起病较急，可有发热、头痛、全身不适及剧烈咳嗽，咳少量脓痰。X线显示肺部有形态多样的浸润影，呈阶段性分布。外周血白细胞计数轻度升高。痰、鼻分泌物及咽喉拭子培养出肺炎支原体可确诊。大多数支原体肺炎预后良好，自然病程2周左右。

四、各种肺炎的预防原则

积极采取预防措施，预防上呼吸道感染，保持空气新鲜，空气消毒。对不同类型的肺炎，选用不同的抗生素；结合中医中药等。

第四节　肺硅沉着症

肺硅沉着症是指因长期吸入含大量二氧化硅粉尘微粒引起的一种常见的职业肺疾病，其基本病变是硅结节形成和肺广泛纤维化，简称硅肺（曾称矽肺）。

一、病因及发病机制

硅沉着症与吸入生产性粉尘有密切联系，矿石开发或加工业等生产环境中含硅的粉尘浓度越高，吸入时间越长，发病率就越高。直径小于5mm粉尘（尤其是1~2mm），容易逃避呼吸道纤毛黏液系统、巨噬细胞及肺淋巴组织等防御，引起肺组织发生坏死、纤维化。

其发生机制：粉尘微粒机械性摩擦及形成硅酸损伤肺组织，引起吞噬细胞增生，形成细胞性硅结节，首先发生于肺门淋巴结（与吞噬细胞游走有关）；吞噬细胞难以完全处理吞入其内的粉尘，引起吞噬细胞崩解，释放溶酶体酶、氧自由基等致损伤物质，造成肺组织损伤，纤维组织增生，形成纤维性硅结节，最终导致肺纤维化。

二、病理变化

硅肺的基本病变是肺及肺门淋巴结内硅结节形成和肺间质弥漫性纤维化。硅结节为境界清晰的圆形、椭圆形结节，直径2~5mm，灰白色，质坚实，触之有砂粒感。随着病变的不断进展，硅结节逐渐增大或互相融合成团块状，中心常因缺血缺氧而发生坏死、液化，形成硅肺性空洞。①细胞性结节：早期硅结节，由吞噬硅尘的巨噬细胞聚集在局部形成；②纤维性结节：由成纤维细胞、纤维细胞和胶原纤维组成，纤维组织呈同心圆状排列；③玻璃样结节：纤维性结节从中心开始发生玻璃样变性，呈同心圆状或旋涡状排列的、已发生玻璃样变的胶原纤维构成，可有钙化。结节中央可见内膜增厚的血管（图16-12）。

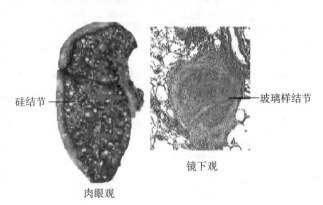

硅结节　　　　玻璃样结节

镜下观

肉眼观

图16-12　硅结节

三、分期及病理变化特征

根据肺内硅结节数量、大小、分布范围及肺纤维化程度，将硅肺分三期。

Ⅰ期硅肺：肺组织内硅结节体积小，1~3mm，数量少。X线显示肺门阴影增大，密度增高，肺野内硅结节阴影分布在两肺中、下叶近肺门处。

Ⅱ期硅肺：硅结节体积增大，数量增加，可散布于全肺，以中、下叶近肺门处密集，总的病变范围未超过全肺的1/3。X线显示肺野内有大量直径<1cm的阴影，胸膜增厚。肺重量、体积、硬度均有所增加。

Ⅲ期硅肺：硅结节密集且融合成肿瘤样团块。以肺门为中心的硅结节常超过全肺组织的2/3。X线显示团块状硅结节阴影，直径可达2cm，中央有硅肺空洞形成。肺门淋巴结大，密度高，可见蛋壳样钙化。胸膜增厚。肺重量、体积、硬度增加，浮沉实验全肺入水下沉，切开有砂粒感。

四、结局及并发症

1. 肺结核病　硅肺患者易并发肺结核病，称为硅肺结核病。其原因可能是硅肺使肺组织对结核菌的防御能力下降。Ⅲ期硅肺合并率达60%~70%。

2. 肺源性心脏病　60%~75%的晚期硅肺患者并发肺源性心脏病。肺广泛纤维化使肺毛细血管床减少，硅结节内小血管炎症使血管狭窄、闭塞及缺氧引起的肺小动脉痉挛均可导致肺动脉高压，引起肺心病。

3. 肺部感染　由于硅肺患者抵抗力较低，易继发细菌、病毒感染。

4. 肺气肿和自发性气胸　晚期硅肺患者常发生不同程度的阻塞性肺气肿和肺大泡，肺大泡破裂可引起自发性气胸。

五、预防原则

积极采取预防措施，降低生产环境中硅尘浓度，减少硅尘的吸入；注意个人防护，戴防尘口罩，可避免硅尘吸入。告诉患者硅尘污染空气对人体的危害，增加预防硅肺发病的基本知识及预防措施等。

第五节　呼吸系统常见肿瘤

一、鼻咽癌

鼻咽癌（NPC）是鼻咽部上皮组织发生的恶性肿瘤。我国以广东、广西、福建等地发病率较高。男性多于女性，多发于40~50岁之间。病因可能与EB病毒感染、环境致癌物质、遗传因素等有关系。最常见于鼻咽顶部，其次为外侧部和咽隐窝，可同时发生两个部位。呈结节型、菜花型、浸润型和溃疡型4种形态，其中以结节型最常见，其次为菜花型。早期局部黏膜粗糙，轻度隆起。多为鳞状细胞癌、腺癌、泡状核细胞癌和未分化癌。低分化鳞癌为最常见类型。

鼻咽癌早期可出现头痛、鼻塞、流涕带血及耳鸣等症状，颈部淋巴结大。癌组织侵犯颅神经，出现视力模糊、眼睑下垂、面部麻痹、复视及头痛等症状和体征。扩散途径：①直接蔓延：癌组织向上蔓延可破坏颅底骨质，损害第Ⅱ~Ⅵ对颅神经；向前可侵犯鼻腔、眼眶；向外侧可侵犯咽鼓管而进入中耳；向后可侵犯上段颈椎及颈段脊髓；②转移：首先转移至咽后淋巴结，然后至同侧颈上深淋巴结。血道转移较晚，以肝、肺、骨转移常见，其次是肾、肾上腺和胰腺等。鼻咽癌疗效和预后与病理组织学类型有关，其中以泡状核细胞癌和低分化鳞癌对放疗敏感，经治疗后，病情可明显缓解，但较易复发。

二、喉癌

喉癌是来源于喉黏膜上皮组织的恶性肿瘤。多见于中老年男性，其发生与长期大量吸烟、酗酒、长期吸入有害物质及乳头状瘤病毒感染等因素有关。呈乳头状、疣状或菜花状隆起，可在局部形成溃疡，组织学类型以鳞状细胞癌最常见，占95%~98%，腺癌约为2%。原位癌较少见。喉癌向黏膜下浸润可侵犯临近的软组织和甲状软骨，向前侵犯甲状腺，向后累及食管，向下蔓延至气管。喉癌转移较晚，多经淋巴道转移至颈部淋巴结，常见于颈总动脉分叉处淋巴结。血道转移少见，主要转移至肺、骨和肝。

三、肺癌

肺癌是起源于支气管黏膜上皮和腺体的恶性肿瘤，是常见的恶性肿瘤之一，发病年龄多在40岁后，男女发病之比约为2：1。

1. 病因　大气污染和吸烟是重要的致癌因素。通常吸烟者比不吸烟者的肺癌发生率高25倍。长期接触铬、石棉、砷等也容易引起肺癌。

2. 病理变化　根据肺癌的发生部位将其分为中央型、周围性和弥漫性。①中央型：此型最常见，占肺癌的60%~70%。癌发生于主支气管和叶支气管，位于肺门处。肿瘤破坏支气管壁向周围肺组织浸润、扩展，并经淋巴道蔓延至肺门淋巴结，在肺门处形成包绕支气管的巨大肿块（图16-13）。②周围型：占肺癌的30%~40%。癌发生于段以下支气管，靠近胸膜的肺周边组织形成孤立的癌结节，直径2~8cm，境界较清楚，但无包膜。此型肺癌淋巴道转移较中央型晚，但可侵犯胸

膜。③弥漫型：较少见，占2%~5%。癌组织弥漫浸润部分或全部肺叶。肉眼观，呈多数粟粒大

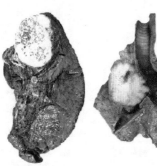
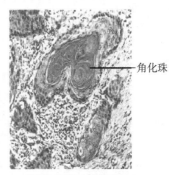

小的灰白色结节，易与肺转移癌和大叶性肺炎混淆。组织学类型：分为鳞状细胞癌、小细胞癌、腺癌、大细胞癌、腺鳞癌、肉瘤样癌、类癌、唾液腺癌。

角化珠

周围型（肉眼观）　　中央型（肉眼观）　　鳞状细胞癌（镜下观）

图16-13 肺癌

3. **病理临床联系** 患者可出现干性咳嗽、少量痰中带血和呼吸困难等。癌组织累及胸膜，引起胸痛、血性胸水；侵蚀食管引起食管瘘侵入纵隔、压迫上腔静

脉，引起面、颈部浮肿及颈、胸静脉曲张等上腔静脉综合征。肺尖部肺癌常侵犯交感神经链，引起病侧眼睑下垂、瞳孔缩小和胸壁皮肤无汗等交感神经麻痹综合征（Horner综合征）。小细胞癌因分泌5-羟色胺，引起类癌综合征，表现为支气管痉挛、阵发性心动过速、水样腹泻和皮肤潮红等。

4. **扩散途径** ①直接蔓延：常直接侵入纵隔、心包及周围血管，沿支气管蔓延到同侧或对侧肺组织；②转移：首先转移到支气管旁肺门淋巴结，进而转移到纵隔、锁骨上、腋窝及颈部淋巴结。经血道转移，常转移至脑、肾上腺、骨等处。

5. **结局** 鳞癌生长缓慢，转移较晚。腺癌转移早，预后极差。

【知识拓展】

早期肺癌和隐性肺癌的区别早期肺癌是指肺癌肿块直径<2cm，并局限于肺内的管内型和管壁浸润型。隐性肺癌是指痰细胞学检查癌细胞阳性，临床和X线检查均为阴性，而手术切除标本经病理学检查证实为支气管粘膜原位癌或早期浸润癌，无淋巴结转移者。

四、预防原则

积极采取预防措施，认识吸烟、空气污染，加强职业病预防等。定期进行健康检查，争取做到"三早"。如手术、放射治疗、化疗、中医中药等综合治疗等。

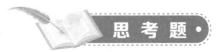

一、名词解释

1. 慢性阻塞性肺病　　　　　　　　2. 肺气肿

3. 支气管扩张　　　　　　　　　　4. 硅结节

二、简答题

1. 简述慢性支气管炎、肺气肿的发病机制及病理变化。

2. 简述大叶性、小叶性肺炎的病理变化及病理临床联系。

3. 简述硅肺的基本病变、分期和各期特点。

（吴　峻）

第十七章 呼吸功能不全

【学习目标】

识记
能准确复述呼吸功能不全、呼吸衰竭概念及发生机制。

理解
理解吸功能不全时机体的主要功能和代谢变化。

运用
能运用呼吸功能不全的原因、分类学习的知识，预防呼吸功能不全。

■ 案例

患者，女性，40岁。2天前因交通事故致骨折入院。入院后除给予止痛剂外，曾给予口服抗凝药以防血栓栓塞。1天前突然感到呼吸困难，体格检查：血压135/90mmHg，心率110次/分，肺底部可听到啰音。血气分析：PaO_2 50mmHg，$PaCO_2$ 35mmHg，pH7.46。医生怀疑肺内血栓形成，肺动脉造影证实右肺有两叶充盈不足。

思考题：如何解释该患者出现呼吸困难？为什么本例有缺氧而没有高碳酸血症？

呼吸功能不全是指各种原因引起的外呼吸功能障碍，以致不能有效地进行气体交换，导致缺氧伴有或不伴有二氧化碳潴留，引起一系列功能和代谢失常的综合征。呼吸衰竭是指外呼吸功能严重障碍，以致在海平面静息状态下，动脉氧分压（PaO_2）低于60mmHg伴有或不伴有二氧化碳分压（$PaCO_2$）高于50mmHg，引起一系列功能、代谢失常的病理过程。它是呼吸功能不全的晚期失代偿阶段。

呼吸衰竭必定有氧分压（PaO_2）的降低，并根据是否伴有$PaCO_2$升高，将呼吸衰竭分为Ⅰ型呼吸衰竭（低氧血症型）和Ⅱ型呼吸衰竭（低氧血症伴高碳酸血症型）；根据原发病变部位不同分为中枢性和周围性；根据病程分为急性和慢性呼吸衰竭。

一、原因及发生机制

外呼吸功能障碍包括肺通气功能障碍和肺换气功能障碍两个基本环节。

（一）肺通气功能障碍

1. 限制性通气功能障碍　是指吸气时，肺泡的扩张受限所引起的肺泡通气障碍。其常见原因有：①呼吸肌功能障碍：如脑外伤、外周神经受损、镇静药过量等，使呼吸中枢受损或抑制，导致肺泡限制性通气不足。②肺和胸部的顺应性降低：如肺实变、肋骨骨折、胸廓畸形、胸腔积液、气胸等，发生限制性通气不足。

2. 阻塞性通气功能障碍　是指气道狭窄或阻塞所致的肺泡通气功能障碍。其常见原因有：①中央性气道阻塞：胸外气道阻塞，如气管异物、喉头水肿、声带麻痹等，表现为吸气性呼吸困难；胸内气道阻塞，表现为呼气性呼吸困难。②外围性气道阻塞：通常指小支气管（内径<2mm）及细支气管阻塞，如慢性支气管炎、支气管哮喘和阻塞性肺气肿等，患者主要表现为呼气性呼吸困难。

肺通气功能障碍导致的呼吸衰竭常导致动脉氧分压（PaO_2）降低，伴有动脉二氧化碳分压（$PaCO_2$）增高，多为Ⅱ型呼吸衰竭。

（二）肺换气功能障碍

1. 肺泡气体弥散障碍　由肺泡膜面积减少、肺泡膜异常增厚和弥散时间缩短引起的气体交换障碍。①肺泡膜面积减少：单位时间内气体弥散的量与弥散面积成正比。当肺泡面积减少一半以上时，才会发生弥散功能障碍，如肺实变、肺气肿、肺不张、肺叶切除等。②肺泡膜厚度增加：如间质性肺炎、肺泡透明膜形成等，气体弥散距离增宽，导致弥散障碍。由于二氧化碳弥散速度比氧快20倍，所以单纯弥散障碍引起的呼吸衰竭多是Ⅰ型呼吸衰竭。

2.肺通气、血流比值失调　成人在静息状态下，肺泡通气（VA）约为4L，每分钟肺泡毛细血管的血液灌流量两者的比率（VA/Q)大约为0.8。肺通气、血流比值失调有两种类型：①肺泡通气量与肺血流量比值下降，见于支气管哮喘、慢性支气管炎、肺水肿、阻塞性肺气肿等，导致肺泡通气严重不足，而血流尚未减少，使肺通气与肺血流比值小于0.8，以致流经这部分肺泡的静脉血未经充分氧合，便掺入动脉血中，又称功能性分流或静脉血掺杂。②肺泡通气与肺血流比值升高，见于肺动脉压降低、肺微血管阻塞，肺动脉栓塞等，肺泡通气与肺血流比值大于0.8，病变部位血流少，通气无相应减少，肺泡通气不能充分被利用，故称死腔样通气（图17-1）。

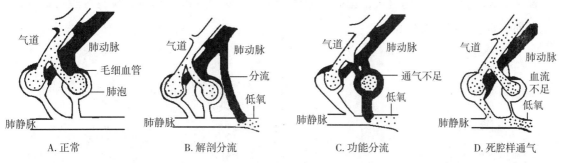

图17-1　肺泡通气与血流比例失调模式图

二、机体功能和代谢变化

（一）机体功能变化

1. 呼吸系统的功能变化　当PaO_2低于60mmHg时，可通过刺激颈动脉体和主动脉体化学感受器，反射性的兴奋呼吸中枢，使呼吸加深加快，增加肺泡通气量。当PaO_2低于30mmHg时，则可引起呼吸中枢抑制。$PaCO_2$超过50mmHg可直接兴奋呼吸中枢；超过80mmHg可直接抑制呼吸中枢。引起呼吸衰竭的呼吸系统疾病本身也会导致呼吸运动的变化。如中枢性呼吸衰竭时呼吸浅而慢，可出现潮式呼吸、间歇呼吸、叹气样呼吸、抽泣样呼吸等呼吸节律失常。

2. 中枢神经系统功能变化　低氧血症、高碳酸血症引起脑功能障碍，称肺性脑病。患者可出现头痛、烦躁、失眠、记忆力减退、表情淡漠等症状，严重者发生定向力丧失、视力障碍、嗜睡、以致昏迷、死亡。

3. 循环系统功能变化　轻中度缺氧、二氧化碳潴留，可兴奋心、血管运动中枢和交感神经，导致心率加快，心肌收缩性增强，心排出量增多。重度缺氧、二氧化碳潴留，可抑制心、血管中枢，引起心率变慢、心肌收缩性降低、心排出量下降等。

4. 泌尿系统功能变化　缺氧、二氧化碳潴留，可通过交感神经引起肾血管收缩，肾小球滤过率降低，尿量减少等。严重者可发生急性肾功能不全。

5. 消化系统功能变化　轻者表现为恶心、消化不良。重者表现为胃黏膜糜烂、出血、坏死及溃疡等。主要是缺氧、酸中毒使交感神经兴奋增强，使腹腔内脏血管收缩等所致。

（二）机体代谢变化

1. 呼吸性酸碱平衡失常　由于通气不足，二氧化碳不能排出，可引起呼吸性酸中毒，但是如吸氧不当引起通气过度，使二氧化碳排出量过多，又可引起呼吸性碱中毒。

2. 代谢性酸碱平衡失常　　缺氧可使无氧酵解增强，乳酸、酮体等酸性物质增多，肾功能不全使酸性产物排出减少，引起代谢性酸中毒。

3. 电解质代谢变化　　①血钾升高：酸中毒时，可使细胞内钾移向细胞外及肾小管排钾减少所致。②血氯下降：CO_2 潴留时，H_2CO_3 解离生成的 HCO_3^- 转移至红细胞外，而血浆中的 Cl^- 移入红细胞内，导致血氯下降。

三、防治原则

积极采取预防措施，如呼吸道异物阻塞、慢性支气管炎合并肺气肿，应预防呼吸道感染。纠正缺氧，改善肺通气，如给氧，提高肺泡内的氧分压；尽快改善通气，保持呼吸道通畅，纠正电解质失常、酸碱平衡失调等。

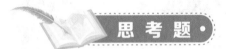

一、名词解释

1. 呼吸功能不全　　　　　　　　2. 功能性分流

3. 呼吸衰竭　　　　　　　　　　4. 肺性脑病

二、简答题

1. 简述呼吸功能不全的发生机制。

2. 简述呼吸功能不全时机体功能及代谢变化。

（吴　峻）

第十八章　消化系统疾病

【学习目标】

识记

1.能准确复述假小叶、早期胃癌、早期食管癌、肝硬化的概念。
2.能正确叙述慢性萎缩性胃炎、溃疡病、门脉性肝硬化的病理变化，以及食管癌、胃癌、大肠癌和肝癌的类型及扩散方式。

理解

理解溃疡病的病因和发病机制。

运用

能运用慢性萎缩性胃炎、溃疡病、门脉性肝硬化、食管癌、胃癌、大肠癌和肝癌的病理变化解释其临床表现。

■ 案例

　　患者，男性，58岁，主诉：右上腹及剑突下疼痛18年多，上腹部肿块60多天入院。近年疼痛加剧，纳差、全身乏力。体查：面色苍白，消瘦，腹部隆起，上腹部偏右侧可扪及9cm×10cm大小肿块，质硬，有压痛及叩击痛。大便隐血（＋）。钡餐：胃窦部小弯侧蠕动消失、僵直。手术见：胃小弯侧菜花状肿块，网膜上有散在结节；盆腔腹膜有多个结节。手术后送活检。

　　思考题：诊断可能是什么疾病？有何诊断依据？病变是如何发展的？

　　消化系统由消化管和消化腺两大部分组成，消化管包括口腔、食管、胃、小肠、大肠、肛门，消化腺包括唾液腺、肝、胰腺及消化管的黏膜腺体。其基本功能是摄取食物，消化、吸收营养物质，排出剩余食物残渣，同时还具有解毒和内分泌等功能。消化系统疾病包括炎症性疾病和肿瘤等。本章将重点阐述慢性胃炎、消化性溃疡、阑尾炎、肝硬化等消化系统的一些常见病和多发病。

第一节　胃　炎

　　胃炎是各种致病因素引起的胃黏膜的炎症性病变，是消化系统最常见的疾病，包括急性胃炎和慢性胃炎，后者更为常见。近年来随着胃镜技术的广泛应用，胃镜检查病例中胃炎占80%～90%。

一、急性胃炎

　　急性胃炎常由理化因素及微生物感染引起，有4种类型。

　　1. 急性单纯性胃炎　又称刺激性胃炎。多因暴饮暴食，食用过热或刺激性食品以及烈性酒所致。病变胃黏膜潮红、充血、水肿或糜烂。

　　2. 急性出血性胃炎　多由服药不当、酗酒、创伤及手术等引起的应激反应。病变可见胃黏膜急性出血合并轻度糜烂或多发性应激性浅表溃疡形成。

　　3. 急性腐蚀性胃炎　多由吞服腐蚀性化学剂引起。胃黏膜坏死、溶解，病变较严重。可累及深层组织甚至穿孔。

　　4. 急性感染性胃炎　少见，可由金黄色葡萄球菌、链球菌或大肠杆菌等化脓菌经血道（败血症或脓毒血症）或胃外伤感染所致，可引起急性蜂窝织炎性胃炎。

二、慢性胃炎

　　慢性胃炎是胃黏膜的慢性非特异性炎症，发病率高。

　　1. 病因及发病机制　可能与致急性胃炎反复发作、幽门螺杆菌感染、长期饮酒、吸烟、水杨酸类药物的慢性刺激、十二指肠液反流及自身免疫性损伤等有关。

　　2. 类型及病理变化　根据病理变化的不同，分四种类型。

　　（1）慢性浅表性胃炎：又称慢性单纯性胃炎，是胃黏膜最常见的病变。病变呈多灶性或弥漫性分布，多见于胃窦部。胃镜见病变呈多灶或弥漫性胃黏膜充血、水肿、表面有灰白色或灰黄色分泌物覆盖，黏膜变混浊，失去正常光泽，伴/不伴点状出血和糜烂。镜下观，炎性病变限于黏膜浅层（黏膜上1/3），表现为水肿、点状坏死和表浅上皮坏死脱落，固有层内有淋巴细胞和浆细胞浸润，胃腺体无异常，不伴有黏膜腺体萎缩（图18-1）。

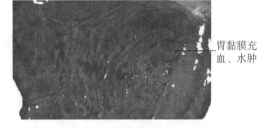

胃黏膜充血、水肿

图18-1 慢性浅表性胃炎（肉眼观）

太多经合理饮食或治疗可完全康复，少数可转化为慢性萎缩性胃炎。

（2）慢性萎缩性胃炎：病因较复杂，部分可能与吸烟、酗酒或用药不当有关；部分由慢性浅表性胃炎迁延发展而来；还有部分属自身免疫性疾病。根据发病是否与自身免疫有关及是否伴有恶性贫血，将本型胃炎分A型、B型。A型属于自身免疫性疾病，患者血中抗壁细胞抗体和内因子抗体检查阳性，并伴有恶性贫血，病变主要在胃体和胃底部。B型病变多见于胃窦部，无恶性贫血。我国患者多属于B型。

肉眼观，胃黏膜由正常的橘红色变为灰色或灰绿色，黏膜层变薄，皱襞变浅，甚至消失，黏膜下血管透见。表面呈细颗粒状，偶有出血及糜烂。镜下观，①病变区胃黏膜变薄，腺体变小，数目减少，胃小凹变浅，并可有囊性扩张；②固有膜内有多量淋巴细胞、浆细胞浸润，病程长可形成淋巴滤泡；③胃黏膜内纤维组织增生；④上皮化生，以肠上皮化生常见。化生上皮有杯状细胞和吸收上皮细胞者，称为完全化生，只有杯状细胞者，称为不完全化生。不完全性大肠型化生与肠型胃癌的发生关系密切。此外，胃体、胃底部的腺体壁细胞和主细胞消失，为类似幽门腺的黏液分泌细胞取代（图18-2）。

慢性萎缩性胃炎患者可有消化不良、食欲减退，上腹部不适等症状。A型患者易发生恶性贫血。

（3）慢性肥厚性胃炎：又称为巨大肥厚性胃炎。原因尚不明了。病变常发生在胃底及胃体部。肉眼观，黏膜皱襞粗大加深变宽，呈脑回状（图18-3）。镜下观，腺体肥大增生，腺管延长，有时增生的腺体可穿过黏膜肌层。黏膜表面黏液分泌细胞数量增多，分泌增多。患者常有胃酸低下及因丢失大量含蛋白的胃液引起的低蛋白血症。

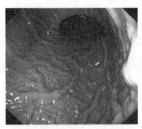
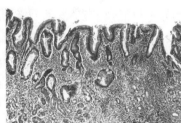
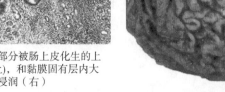
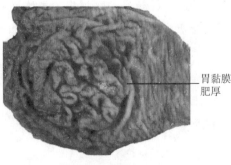

胃黏膜肥厚

内窥镜检查正常胃黏膜橘红色色泽消失，黏膜明显变薄，皱襞变浅，表面呈细颗粒状

胃黏膜上皮部分被肠上皮化生的上皮替代（左上），和黏膜固有层内大量炎性细胞浸润（右）

图18-2 慢性萎缩性胃炎

图18-3 慢性肥厚性胃炎（肉眼观）

（4）疣状胃炎是一种有特征性病理变化的胃炎。病变处胃黏膜出现许多中心凹陷的疣状突起病灶，镜下见病灶中心凹陷部胃黏膜上皮变性坏死并脱落，伴有急性炎性渗出覆盖，多见

于胃窦部。

三、预防原则

积极采取预防措施，避免使用对胃黏膜有刺激的药物。饮食定时、定量、定质，戒烟、限酒等，养成规律的饮食习惯。根据病情给予适当的解痉、改善胃肠功能的药物等。

第二节　消化性溃疡病

消化性溃疡是以胃、十二指肠黏膜形成慢性溃疡为特征的一种常见病，多反复发作呈慢性经过，其发生与胃液的消化作用有关，故称消化性溃疡。十二指肠溃疡约占70%，胃溃疡约占25%，两者并存时，称复合性溃疡，约占5%。消化性溃疡多见于青壮年，男性多于女性。患者常出现周期性上腹部疼痛、泛酸、嗳气等。

一、病因及发病机制

1. 胃液的消化作用　溃疡病的发病是胃和十二指肠局部黏膜组织被胃酸和胃蛋白酶消化的结果。十二指肠溃疡时，可见分泌胃酸的壁细胞总数明显增多，造成胃酸分泌增加。

2. 黏膜抗消化能力降低　胃、十二指肠黏膜防御屏障功能破坏是胃或十二指肠黏膜组织被胃酸与胃蛋白酶消化而形成溃疡的重要原因。当胃黏液分泌不足或黏膜上皮受损时，胃黏膜屏障功能减弱，抗消化能力降低，可导致溃疡形成。吸烟、酗酒、药物、胆汁返流等因素造成黏膜防御屏障破坏。

3. 幽门螺杆菌（Hp）的感染能破坏胃黏膜的防御屏障　Hp在溃疡病的发生中起着重要作用。

此外，溃疡病的发生还可能与神经、内分泌功能失调、遗传因素等有关。

【知识拓展】

幽门螺杆菌（Hp）是一种末端钝圆的螺旋形弯曲菌。可穿透黏液层寄生于胃黏膜上皮细胞、细胞间隙与胃黏膜上皮。Hp能产生蛋白酶、磷脂酶、细胞毒素等，破坏黏膜防御屏障，引起胃黏膜损伤，导致炎症；Hp的DAN片段整合到宿主胃黏膜细胞引起癌变，激活原癌基因、而抑癌基因失活出现癌基因异常表达。幽门螺杆菌的发现及在各种胃病中的检出率，慢性胃炎：53%～95%；胃溃疡：60%～100%，平均84%；十二指肠溃疡：90%～100%，平均95%；胃癌：43%～78%；胃淋巴瘤（尤其是胃黏膜相关组织淋巴瘤）90%以上。人是Hp唯一传染源，多为口-口传染。所以，讲究个人卫生、注意洗手、刷牙或采用分餐制可避Hp感染。

二、病理变化

胃溃疡病变，肉眼观，胃溃疡多位于胃小弯近幽门侧，尤多见于胃窦部。溃疡常一个，呈圆形或椭圆形，直径多在2cm以内。溃疡边缘整齐，状如刀切、底部平坦、洁净，通常穿越黏膜下层，深达肌层甚至浆膜层。溃疡周围的胃黏膜皱襞因受溃疡底瘢痕组织的牵拉而呈放射状。镜下观，溃疡底部由内向外分四层：最上层由少量炎性渗出物（白细胞、纤维素等）覆盖；其下为一层坏死组织；再下则见较新鲜的肉芽组织层；最下层由肉芽组织移行为陈旧瘢痕组织（图18-4）。瘢痕底部小动脉因炎症刺激常有增殖性动脉内膜炎，妨碍组织再生使溃疡不易愈合。溃疡底部的神经纤维断端呈球状增生，瘢痕收缩，刺激神经纤维可引起疼痛。

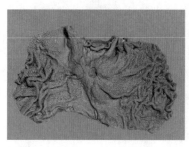 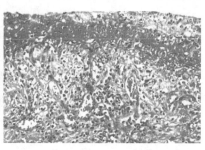

溃疡边缘光滑整齐，底部平坦、干净，　　溃疡底部由内到外依次由渗出层、坏死
溃疡周围黏膜皱襞变薄，呈放射状排列。　　组织层、肉芽组织层和瘢痕层构成。

图18-4　胃溃疡

十二指肠溃疡（图18-5）与胃溃疡病变相似，但十二指肠多发生在球部的前壁或后壁，溃疡一般较小，直径常在1cm以内，溃疡较浅且易愈合。

三、病理临床联系

1. 上腹部疼痛　周期性和节律性上腹部疼痛是溃疡病的主要临床特征。疼痛可呈钝痛、烧灼痛或饥饿样痛，剧痛常提示穿孔。十二指肠溃疡常发生在餐后3~4小时，表现为空腹痛、饥饿痛和夜间痛。胃溃疡疼痛常在进食后0.5~1小时，疼痛的节律性不如十二指肠溃疡，与食物刺激促胃液素促胃酸分泌增多有关。溃疡疼痛常因精神刺激、过度疲劳、饮食不规则、气候骤变等诱发或加重。

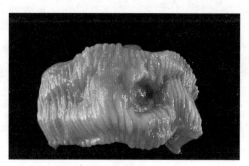

溃疡边缘整齐底部平坦、干净。

图18-5　十二指肠溃疡（肉眼观）

2. 反酸、呕吐　因胃酸分泌增多，刺激幽门括约肌引起胃逆蠕动，胃内容物反流，导致反酸及呕吐。

3. 嗳气　因消化不良及胃幽门括约肌痉挛使胃内容物排空困难，食物发酵而产气，引起上腹部饱胀感及嗳气。

4. X线钡餐检查　溃疡处可见龛影。

四、结局及并发症

1. 愈合　渗出物及坏死组织逐渐被吸收、排除，已破坏的肌层不能再生，由底部肉芽组织增生形成瘢痕组织充填修复，周围黏膜上皮再生覆盖溃疡面而愈合。

2. 并发症

（1）出血：占患者的10%~35%，因溃疡底部毛细血管破裂，溃疡面有少量出血。此时患者大便潜血试验常阳性。若溃疡底部大血管破裂，患者出现呕血及柏油样大便，严重者导致出血性休克。

（2）穿孔：约占患者的5%，十二指肠溃疡因肠壁较薄更易发生穿孔。穿孔后由于胃肠内容物漏入腹腔而引起腹膜炎。

（3）幽门狭窄：约占患者的3%，溃疡部充血水、水肿，肌肉痉挛性收缩，经久不愈溃疡易形成大量瘢痕等可引起幽门狭窄。使胃内容通过困难，继发胃扩张，患者出现反复呕吐。严重者可致碱中毒等。

（4）癌变：≤1%，多发生于胃溃疡患者，十二指肠溃疡几乎不发生癌变。

五、预防原则

积极采取预防措施，指导患者生活要有规律；规律进食，少量、多餐，避免刺激性食物，戒烟、酒等。合理治疗，胃酸过多者给予碱性药物，疼痛剧烈者给予解痉止痛药物，纠正水、电解质失常等。

【知识拓展】

出血量的估计

成人每日消化道出血量超过5mL，粪便潜血试验阳性；每日出血量超过50mL，大便即可为黑色。胃内积血量在250～300mL可引起呕血。临床上比较简单的方法是观察患者的面色及测量血压来估计失血量。

（1）面容：如面色苍白、头晕、恶心甚至晕厥，估计失血量超过血容量的15%，但需排除呕血时因精神紧张所引起的面色苍白等类似症状。

（2）血压：平时血压正常的患者如出血后收缩压在90～100mmHg，出血量为200～300mL；收缩压在80～90mmHg，则有500～1000mL的出血；如收缩压在60mmHg以下时，则出血量可达1000mL以上。

第三节　阑尾炎

阑尾炎是发生在阑尾组织的炎性病变，是一种常见病。临床主要有转移性右下腹疼痛、呕吐伴有体温升高及末梢血内中性粒细胞升高等。

一、病因及发病机制

细菌和阑尾腔的阻塞是阑尾炎发病的两个主要因素。通常在阑尾腔内能找到大肠杆菌、肠球菌及链球菌等。阑尾黏膜损害后，细菌才能侵入引起阑尾炎。有50%～80%的阑尾炎病例伴阑尾腔阻塞。

二、类型及病理变化

1. 急性阑尾炎　主要有三种类型。

（1）急性单纯性阑尾炎：早期病变，以阑尾黏膜或黏膜下层较重。阑尾轻度肿胀、浆膜面充血、失去正常光泽。黏膜上皮可见一个或多个缺损，并有中性粒细胞浸润和纤维素渗出。黏膜下各层有炎性水肿。

（2）急性蜂窝织炎性阑尾炎：又称急性化脓性阑尾炎，常由单纯阑尾炎发展而来。肉眼观，阑尾肿胀，浆膜高度充血，表面覆以灰黄色脓性渗出物（图18-6）。镜下观，阑尾壁各层皆为充血水肿和大量中性粒细胞弥漫浸润。阑尾浆膜面可见纤维素和中性粒细胞渗出（图18-6）。

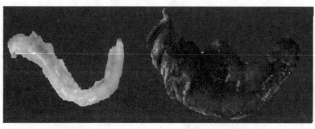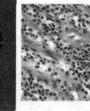

　　平滑肌组织

　　中性粒细胞
　　弥漫浸润

　正常阑尾　　　　　蜂窝织炎性阑尾炎　　　争性蜂窝织炎性阑尾炎(镜下观)

图18-6　蜂窝织性阑尾炎

（3）急性坏疽性阑尾炎：是一种重型的阑尾炎。阑尾因内腔阻塞、积脓、腔内压力增高及阑尾系膜静脉受炎症波及而发生血栓性静脉炎等，引起阑尾壁血液循环障碍，以至阑尾壁发生坏死，继发腐败菌感染而成坏疽。此时阑尾呈暗红色或黑色，常导致穿孔。

2. 慢性阑尾炎　多为急性阑尾炎转变而来，也可开始即呈慢性经过。主要病变为阑尾壁的不同程度纤维化及慢性炎细胞浸润等。临床上时有右下腹疼痛，也可急性发作。

三、结局及并发症

急性阑尾炎经过及时治疗，预后良好。少数病例因治疗不及时或机体抵抗力低，出现并发症或转变为慢性阑尾炎。

第四节　肝硬化

肝硬化是由各种原因引起的肝细胞弥漫性变性、坏死的基础上，继发纤维组织增生和肝细胞结节状再生，三种病变反复交错进行，使肝小叶结构破坏，肝脏内血液循环途径被改建而导致的肝变形、变硬，形成肝硬化。发病年龄20～50岁，男女发病率无明显差异。

肝硬化根据病因分类为病毒性肝炎性肝硬化、酒精性肝硬化和胆汁性肝硬化。根据形成结节的大小分大结节型、小结节型、大小结节混合型及不全分割型4型。我国常采用的是根据病因、病变特点和临床表现综合分类，即门脉性肝硬化、坏死后性肝硬化、胆汁性肝硬化、淤血性肝硬化和寄生虫性肝硬化等。以门脉性肝硬化最为常见。

一、门脉性肝硬化

门脉性肝硬化是最常见一型肝硬化，属小结节性肝硬化。

（一）病因及发病机制

1. 病毒性肝炎　最常见原因，尤其是乙型慢性肝炎及丙型肝炎与肝硬化发生有密切关系。

2. 慢性酒精中毒　长期酗酒是引起肝硬化，尤其是欧、美一些国家的一个主要原因。由于酒精会使肝细胞发生不同程度的变性、坏死，逐渐进展为肝硬化。

　　3.营养不良　如食物中长期缺乏蛋氨酸或胆碱类物质时，使肝脏发生脂肪变形，逐步发展为肝硬化。

　　4.毒性物质的损伤作用　许多化学物质可以损伤肝细胞引起肝硬化，如四氯化碳、磷、亚硝胺、异烟肼等。

　　上述各种因素均可引起肝细胞变性、坏死，导致肝内广泛的胶原纤维增生。其胶原纤维一是来源于肝小叶内网状支架塌陷，其次是汇管区的纤维母细胞增生并分泌，胶原纤维一方面分割原来的肝小叶，另一方面包绕再生的肝细胞团，形成假小叶而导致肝硬化。

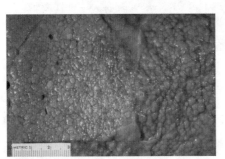

肉眼观，肝脏表面和切面呈弥漫、大小较一致的结节。

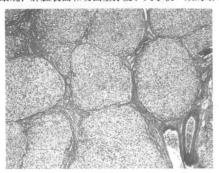

镜下观，假小叶形成（mallory染色）。

图18-7　肝硬化

（二）病理变化

　　肉眼观，早期肝体积可正常或稍增大，重量增加，质地正常或稍硬。晚期肝体积明显缩小，重量减轻，硬度增加。表面和切面呈弥漫全肝的小结节。结节大小相仿，直径0.15～0.5cm，一般不超过1cm。切面可见有圆形或类圆形结构，其大小与表面结节一致，周围有灰白色纤维组织条索或间隔包绕。镜下观，正常肝小叶结构破坏，被假小叶取代。假小叶内的肝细胞排列失常，可有变性、坏死及再生的肝细胞。中央静脉常缺如，偏位或两个以上。肝细胞索排列失常，再生的肝细胞体积大，核大且深染，或有双核；假小叶间的纤维间隔宽窄比较一致，内有少量淋巴细胞和单核细胞浸润，并可见小胆管增生（图18-7）。

（三）病理临床联系

　　1.门脉高压症　正常门脉压为8 cmH₂O～12cmH₂O，肝硬化时，门脉压可升至25.5cmH₂O以上。其发生机制是：①肝内广泛结缔组织增生，肝血窦闭塞或窦周纤维化，使门静脉循环受阻（窦性阻塞）；②假小叶压迫小叶下静脉，使肝窦内血液流出受阻；③肝内肝动脉小分支与门静脉小分支在汇入肝窦前形成异常吻合，使高压力的动脉血流入门静脉内。门脉高压症患者主要表现如下。

　　（1）脾大：脾大，重量增加可达400g～500g（正常140g～180g），严重者可达1000g。脾窦扩张，窦内皮增生，脾小体萎缩，红髓内纤维组织增生，可见含铁结节。脾功能亢进，患者出现贫血或出血。

　　（2）胃肠道淤血、水肿：门静脉压力升高，胃肠静脉血回流受阻，导致胃肠壁淤血、水肿、影响胃的消化、吸收功能，患者可出现腹胀、食欲缺乏等症状。

　　（3）腹水：淡黄色透明的漏出液，量较大。形成原因：①门静脉压力升高使门静脉系统的毛细血管流体静压升高，液体漏入腹腔；②低蛋白血症，使血浆胶体渗透压降低，腹水形成；③肝功能障碍，醛固酮、抗利尿激素灭活减少，血中水平升高，水钠潴留而促使腹水形成。

（4）侧支循环形成：门静脉压力升高时，门静脉回流受阻，形成侧支循环：①食管下段静脉丛曲张：门静脉血经胃冠状静脉、食管静脉丛、奇静脉入上腔静脉，导致食管下段静脉丛曲张，破裂发生致命性大出血，为常见死亡原因；②直肠静脉丛曲张：门静脉血经肠系膜下静脉、直肠静脉丛、髂内静脉进入下腔静脉，引起直肠静脉丛曲张，形成痔核，破裂出现便血；③脐周浅静脉高度扩张：门静脉血经附脐静脉、脐周静脉网，向上经胸腹壁静脉进入上腔静脉，向下经腹壁下静脉进入下腔静脉，引起脐周浅静脉高度扩张，形成"海蛇头"现象（图18-8）。

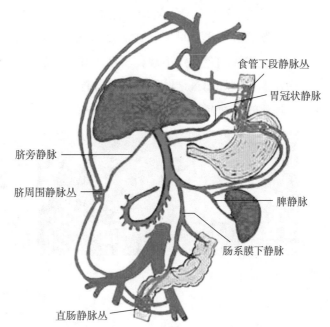

图18-8 肝硬化侧支循环形成模式图

2. 肝功能障碍 肝细胞受损，出现肝功能不全的症状及体征。

（1）出血倾向：患者表现皮肤、黏膜或皮下出血。这是由于肝合成凝血因子减少及脾肿大，脾功能亢进，血小板破坏过多关系。

（2）对雌激素的灭活作用减弱：蜘蛛痣，系体内雌激素水平升高，小动脉末梢扩张所致，常出现在患者颈部、胸部、面部等。部分男性患者出现乳房发育、睾丸萎缩。女性患者出现月经不调、不孕等。

（3）胆色素代谢障碍：主要与肝细胞坏死及毛细胆管淤胆汁有关。患者表现肝细胞性黄疸。

（4）蛋白质合成障碍：白蛋白降低，白蛋白与球蛋白比值下降或倒置现象。

（5）肝性脑病（肝昏迷）：系肝衰竭表现，是肝硬化患者死亡的重要原因。

二、坏死后性肝硬化

坏死后性肝硬化是在肝细胞发生大片坏死的基础上形成的肝硬化，属于大结节型或大小结节混合型肝硬化，常见于亚急性重症肝炎。

肉眼观，肝体积缩小，变硬，以左叶为甚，结节大小悬殊，直径0.5~6cm，切面纤维结缔组织间隔宽，且厚薄不均。镜下观，假小叶形态大小不一，可呈半月形、地图形，可见圆形及类圆形，较大的假小叶内有时可见数个完整的肝小叶，假小叶内的肝细胞有不同程度的变性、坏死，嗜酸性变或有嗜酸小体形成。纤维间隔较宽，其内有大量炎细胞浸润及小胆管增生（图18-9）。坏死后性肝硬化因肝细胞坏死较严重，肝功能障碍较严重，癌变率较高。

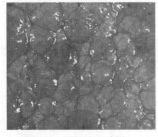
肉眼观，肝切面呈弥漫结节状，结节大小不一。

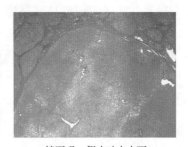
镜下观，假小叶大小不一。

图18-9 坏死后性肝硬化

三、胆汁性肝硬化

胆汁性肝硬化是由于胆道阻塞，胆汁淤积引起的肝硬化，较少见。根据病因不同，分原发性和继发性两种。

原发性胆汁性肝硬化可能与自身免疫反应有关。继发性胆汁性肝硬化的原因与长期肝外胆管阻塞和胆道上行性感染两种因素有关。

肉眼观，肝缩小，早期肝脏常大，质中等硬度，表面较光滑或呈小结节或无明显结节，颜色呈深绿色或绿褐色。镜下观，早期小叶间胆管上皮细胞水肿、坏死，周围有淋巴细胞浸润，最后由小胆管破坏而致结缔组织增生并伸入肝小叶内，假小叶呈不完全分割型。肝细胞淤胆。变性、坏死的肝细胞肿大，胞浆疏松呈网状，核消失，称网状或羽毛状坏死（图18-10）。

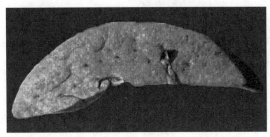 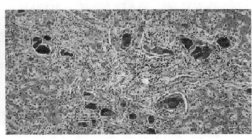

肉眼观，肝体积小，颜色呈深绿色或绿褐色　　　　　镜下观，肝细胞及胆管淤胆

图18-10　胆汁性肝硬化

四、预防原则

积极采取预防措施，积极预防肝炎和治疗慢性肝炎，避免进食粗糙或刺激性食物、禁酒、减少服药不当加重肝脏负担，损害肝功能等。合理治疗，限制钠量摄入，减轻水钠潴留，增加水钠排出。防止呼吸道或肠道感染。患者一旦出现黑便与呕血，要正确估计出血量，及时止血和输血。

第五节　酒精性肝病

酒精性肝病多为酗酒引起，为慢性酒精中毒的主要表现，并有逐年增加的趋势，主要引起脂肪肝、酒精性肝炎和酒精性肝硬化三种损伤。三者可单独、同时或先后发生。

1. 脂肪肝　最常见肝病变。肉眼观，肝大而软，黄色。镜下观，肝细胞胞质内含有大小不等脂滴，大者可将胞核推挤到细胞一侧。单纯的脂肪肝常无症状，如轻度的脂肪肝戒酒之后可恢复正常。

2. 酒精性肝炎　常出现肝细胞脂肪变性、酒精透明小体形成和灶状肝细胞坏死，并伴中性粒细胞浸润。

3. 酒精性肝硬化　是由脂肪肝和酒精性肝炎发展而来。脂肪肝、酒精性肝炎引起肝细胞坏死，最终引起纤维化。相邻肝小叶的纤维化条索相互连接，导致肝小叶被分割破坏，发展成假小叶，形成酒精性肝硬化。

第六节　胰腺炎

胰腺炎是因胰蛋白酶导致自身消化作用而引起的胰腺炎性疾病。

1. **急性胰腺炎**　是因胰腺自身及其周围组织被消化所致的急性炎症。胰腺主要病变水肿、出血、坏死，故称急性出血性胰腺坏死。好发生于中年男性暴饮暴食、酗酒或胆道疾病之后。

类型及其病变特点：①急性水肿性（间质性）胰腺炎：多见，病变多局限在胰尾。胰腺肿大、变硬，间质充血水肿并有中性粒细胞及单核细胞浸润。预后较好。少数病例也可转变为急性出血性胰腺炎。②急性出血性胰腺炎：以广泛出血坏死为特征，发病急骤，病情危重。肉眼观，胰腺肿大，质软暗红色而无光泽，胰腺原有的分叶结构模糊消失；胰腺、大网膜及肠系膜等处可见散在混浊的黄白色斑点（钙皂），或小灶状脂肪坏死。镜下观，胰腺组织大片凝固性坏死，间质小血管壁坏死，故有大量出血。临床表现常有休克、腹膜炎、血和尿中的酶学改变和离子失常。

2. **慢性胰腺炎**　急性胰腺炎反复发作，经久迁延而来。患者常伴有胆道系统疾患，有时并有糖尿病。慢性酒精中毒也常致本病发生。肉眼观，胰腺呈结节状萎缩，质较硬。切面见弥漫性纤维化，胰管扩张，管内偶见有结石形成。有时可见胰腺内灶状坏死，或被纤维包裹的假性囊肿。镜下观，胰腺组织内广泛纤维化，腺泡和胰腺组织萎缩、消失，间质有淋巴细胞、浆细胞浸润。

第七节　胆石症

胆石症是指在各种因素作用下，胆汁中的某些成分（胆色素、胆固醇、黏液物质及钙等）析出、凝集而形成固体结石。包括胆囊结石和肝脏内外胆管结石，发作时，患者表现剧烈的腹痛、黄疸等症状。

一、原因及发生机制

胆石症的基本因素有胆汁理化性状的改变、胆汁淤滞和感染等原因，以胆固醇代谢异常和细菌感染为主要原因。

1. **胆汁理化性状的改变**　正常胆汁中的胆红素与葡萄糖醛酸结合成酯类而不游离，大肠杆菌可促进胆红素的游离，与胆汁中的钙结合形成不溶性的胆红素钙而析出。胆汁中胆固醇含量增加呈过饱和状态亦可析出成胆固醇结石。

2. **胆汁淤滞**　胆汁中水分过多被吸收，胆汁浓缩，使胆色素浓度增高，胆固醇过饱和可促进胆石形成。

3. **细菌感染**　胆道感染引起的慢性炎症刺激可使胆道壁增厚、粗糙，炎症时坏死的细胞碎片、蛔虫残体或虫卵可以作为结石的核心，在粗糙黏膜的摩擦下，形成结石。结石又会刺激胆囊发生炎症。胆囊结石与慢性胆囊炎常同时存在，互为因果。

二、胆石的种类及特点

按照胆石的组成成分不同分胆固醇结石、胆色素结石、混合型结石三类，其中以胆固醇结石最多见。按照结石发生的部位可分胆囊结石、肝外胆管结石和肝内胆管结石，其中胆囊结石占全部结石的50%左右。

1. 胆固醇结石　结石常单个，体积较大，类圆形，多见于胆囊。

2. 色素性结石　泥沙样及砂砾状两种，常多个，多见于胆管。

3. 混合性结石　两种以上主要成分构成，以胆红素为主的混合性胆石最多见。结石多为多面体，呈多种颜色，外层常很硬，切面成层。多发生在胆囊或较大的胆管内，常多个，大小、数目不等。

三、病理临床联系

患者平时没有明显临床症状，如果结石嵌顿于胆囊或胆管狭窄部位时，可刺激平滑肌痉挛，发生胆绞痛。胆道堵塞时还可引起黄疸。

第八节　消化系统常见肿瘤

一、食管癌

食管癌是由食管黏膜上皮或腺体发生的恶性肿瘤。我国发病率较高，男性发病较高，发病年龄多在40岁以上。临床表现不同程度的吞咽困难，故祖国医学称本病为"噎嗝"。

1. 病因　常见因素有：①饮食习惯：长期食用过热、过硬及粗糙的饮食或饮食中含有较多的亚硝酸盐，可诱发食管癌。②环境因素：微量元素缺乏，如钼缺乏可使农作物中硝酸盐的含量增高。③遗传因素：食管癌病人民有家族聚集现象，提示食管癌发病与遗传一定的关系。

2. 病理变化　好发于三个生理性狭窄部，以中段最多见，其次为下段，而上段最少。

（1）早期癌：临床无明显症状，多为原位癌或黏膜内癌，未侵犯肌层，无淋巴结转移。肉眼观，癌变处黏膜轻度糜烂或表面呈颗粒状，微小的乳头状，镜下观，多为鳞状细胞癌。

（2）中、晚期癌：此期患者已多出现典型临床症状，吞咽困难。根据肉眼形态特点分四型（图18-11）：①髓质型：最多见，癌组织在食管壁内浸润性生长累及食管全周或大部分，管壁增厚、管腔变小，表面常有溃疡，切面癌组织质地较软，颜色灰白，状似脑髓。②蕈伞型：癌呈扁圆形肿块，突向食管腔，表面可见浅溃疡。③溃疡型：肿瘤表面有较深溃疡，深达肌层，底部凹凸不平。④缩窄型：癌组织浸润食管全周，食管变硬，呈环形狭窄，狭窄上端食管腔明显扩张。镜下观，90%以上为鳞状细胞癌，其次是腺癌。

3. 扩散　①直接蔓延：癌组织穿透食管壁后向周围组织及器官浸润。②转移：沿淋巴流向转移，可转移至颈和上纵隔淋巴结；中段常转移到食管旁或肺门淋巴结；下段常转移至食管旁，贲门旁及腹腔上部淋巴结。晚期血道转移，常转移至肝、肺等。

4. 病理临床联系　早期癌组织无明显浸润，无肿块形成，故症状不明显，部分患者出现轻微的胸骨后疼痛、烧灼感、噎梗感。中晚期由癌肿不断浸润生长，患者出现进行性吞咽困难，不能进食，最终导致恶病质，全身衰竭而死亡。

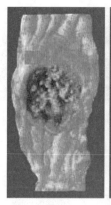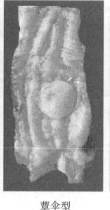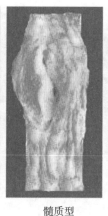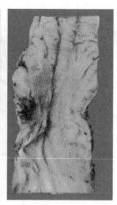

　　溃疡型　　　　　　　蕈伞型　　　　　　　髓质型　　　　　　　缩窄型

图18-11　食管癌肉眼类型

二、胃癌

　　胃癌是由胃黏膜上皮发生的恶性肿瘤，是消化系统最常见的肿瘤，好发于胃窦部小弯侧，发病年龄在40～60岁，男多于女。

　　1. 病因　可能与几种因素有关：①环境因素；②饮食因素，如鱼、肉类熏制品、饮食过热等；③幽门螺杆菌感染与胃癌有密切关系。另外，长期未治愈的慢性胃疾病，如慢性萎缩性胃炎、胃息肉、胃溃疡病伴有肠上皮化生的患者系胃癌发生的病理基础。

　　2. 病理变化　好发部位是胃窦部，尤其是胃小弯侧，其次是胃底部和胃体部。

　　（1）早期胃癌：癌组织浸润仅限于黏膜层，未浸及肌层的胃癌。大体分三种类型：①隆起型：肿瘤从黏膜面明显隆起或呈息肉状，较少；②表浅型：肿瘤呈扁平状，稍隆起于黏膜表面；③凹陷型：又名溃疡周边癌性糜烂，系溃疡周边黏膜的早期癌，最多见。镜下观，高分化管状腺癌多见，其次为乳头状腺癌。

　　（2）中、晚期胃癌（进展期胃癌）：是指癌组织浸润超过黏膜下层或胃壁全层，常发生局部蔓延或转移，预后较差。依据肉眼形态分3型（图18-12）：①息肉型或蕈伞型：癌组织向黏膜表面生长，呈息肉状或蕈状，突入胃腔内，表面有深浅不一的溃疡；②溃疡型：癌组织坏死脱落形成溃疡，溃疡比较大，直径大于2cm，边界不清，状如火山口，底部凹凸不平，此型胃癌应注意与胃溃疡相鉴别（表18-1）；③浸润型：癌组织向胃壁内局限性或弥漫性浸润，与周围正常组织分界不清楚，如弥漫性浸润，可导致胃壁普遍增厚，变硬，胃腔变小，状如皮革，因而有"革囊胃"之称。组织类型是腺癌（图18-13），常见类型有管状腺癌与黏液癌。少数病例是腺棘皮癌或鳞状细胞癌。

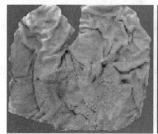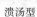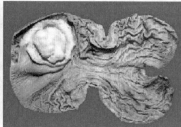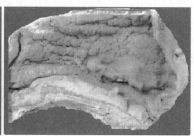

　　溃汤型　　　　　　　　　息肉型　　　　　　　　　　浸润型

图18-12　进展期胃癌肉眼类型

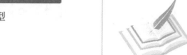

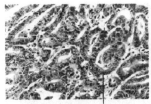 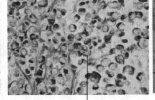 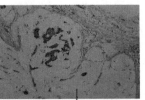

管状腺癌，癌组织呈腺样结构　　印戒细胞癌，印戒状癌细胞　　黏液腺癌（黏液湖）

图18-13　胃腺癌（镜下观）

表18-1　胃溃疡与溃疡型胃癌的肉眼区别

区别项目	胃溃疡	溃疡型胃癌
外　形	圆形或椭圆形	不整形，皿状或火山口状
大　小	溃疡直径一般<2cm	溃疡直径常>2cm
深　度	较　深	较　浅
边　缘	整齐、不隆起	不整齐，隆起
底　部	较平坦	凹凸不平，有坏死，出血明显
周围黏膜	黏膜皱襞向溃疡集中	黏膜皱襞中断，呈结节状肥厚

3. 扩散

（1）直接蔓延：癌组织可穿透胃壁侵犯临近组织、器官，如肝、胰腺、大网膜等部位。

（2）转移：①淋巴道转移，是主要转移途径，最常见为幽门下胃小弯的局部淋巴结，其次是腹主动脉旁淋巴结、肝门或肠系膜根部淋巴结；晚期可经胸导管转移至左锁骨上淋巴结；②血道转移：多发生于胃癌的晚期，可转移到肝、肺、脑、骨等器官；③种植性转移：胃癌浸润至胃浆膜表面时可脱落至腹腔，发生腹腔内组织和器官的种植性转移。

4. 病理临床联系　早期胃癌临床症状不明显，中晚期胃癌随病情的进展出现上腹部不适、消化不良、呕血、便血、消瘦，甚至恶病质等。侵蚀大血管可造成上消化道大出血。

三、大肠癌

大肠癌是大肠黏膜发生的恶性肿瘤，发病率仅次于胃癌和食管癌居第3位，发病年龄在40～50岁，发病率有逐年上升的趋势，男性多于女性。

1. 病因　①饮食习惯：少纤维饮食与本病发生有关。这可能由于少消化残渣饮食不利于有规律排便，延长了肠黏膜与食物中含有致癌物质接触时间。②遗传因素，家族性多发性息肉患者的癌变率高，发现一种单基因突变体（抑癌基因APC），对息肉的癌变有易感性，因而认为大肠癌的发生与遗传有关。此外，如肠息肉状腺瘤、绒毛状腺瘤、慢性血吸虫病及慢性溃疡性结肠炎等，经久不愈可发展为癌。

2. 病理变化　直肠最多见（50%），其余依次为乙状结肠、盲肠及升结肠、横结肠、降结肠。依据肉眼形态分四型：①隆起型，多位于右侧结肠，呈息肉状或盘状向肠腔突起，可伴表浅溃疡。②溃疡型，较常见，表面形成较深溃疡或呈火山口状。③浸润型，多位于左侧结肠，癌组织向肠壁深层弥漫浸润，常累及肠管全周，导致局部肠壁增厚，变硬，形成环状狭窄（图18-14）。④胶样型，较少见，肿瘤表面及切面均呈半透明、胶冻状。组织学类型主要分乳头状腺癌、管状腺癌、黏液腺癌或印戒细胞癌、未分化癌、腺鳞癌、鳞状细胞癌。

3. 扩散

（1）直接蔓延：当癌组织浸润肌层达浆膜层后，可直接蔓延至邻近器官，如前列腺、膀胱及腹膜等处。

（2）转移：①淋巴道转移：癌组织穿透肠壁肌层时，先转移至局部淋巴结，之后远隔淋巴结转移；②血道转移：多发生于晚期，癌组织可沿血道转移至肝、肺、脑等；③种植性转移：癌组织穿破肠壁浆膜后脱落，播散到腹腔内形成种植性转移。

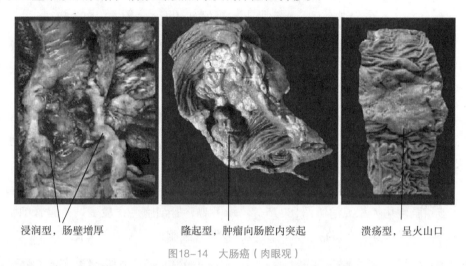

| 浸润型，肠壁增厚 | 隆起型，肿瘤向肠腔内突起 | 溃疡型，呈火山口 |

图18-14　大肠癌（肉眼观）

4. 病理临床联系　右侧大肠肠腔较宽，不易引起梗阻。常表现为局部肿块。癌组织质地较脆，容易破溃、出血或感染，患者出现贫血、发热等症状。肿瘤环形生长，导致肠腔狭窄，并引起梗阻症状。患者出现腹痛、腹胀、便秘、便血等。

5. 分期与预后　大肠癌的分期对预后判断有一定意义（表18-2）。依据Dukes分期可将大肠癌分为4期6个阶段，且5年存活率不同。

表18-2　大肠癌分期及预后

分期	肿瘤生长范围	5年存活率（%）
A	肿瘤限于黏膜层（重度上皮内瘤变）	100
B_1	肿瘤侵及肌层，但未穿透，无淋巴结转移	67
B_2	肿瘤穿透肌层，但无淋巴结转移	54
C_1	肿瘤未穿透肌层，但有淋巴结转移	43
C_2	肿瘤穿透肠壁，并有淋巴结转移	22
D	有远隔脏器转移	极　低

四、原发性肝癌

原发性肝癌是肝细胞或肝内胆管上皮发生的恶性肿瘤。我国发生率较高，发病年龄多在中年，男多于女。

1. 病因

（1）病毒性肝炎：乙型肝炎病毒与肝癌最密切，其次为丙型肝炎。研究表明，肝癌患者常见有HBV基因整合到肝癌细胞的DNA之中，HBV基因组中的X蛋白能够使抑癌基因P53失活，并能活化原癌基因，诱导肝癌发生。

（2）肝硬化：我国肝癌的发生与肝硬化关系密切，约84.6%的肝癌患者合并有肝硬化，大多数为坏死后性肝硬化。

（3）黄曲霉素毒素：黄曲霉素B_1有致癌作用。

（4）亚硝胺类化合物：硝酸盐和亚硝酸盐含量增高的地区，其肝癌发病率增高。

2. 病理变化　按肉眼形态特点分为早期肝癌和中晚期肝癌

（1）早期肝癌：指肿瘤结节数量不超过2个，结节直径<3cm，多呈球形，边界清楚，切面均匀一致，无出血及坏死，又称为小肝癌。

（2）中晚期肝癌：肝体积增大，重量增加，颜色为黄绿色或棕褐色，据肉眼形态分三型：①巨块型：多发生于肝右叶，瘤体巨大，直径多超过10cm，圆形，切面中心部常有出血、坏死。瘤体周围常有多少不一的卫星状癌结节。②多结节型：最常见，肿瘤结节散在，圆形或椭圆形，大小不等，直径多小于5cm。③弥漫型：较少见，癌组织弥散于肝内，常于肝硬化基础上发生，故易于和肝硬化易相混淆（图18-15）。镜下观，肝细胞癌，最多见；胆管细胞癌，起源于胆管上皮细胞；混合细胞型肝癌，含肝细胞癌及胆管细胞癌两种成分（图18-16）。

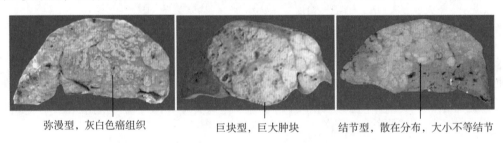

弥漫型，灰白色癌组织　　　巨块型，巨大肿块　　　结节型，散在分布，大小不等结节

图18-15　晚期肝癌（肉眼观）

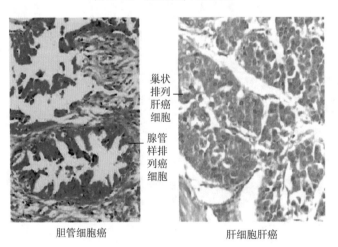

巢状排列肝癌细胞

腺管样排列癌细胞

胆管细胞癌　　　　　　　肝细胞肝癌

图18-16　肝癌（镜下观）

3. 扩散　①肝内播散：肝内直接蔓延，肿瘤范围逐渐扩大，可沿门静脉分支播散，在肝内形成多个转移性结节；②肝外转移：癌组织通过淋巴道，可转移至肝门淋巴结、上腹部淋巴结和腹膜后淋巴结。晚期通过血道转移至肺、肾上腺、脑及肾等处。侵犯到被膜后癌细胞脱落后

可形成种植性转移。

4. 病理临床联系　早期肝癌的临床表现不明显，血清甲胎蛋白的检测以及影像学的进步，肝穿刺技术的应用，有利于早期肝癌的诊断。晚期患者可出现肝大、肝区疼痛、腹水、消瘦等表现。

五、胰腺癌

胰腺癌是起源于胰腺外分泌部导管上皮的恶性肿瘤，为较少见的一种消化系统肿瘤，发病年龄在40~70岁，男性多于女性。研究表明其形成的原因与K-ras基因点突变、c-myc过度表达及P53基因突变有关。

1. 病理变化　胰头部多见。胰腺的头、体、尾部均可发生。肉眼观，胰腺癌大小和形态不一，多为圆形或椭圆形。当肿瘤位于胰腺深部时很难从外观上被发现。胰腺质地通常变硬，有时很难与慢性胰腺炎相鉴别。镜下观，组织学类型常表现导管腺癌、囊腺癌、黏液癌、实性癌。少数为未分化癌、多形性癌、鳞状细胞癌或腺鳞癌。

2. 扩散及转移　胰头部癌早期可直接蔓延至邻近组织和器官，如胆管、十二指肠，转移至胰头旁及总胆管旁淋巴结，经门静脉转移到肝、肺、骨等。

3. 病理临床联系　胰头癌的主要症状为无疼性黄疸。体尾部癌之主要症状则为因侵入腹腔神经丛而发生的深部刺痛，因侵入门静脉而产生的腹水以及压迫脾静脉而发生的脾大。可出现贫血、呕血、便秘等。不能早期发现确诊，则预后不佳。

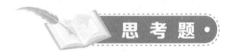

思 考 题

一、名词解释

1. 肠上皮化生　　　　　　　　2. 假小叶

3. 肝硬化　　　　　　　　　　4. 胆石症

二、简答题

1. 简述胃溃疡和溃疡型胃癌的区别?

2. 简述门脉性肝硬化病变特点，门脉高压症临床表现。

3. 简述消化道系统常见肿瘤的肉眼及镜下类型。

第十九章 肝性脑病

【学习目标】

识记

能准确复述肝性脑病的概念、分类。

理解

理解肝性脑病的诱因及发生机制。

运用

能运用学习过肝性脑病的原因等知识，对肝性脑病进行预防。

■ 案例

患者，男性，60岁，乙型肝炎病史多年，伴双下肢水肿、腹水、皮肤、黏膜出血2年。1周前出现夜间失眠。体检：体温36.8℃，脉搏80次/份，呼吸18次/份，血压100/70mmHg，嗜睡，注意力减退，定向力差。消瘦，巩膜黄染，扑翼样震颤（＋），腹壁见静脉曲张，肝肋下2cm，腹部移动性浊音（＋），双下肢可见淤斑。初步诊断：肝硬化、肝性脑病。

问题：患者肝硬化和肝性脑病之间的联系？

肝性脑病是指严重肝脏疾病引起的，以中枢神经系统功能障碍为主要表现的一组神经精神综合征。肝性脑病是肝功能损伤的最后阶段，临床上肝性脑病初期常表现为人格改变和意识障碍，晚期主要表现为肝昏迷。

一、原因、分类及分期

1. 根据发生原因分类　①内源性肝性脑病：多见于重型病毒性肝炎、严重急性肝中毒（如四氯化碳中毒）等伴有广泛肝细胞坏死，由于肝解毒功能下降而引起。②外源性肝性脑病：多见于各种类型的晚期肝硬化和门体静脉分流术后，一方面肝解毒功能下降，另一方面患者大多因门脉高压而有侧支循环的建立，以致从肠道吸收来的毒性物质经侧支循环绕过肝直接进入体循环而到达脑部，引起肝性脑病。

2. 根据临床发生速度分类　①急性肝性脑病：起病急，迅速出现肝昏迷等症状。常见于严重肝中毒、重症病毒性肝炎。②慢性肝性脑病：起病缓慢、病程长、反复发作，常有明显的诱因，常见原因是慢性肝损伤，如肝硬化等。

3. 根据临床表现可分四期　一期（前驱期）为轻微的性格和行为改变，表现欣快感或沉默寡言、表情淡漠、注意力不集中、易怒、烦躁等；二期（昏迷前期）以精神错乱，睡眠障碍，行为失常为主，睡眠昼夜颠倒、定向力障碍，出现腱反射亢进、运动不协调，两手扑翼样震颤等神经体征；三期（昏睡期）以昏睡和严重精神错乱为主，可出现木僵、嗜睡等；四期（昏迷期）患者意识完全丧失，并进入昏迷状态，故称肝昏迷。

二、发生机制

肝性脑病的发生仍不完全清楚，目前认为与物质代谢障碍和毒性物质侵入神经系统导致脑细胞的代谢和功能发生障碍有关，因此提出了氨中毒学说、假性神经递质学说、血浆氨基酸失衡学说等。

（一）氨中毒学说

临床上发现肝性脑病发作时，多数患者血液及脑脊液中氨水平升高；慢性肝病患者摄入过多蛋白质或口服较多含氮药物时，易诱发肝性脑病，当限制蛋白饮食后，病情即见好转。提示肝性脑病发生与血氨升高有关系。

1. 血氨升高原因　氨清除不足或生成过多均可致血氨水平升高。

（1）氨的清除不足：肝功能障碍时，由于代谢障碍，供给鸟氨酸循环的ATP严重不足及肝内酶系统破坏，导致鸟氨酸循环障碍，合成尿素减少，氨清除不足。此外，肝硬化晚期门脉高压，门—体侧支循环形成，来自肠道的氨绕过肝脏直接进入人体循环而使血氨升高，氨的清除不足成为血氨升高的重要机制。

（2）氨的生成过多：其原因：①肝功能障碍时，门静脉回流受阻，肠黏膜淤血、水肿，肠蠕动减弱以及胆汁分泌减少等，使消化、吸收功能障碍，导致肠道细菌生长活跃，释放氨基酸氧化酶和尿素酶增多，未经消化吸收的蛋白质成分在肠道内增多，经细菌分解，使产氨增多。②肝硬化时常合并肾功能障碍，尿素排出减少而在血液中聚积，使弥散入肠道的尿素增加，经尿素酶分解后，使氨的生成增多；上消化道出血，血液蛋白质在肠道内被细菌分解可增加产氨；③肌肉活动增强时，肌肉中腺苷酸分解增多，也可增加产氨。

2. 氨对脑的毒性作用　氨在血液中主要以铵离子（NH_4^+）形式存在，游离氨（NH_3）仅占1%，二者保持着动态平衡，当血液中的pH升高时，则氨增多，氨可自由通过血脑屏障，进入脑细胞内影响脑功能：

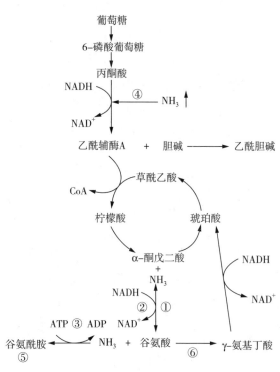

图19-1　氨对脑能量代谢及神经递质的影响

①消耗α-酮戊二酸；②消耗NADH；③消耗ATP；④抑制丙酮酸脱羧酸、乙酰辅酶A减少，乙酰胆碱减少；⑤谷氨酰胺生成增多；⑥γ-氨基丁酸生成增多

（1）干扰脑细胞的能量代谢：①脑细胞内氨与α-酮戊二酸结合形成谷氨酸，α-酮戊二酸因此减少，使三羧酸酸循环受阻，ATP产生减少；②消耗大量还原型辅酶Ⅰ（NADH），妨碍了呼吸链中的递氢过程，致ATP生成不足；③谷氨酸与氨结合生成谷氨酰胺，消耗了ATP，而使ATP进一步减少。

（2）影响神经递质的产生与平衡：血氨升高可导致脑组织内兴奋性神经递质减少、抑制性神经递质增加，造成中枢神经系统的功能失常。①乙酰胆碱减少：氨抑制丙酮酸氧化脱羧过程，导致脑组织内乙酰辅酶A生成减少，乙酰胆碱合成也减少。乙酰胆碱对中枢神经系统的作用以兴奋为主，乙酰胆碱减少引起中枢神经系统抑制。②谷氨酸减少，谷氨酰胺增加：氨浓度升高时，氨和脑中的兴奋性神经递质谷氨酸结合形成抑制性神经递质谷氨酰胺。③γ-氨基丁酸增加：血氨升高时，抑制性神经递质（γ-氨基丁酸）生成增加，同时氨可降低γ-氨基丁酸转氨酶活性，抑制γ-氨基丁酸的分解，导致脑组织中γ-氨基丁酸蓄积，加强中枢神经系统的抑制（图19-1）。

（二）假性神经递质学说

中枢神经系统细胞之间是以突触形式联系，信息传递依靠神经递质。而儿茶酚胺类物质（多巴胺、去甲肾上腺素）在维持脑干上行性网状结构激动系统的唤醒功能中发挥重要的作用，当肝衰竭后，苯乙醇胺和羟苯乙醇胺等假性神经递质增多，这些假性神经递质与正常神经递质结构相似，但生理作用极弱，竞争性取代正常神经递质后，大脑皮质由兴奋状态转为抑制状态，临床上表现嗜睡或昏迷。

1. 假性神经递质的生成　食物中的蛋白质在肠道分解为氨基酸，其中芳香族氨基酸（如苯丙氨酸和酪氨酸）经肠道中细菌脱羧酶的作用可生成苯乙胺和酪胺。当肝脏严重受损，其解毒功能下降，或由门-体分流而使大量生物胺直接进入体循环中。同时由于胃肠道黏膜淤血水肿，消化和吸收功能障碍，蛋白质类食物腐败分解增加，大量的苯乙胺和酪胺入血，进入脑组织后，经β-羟化酶作用而形成羟苯乙醇胺和苯乙醇胺，它们的化学结构与去甲肾上腺素和多巴胺等正常神经递质结构相似，其效能远较正常神经递质弱，称为假性神经递质。

2. 假性神经递质的毒性作用　脑干网状结构中的假性神经递质增多时，则竞争性地取代正常神经递质而被神经末梢所摄取和贮存，当发生神经冲动时再释放出来。因假性神经递质作用效能为正常神经递质的1/10，使网状结构上行激动系统功能障碍，出现嗜睡或昏迷等（图19-2）。

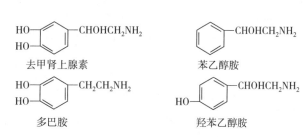

图19-2　正常及假性神经递质的结构

（三）血浆氨基酸失衡学说

血浆支链氨基酸（亮氨酸、异亮氨酸、缬氨酸）、芳香族氨基酸（苯丙氨酸、酪氨酸、色氨酸）的比值正常时接近3~3.5，肝性脑病患者血中氨基酸含量有明显的改变，表现为支链氨基酸减少，芳香族氨基酸增多，两者比值为0.6~1.20。

1. 血中氨基酸失衡的原因　其原因：①芳香族氨基酸主要在肝内降解，肝功能障碍时，芳香族氨基酸转化代谢减弱，使血液中浓度增加。②肝功能障碍，对胰高血糖素的灭活能力减弱，血中浓度显著增加，使蛋白质分解代谢增强，产生大量芳香族氨基酸。③肝功能障碍时，对胰岛素灭活减少，在血浆中含量升高，可促使肌肉和脂肪组织对支链氨基酸的摄取、利用增多，使血浆中支链氨基酸浓度降低。

2. 氨基酸失衡与肝性脑病　血中芳香族氨基酸（主要是苯丙氨酸和酪氨酸）增多，进入脑内，脑细胞内高浓度的苯丙氨酸可抑制酪氨酸羟化酶的活性，增强脱羧酶活性，使酪氨酸不能合成去甲肾上腺素和多巴胺，反而生成假性神经递质，导致肝性脑病。

三、诱发因素

慢性肝性脑病，大多是在某些诱发因素的作用下发生的，其常见诱因有以下几点。

1. 上消化道出血及蛋白质摄入过多　最常见诱因。肝硬化患者多有食管下端静脉曲张，一旦静脉破裂，大量血液进入消化道或摄入蛋白质过多时，在肠道细菌的作用下，血中的蛋白质被分解产生大量的氨，引起血氨升高。此外，出血还可造成低血容量，可损害肝、脑和肾功能，诱发肝性脑病。

2. 严重感染　严重感染（如肺炎、肾盂肾炎等）诱发肝性脑病的机制是：①体温升高，分解代谢增强，使体内产氨增多。②发热时肺通气过度，易发生呼吸性碱中毒，促进血氨进入脑内。③细菌及其毒素加重了肝功能损害。④脑组织耗氧量增加及毒素作用，脑组织对氨敏感性增强。

3. 利尿剂使用不当　过度利尿会引起血容量降低与肾前性肾衰竭，产生低钾性碱中毒，使肾产氨增加，有利于氨通过血脑屏障。

4. 腹腔穿刺放液　如果腹腔穿刺放液过多、过快，可使腹腔内压力突然降低，门静脉系统血管扩张、血管容量加大，回流入肝的血液减少，引起肝细胞缺氧，肝细胞受损，促进肝性脑病的发生。

5. 便秘　粪便在肠道内停留时间长，可使肠道内生成的氨类和硫醇等毒性物质增多并吸收入血，易诱发肝性脑病。

6. 止痛药、镇静药、麻醉剂使用不当　肝功能受损对药物代谢能力降低，如长期使用可导致药物在体内蓄积，可促进肝性脑病的发生。

7. 其他因素　外科手术、酒精中毒以及各种原因引起的低血糖、缺氧、水电解质失常和碱中毒等均可成为肝性脑病的诱因。

四、肝性脑病的防治原则

1. 消除诱因　酌情减少或停止进食蛋白质；预防消化道出血及感染；慎用麻醉、镇静剂及利尿药；保持大便通畅；放腹水宜慎重；正确记录出入液量、注意水、电解质平衡等。

2. 降低血氨　口服抗生素以抑制肠道细菌，减少氨的生成；口服乳果糖或高位弱酸液体灌肠以降低肠道pH值，减少氨的生成与吸收；应用谷氨酸、精氨酸等药物均有降低血氨的作用。

3. 恢复神经传导功能　补充正常神经递质，使其与脑内假性神经递质竞争，有利于恢复神经传导功能，目前多采用左旋多巴，因为它易于通过血脑屏障进入中枢神经系统，并转变为正常神经递质而发挥生理效应。动物实验证明，左旋多巴还有降低血氨的作用。

4. 恢复血浆氨基酸的平衡　应用含有高支链氨基酸、低芳香族氨基酸及精氨酸的复方氨基酸溶液，有利于恢复血浆氨基酸的平衡，能获得较好疗效。

5. 其他　近年来开展了人工肝辅助装置与肝移植方面的研究，取得了一些进展，但仍存在不少问题，有待进一步解决。

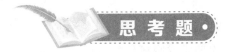

思 考 题·

一、名词解释

1. 肝性脑病

2. 肝昏迷

二、简答题

1. 简述肝功能不全、肝性脑病的概念及肝性脑病分类。

2. 简述血氨增高的原因及对脑细胞的毒性作用。

（苗长城）

第二十章　泌尿系统疾病

【学习目标】

识记

能准确复述肾小球肾炎、肾盂肾炎的病理学变化。

理解

1.理解肾小球肾炎、肾盂肾炎的病因、发病机制及病理临床联系。

2.理解肾癌、膀胱癌的病变特点。

运用：

能运用肾小球肾炎和肾盂肾炎的基本病理变化解释患者的临床表现。

■ 案例

患者，女性，45岁。体检：蛋白尿、管型尿，下肢水肿，血压150/95mmHg。

思考题：该患者最可能诊断是什么病？

泌尿系统包括肾、输尿管、膀胱和尿道，调节体内水、电解质酸碱平衡，维持内环境的稳定作用；还有重要的内分泌功能，可分泌激素，如肾素、促红细胞生成素、前列腺素等，参与调节血压、红细胞生成及钙的吸收。肾小球由毛细血管丛和肾球囊构成。肾小球毛细血管壁分3层（图20-1），中间为基底膜，内侧有内皮细胞覆盖，外侧为脏层上皮细胞，此3层结构组成肾小球的滤过膜。基底膜外侧的脏层上皮细胞，又称为足细胞，胞浆丰富形成许多细长的分枝状突起，称为足突。足突之间形成许多间隙，宽20~30nm，称为滤过隙（图20-2）。

泌尿系统的疾病种类很多，本章主要介绍肾小球肾炎、感染性疾病、泌尿系统常见肿瘤。

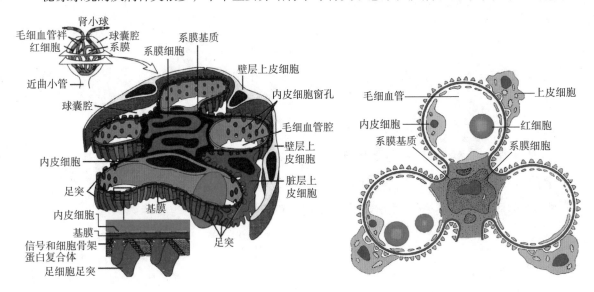

图20-1　肾小球结构模式图　　　　　　　　图20-2　肾小球毛细血管模式图

第一节　肾小球肾炎

肾小球肾炎是一类以肾小球损伤为主的变态反应性炎症，简称肾炎。肾小球肾炎是一种常见病，临床主要表现蛋白尿、血尿、水肿及高血压等肾小球肾炎可分原发性和继发性两大类，通常所说的肾炎是指原发于肾的独立性疾病，称为原发性肾小球肾炎，病变主要累及肾。而继发性肾小球肾炎是其他疾病引起的肾病变，是全身性疾病的一部分，如过敏性紫癜性肾炎、红斑狼疮性肾炎等。本章重点介绍原发性肾小球肾炎。

一、病因和发病机制

1. 病因　肾小球肾炎多为抗原抗体反应引起的变态反应性炎症。引起肾炎的抗原可分两大类：①内源性抗原：包括肾性抗原：如肾小球基底膜的层粘连蛋白、内皮细胞膜抗原等；非肾性抗原：如DNA抗原、免疫复合物等。②外源性抗原：包括细菌、病毒、药物、异种血清、类毒素等。

2. 发病机制 抗原刺激机体产生相应抗体，抗原与抗体形成免疫复合物，由于形成的方式和沉积部位不同，引起不同类型的肾小球肾炎。引起机制有两种。

（1）肾小球内原位免疫复合物形成：抗体与肾小球内固有的抗原成分或植入在肾小球内的抗原成分结合，在肾小球原位形成免疫复合物。有两种类型：①肾小球基底膜抗原：肾小球基底膜在感染或某些因素作用下，结构发生改变而具有抗原性，刺激机体产生自身抗体，如某些细菌、病毒与肾小球基底膜具有共同抗原性，其刺激机体产生的抗体与肾小球的基底膜起交叉反应。抗肾小球基底膜抗体引起的肾炎，称为抗肾小球基底膜性肾炎，此类肾炎是一种自身免疫性疾病。②植入性抗原：非肾小球性抗原进入肾小球内，可与肾小球的某些成分结合，形成植入性抗原而引起抗体产生，抗体与植入性抗原在肾小球原位结合，形成免疫复合物引起肾小球肾炎。

（2）循环免疫复合物沉积在肾小球：内源性或外源性可溶性抗原，如感染产物、药物等，刺激机体产生相应抗体，抗原抗体在血液循环中形成免疫复合物，随血液流经肾小球时沉积，引起肾小球损害。

不同类型的肾小球肾炎，免疫复合物沉积和形成的部位不同，用免疫荧光法证实免疫复合物含有免疫球蛋白和补体，在肾小球内呈现出连续的线形荧光或不连续的颗粒状荧光，电镜下见免疫复合物为电子致密物沉积。

二、肾小球肾炎的病理类型

肾小球肾炎的命名和分类方法很多，原发性肾小球肾炎常见病理类型：①急性弥漫性增生性肾小球肾炎；②快速进行性（新月体性）肾小球肾炎；③膜性肾小球肾炎（膜性肾病）；④轻微病变性肾小球肾炎（脂性肾病）；⑤膜增生性肾小球肾炎；⑥系膜增生性肾小球肾炎；⑦IgA肾病；⑧慢性硬化性肾小球肾炎。

所谓弥漫性是指大部分肾小球（50%以上）受累，局灶性是指仅累及少部分（少于50%）肾小球，根据病变在一个肾小球所占的范围，每个肾小球病变又可分球性和节段性病变。下面介绍几种常见肾小球肾炎类型。

（一）急性弥漫性增生性肾小球肾炎

急性弥漫性增生性肾小球肾炎病变特点是肾小球毛细血管内皮细胞和系膜细胞增生，伴有少量中性粒细胞和巨噬细胞浸润，又称为毛细血管内增生性肾小球肾炎。临床常见的肾小球肾炎，大多数患者为儿童，成人少见，一般起病急，临床多表现为急性肾炎综合征，预后较好。

1. 病因和发病机制 本病多与病原微生物感染有关，又称为感染后肾小球肾炎。最常见病原体为A族乙型溶血性链球菌，肾小球内有免疫复合物沉积。

2. 病理变化 肉眼观，肾轻度或中度肿大、充血、包膜紧张、表面光滑、色较红，故称大红肾。肾小球毛细血管破裂出血，肾表面及切面可见散在的小出血点，如蚤咬状，称为蚤咬肾。切面皮质增宽，条纹模糊与髓质分界明显。光镜下观，病变呈弥漫性，双肾多数肾小球，体积增大，细胞数量增多，增生的细胞为毛细血管内皮细胞和系膜细胞，使毛细血管管腔狭窄或闭塞，流经肾小球血量减少，肾小球呈缺血状态。可见炎细胞浸润，中性粒细胞，少数巨噬细胞，病变严重时毛细血管壁可发生纤维素样坏死，管壁破裂导致出血，肾小囊内见红细胞、浆液、纤维蛋白等，肾间质有不同程度的充血、水肿及炎细胞浸润（图20-3）。

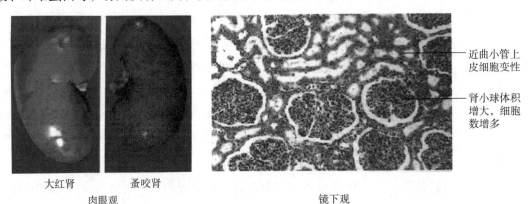

近曲小管上皮细胞变性

肾小球体积增大，细胞数增多

大红肾　　　蚤咬肾

肉眼观　　　　　　　　　　　镜下观

图20-3　急性弥漫性增生性肾小球肾炎

电镜观，肾小球基膜外侧上皮细胞下可见电子致密物沉积，呈驼峰状或小丘状，大小不等。基底膜内侧内皮细胞下和系膜内也可见小型沉积物。免疫荧光，显示在毛细血管壁有免疫球蛋白和补体沉积（IgG和C_3），呈现颗粒状荧光。

3. 病理临床联系　临床上表现急性肾炎综合征，即尿的变化、水肿、高血压。

（1）尿变化：①尿量改变：尿量减少，甚至无尿。内皮细胞和系膜细胞增生、肿胀，压迫毛细血管使其管腔狭窄或闭塞，血流量减少，滤过率降低，而肾小管重吸收功能无明显障碍，引起少尿、无尿。②尿质改变：血尿、蛋白尿、管型尿等。肾小球毛细血管受损，管壁通透性增加引起。轻者镜下血尿，重者肉眼血尿。各种异常物质在肾小管内凝集形成管型（如蛋白管型、细胞管型、颗粒管型等），随尿液排出形成管型尿。

（2）水肿：因肾小球滤过率降低，少尿、无尿，导致钠水潴留，蛋白尿使血浆蛋白减少，血浆胶体渗透压降低有关。为轻、中度水肿，常发生于组织疏松的眼睑部。

（3）高血压：多为轻、中度血压升高，主要与钠水潴留使血容量增加有关。

4. 转归　与年龄有关，儿童患者预后较好。绝大多数患儿常在数周或数月内痊愈；部分患儿（1%～2%）可迁延不愈，转为慢性肾小球肾炎；极少数患儿（小于1%）的病变进展迅速，转为弥漫性新月体性肾小球肾炎，预后不佳。成人患者预后较差，约15%～50%转变为慢性肾小球肾炎，可在数年到数十年内发展为终末期肾。

（二）快速进行性肾小球肾炎

快速进行性肾小球肾炎又称为急进性肾小球肾炎，其病变特点为肾小球内大量新月体形成，故又称为新月体性肾小球肾炎。比较少见，患者大多为青中年人，预后差。

1. 病理变化　肉眼观，两肾弥漫性增大，色苍白，皮质表面常有点状出血，切面见皮质增厚。光镜观，大部分肾小球内有特征性的新月体或环状体形成，主要有增生的肾小球囊壁层上皮细胞和单核巨噬细胞构成，而立体角度是形成整个肾小球囊的球形体，在切面肾小囊腔形成新月状结构新月体、环状体。肾小囊上皮细胞增生主要是渗出的纤维蛋白刺激所致。早期新月体以增生的上皮细胞和单核细胞为主，称为细胞性新月体。新月体内逐渐出现新生的纤维细胞，而后纤维成分逐渐增多，形成纤维—细胞性新月体；最后新月体内的细胞成分和渗出物完全由纤维组织替代，称为纤维性新月体。新月体或环状体形成后压迫肾小球毛细血管丛，可使肾小球囊腔闭塞，肾小球结构和功能都遭到严重破坏，最后肾小球毛细血管丛萎缩、纤维化及玻璃样变性，功能丧失，所属肾小管多萎缩、消失。肾间质纤维组织大量增生，炎细胞浸润（图20-4）。

电镜观，肾小球基底膜不规则增厚，部分变薄，患者可见肾小球基底膜出现裂孔或缺损。免疫荧光，部分患者肾小球内可有颗粒状或线形荧光。

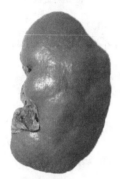 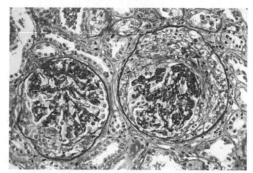

肾脏体积增大，颜　　　肾小球内新月体形成，新月体挤压毛细血管丛（镜下观）
色苍白（肉眼观）

图20-4　新月体性肾小球肾炎

2. 病理临床联系　肾小球毛细血管坏死，基底膜缺损，可出现明显血尿。因肾小球缺血，肾素-血管紧张素-醛固酮系统活性增高，引起全身小动脉收缩，加上钠水潴留可导致高血压。因多数肾小球球囊腔被新月体阻塞，肾小球滤过障碍，故迅速发生少尿或无尿。同时，代谢产物在体内潴留出现氮质血症。

3. 转归　本型预后与形成新月体的肾小球多少有关，新月体少于肾小球总数的50%，病程较长，预后较好；如大部分肾小球受累，则预后极差。随着病变的进展，肾小球纤维化、玻璃样变性，肾单位功能逐渐丧失，最终发展为肾功能不全和尿毒症。

（三）弥漫性膜性肾小球肾炎

弥漫性膜性肾小球肾炎是以毛细血管基底膜弥漫性增厚为其病变特点，故又称膜性肾病。多见于青年、中年人，男性多见。与慢性免疫复合物沉积有关，多数为原发性，部分为继发性。

1. 病理变化　肉眼观，病变早期肾体积增大，颜色苍白，故有"大白肾"之称，切面皮质明显增厚。晚期肾体积缩小，表面呈细颗粒状。光镜观，肾小球基底膜弥漫性增厚，镀银染色显示毛细血管基底膜外侧有许多钉状突起，这些突起与基底膜垂直相连如梳齿样。电镜观，上皮细胞下有电子致密物沉积，且被钉突所分隔，足突细胞融合。沉积物被增生的基底膜包围并逐渐溶解，使基底膜呈虫蚀状缺损（图20-5）免疫荧光，是IgG和补体沉积在肾小球基膜。

2. 病理临床联系　典型的临床表现"三高一低"，即大量蛋白尿、高度水肿、高脂血症和低蛋白血症称为肾病综合征。

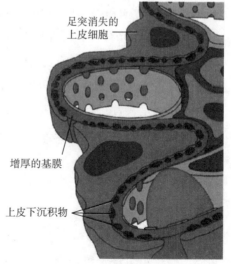

足突消失的
上皮细胞

增厚的基膜

上皮下沉积物

图20-5　膜性肾小球肾炎模式图

3. 转归　临床起病缓慢，病程较长。早期病变轻，少数患者积极治疗，预后较好；多数患者反复发作，发展到晚期，导致肾功能不全。

（四）轻微病变性肾小球肾炎

轻微病变性肾小球肾炎又称微小病变性肾病，因在光镜下肾小球无明显改变或病变轻微故名。又因本病发生时肾小管上皮细胞内可见有大量脂质沉积，故又称脂性肾病，临床上常表现肾病综合征，多见于儿童，成人少见。

1. 病理变化　肉眼观，肾体积增大，色苍白或灰黄，因肾小管上皮细胞内脂质沉积，切开肾皮质可出现黄白色条纹。光镜观，肾小球无明显变化，近曲小管上皮细胞内可见大量脂质和玻璃样小体，肾小管腔内有蛋白管型。电镜观，肾小球基底膜基本正常，足突广泛融合消失，故称足突病。

2. 病理临床联系　临床表现肾病综合征，其中水肿发生较早，蛋白尿为高选择性的，尿中主要为小分子白蛋白。因肾小球病变不明显，一般无血尿和高血压发生，肾功能无明显影响。

3. 转归　多数患儿对皮质类固醇治疗敏感，预后好；成人患者对激素反应缓慢，但预后仍较好。少数患者可有反复，一般不发展成慢性。

（五）膜增生性肾小球肾炎

膜增生性肾小球肾炎以肾小球毛细血管基底膜弥漫性增厚、系膜细胞增生和系膜基质增多为主要病变特点，又称系膜毛细血管性肾小球肾炎。好发于儿童和青年，早期症状不明显，可仅有轻度的蛋白尿或血尿，随病变持续进展多表现出肾病综合征。

1. 病理变化　肉眼观，肾充血，光镜观，肾小球体积增大，系膜细胞增多，毛细血管壁不规则增厚，管腔狭窄，系膜区增宽，增生的系膜组织使毛细血管丛呈分叶状等，镀银染色见增厚的毛细血管壁呈车轨状或分层状。

根据沉积物的部位，可将膜性增生性肾小球肾炎分3型：Ⅰ型电子致密物沉积在内皮细胞下，大小不等，常聚积成大团块状；Ⅱ型肾小球毛细血管基底膜不规则增厚。在基底膜致密层内有高电子密度的块状呈带状分布的沉积物。故这型肾炎又称为致密沉积物病；Ⅲ型肾小球毛细血管基底膜内皮细胞下和上皮细胞下都有电子致密物沉积，并可伴有基底膜断裂。免疫荧光检查，Ⅰ型显示IgG和C3沿肾小球毛细血管和系膜区内呈颗粒状荧光。Ⅱ型时主要有大量C3沉积；Ⅲ型极少见，免疫荧光检查与Ⅰ型相同。

2. 病理临床联系　早期病变血管壁变化较轻，症状不明显，仅有轻度蛋白尿或血尿。病变逐渐发展，当侵犯毛细血管壁时可引起肾病综合征。

3. 转归　呈慢性进行性发展，预后差。约50%患者在10年内出现慢性肾功能不全。尤其是Ⅱ型膜性增生性肾炎预后更差。晚期，系膜硬化，肾小球纤维化，可导致高血压和肾功能不全。

（六）系膜增生性肾小球肾炎

系膜增生性肾小球肾炎以弥漫性系膜细胞增生及系膜基质增多为主要病变特点。本病多见于青少年。可能与免疫复合物形成或沉积有关。病理变化：弥漫性系膜细胞增生、系膜基质增多。电镜下可见电子致密物沉积。免疫荧光检查显示，系膜区内有免疫复合物沉积（IgM、C3）。病理临床联系：早期症状多不明显，仅有轻度蛋白尿或复发性血尿。IgM沉积的患者多表现为肾病综合征。有IgG、IgA及C3沉积者伴有血尿。轻者预后较好，可复发。部分患者病变 严重，可导致系膜硬化和肾小球硬化。晚期发展为肾功能不全，预后较差。

（七）IgA肾病

IgA肾病（又称贝格尔病）是一种特殊类型的肾小球肾炎，IgA肾病比较常见，多发生于儿童和青年，有些患者在发病前有上呼吸道感染史。早期病变轻微，呈局灶性，仅少数肾小球有轻度系膜增宽和节段性增生。有些病变较明显，可有弥漫性系膜增生，最突出特点是系膜区内有IgA、C3沉积。诊断IgA肾病的必要依据是免疫荧光检查显示系膜区有IgA或以IgA为主的免疫球蛋白沉积。该病多呈慢性进行性过程，约半数患者病变缓慢进展，出现慢性肾功能不全。

（八）慢性硬化性肾小球肾炎

慢性硬化性肾小球肾炎为各型肾小球肾炎的最终阶段，多数患者曾患肾炎，但也有部分患者起病隐匿，自觉症状不明显，发现时病变已进入晚期。

1. 病理变化　肉眼观，双侧肾对称性萎缩变小，重量减轻，色苍白，质硬，表面呈较均匀的细颗粒状，故称继发性颗粒性固缩肾。切面见肾皮质变薄，皮髓质分界不清，纹理模糊，小动脉管壁增厚变硬，切面呈哆开状。镜下观，肾小球弥漫性纤维化、玻璃样变性，所属的肾小管萎缩、纤维化、消失。肾小球相互靠拢，呈肾小球集中现象。残存的肾小球代偿性肥大，相应肾小管扩张，腔内可见各种管型。肾间质纤维组织增生，大量淋巴细胞、浆细胞浸润，细动脉和小动脉均发生硬化，管壁增厚、管腔狭窄（图20-6）。

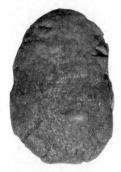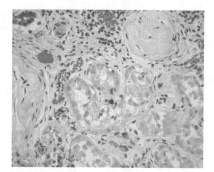

肾脏体积缩小，表面呈弥　　　肾小球弥漫纤维化、玻璃样变性（镜下观）
漫细颗粒状（肉眼观）

图20-6　慢性肾炎

2. 病理临床联系

（1）尿的变化：由大量肾单位破坏，血液通过残存的肾单位时，在肾小球内流速增加，滤过率显著增加，但肾小管重吸收功能有限，尿浓缩功能降低，故患者出现多尿、夜尿和低比重尿。

（2）高血压：肾缺血，肾素分泌增加，细小动脉硬化，导致血压增高。

（3）贫血：大量肾单位破坏，促红细胞生成素分泌减少，加上代谢产物不能排出体外，在体内堆积，骨髓造血功能受到抑制，导致患者出现贫血。

（4）氮质血症、电解质代谢及酸碱平衡失常：随着病变发展，残存的肾单位逐渐减少，患者体内代谢产物堆积，造成血中非蛋白氮含量高于正常值，称为氮质血症；还可出现水、电解质和酸碱平衡失常。

3. 转归　病变发展缓慢，病程长短不一，部分病程可达数年至数十年，早期积极合理的治疗可控制病变发展。病变发展至晚期，预后极差，如不能及时进行有效的血液透析或肾移植，患者常死于慢性肾功能不全、心力衰竭、脑出血或继发感染等。

三、肾小球肾炎预防原则

积极采取预防措施，积极预防链球菌感染，如有上呼吸道感染等。合理治疗、对症护理，水肿明显时给予利尿剂，血压升高时，给予降压药物等。

第二节　泌尿系统感染性疾病

一、病因及发病机制

泌尿系统感染的细菌种类很多，主要由革兰阴性细菌，大肠杆菌占85%，其他变形杆菌、产气杆菌、葡萄球菌等。慢性泌尿系统感染多为两种以上细菌混合感染。感染途径如下。

1. 上行性感染　是肾盂肾炎最常见感染途径，病原菌多为大肠杆菌。尿道炎、膀胱炎时，病原菌经输尿管或沿输尿管周围的淋巴管上行至肾盂和肾间质引起病变，又称为逆行性感染，由于女性尿道短、离直肠近等，故上行性感染较男性更多见。

2. 血源性感染　较为少见，病原菌多为葡萄球菌，由体内某处感染灶侵入血液，随血流至肾引起病变，是全身脓毒血症的一部分。病原菌一般先侵犯肾皮质，后经髓质蔓延到肾盂引起肾盂肾炎，两侧肾常同时受累。

本病常见诱发因素有：①尿路阻塞，如泌尿道结石、前列腺肥大、妊娠子宫或肿瘤压迫、先天畸形等。②医源性因素，医护工作中因操作不当还可将细菌随器械带入膀胱，如导尿术、膀胱镜检查、泌尿道手术等造成的尿路黏膜损伤。长期留置导尿管更易诱发本病。③尿液返流，如膀胱三角区发育不良、输尿管畸形等造成膀胱尿液返流入输尿管，返流是细菌由膀胱进入肾组织。

二、肾盂肾炎

（一）急性肾盂肾炎

急性肾盂肾炎是由细菌感染引起的以肾盂、肾间质和肾小管为主的急性化脓性炎症。

1. 病理变化　肉眼观，肾肿大、充血，表面散有大小不等的黄白色脓肿，脓肿周围有暗红色充血带环绕。切开可见由髓质向皮质延伸的黄色条纹病灶，可融合成大小不等的脓肿。肾盂黏膜充血、水肿，可见散在的小出血点，有时黏膜表面覆盖脓性渗出物，肾盂肾盏内可有积脓。镜下观，肾盂黏膜出现中性粒细胞浸润，肾小管、肾间质化脓性炎，伴有脓肿形成，脓肿破入肾小管，使管腔内充满脓细胞和细菌菌落（图20-7）。血源性感染时，病变首先累及肾皮质中肾小球、肾小管及其周围的肾间质，形成多发性散在化脓性病灶，继而扩散到邻近组织，并向肾盂蔓延引发肾盂的炎症。

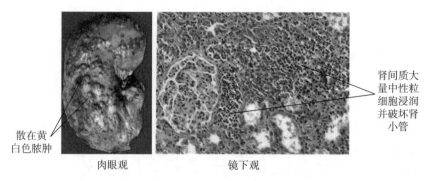

散在黄白色脓肿　　　　　　肾间质大量中性粒细胞浸润并破坏肾小管

肉眼观　　　　　　　　镜下观

图20-7　急性肾盂肾炎

2. 病理临床联系　起病急，患者常突然发热、寒战、血中白细胞数增多等。肾体积增大导致被膜紧张，炎症累及肾周围组织而引起腰痛和肾区叩击痛。出现脓尿、菌尿、蛋白尿、管型尿、白细胞管型尿，具有临床诊断意义。

3. 结局　如能及时正确治疗，大多数病例可痊愈。如治疗不彻底或诱因未消除，可因反复发作、迁延不愈而转为慢性。

（二）慢性肾盂肾炎

慢性肾盂肾炎可因急性肾盂肾炎未及时治疗演变而来，或者起病即呈慢性经过。

1. 病理变化　肉眼观，病变累及一侧或双侧肾，病变呈片状或灶性，分布不均匀。双侧肾脏不对称，体积缩小，质地变硬，表面颗粒状，有不规则凹陷性瘢痕。切面见肾皮髓质界限不清，肾乳头萎缩，肾盂、肾盏因瘢痕收缩而变形，肾盂黏膜粗糙、增厚。镜下观，病变呈不规则灶性或片状分布，多数肾结构破坏，以肾间质和肾小管为主。肾间质内大量纤维组织增生，可见慢性炎细胞浸润，部分肾小管萎缩、纤维化，有的肾小管代偿性扩张，腔内充满均质红染的蛋白管型，形似甲状腺滤泡。后期部分肾小球发生纤维化和玻璃样变。细、小动脉因继发性高血压发生玻璃样变和硬化（图20-8）。

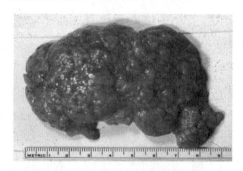
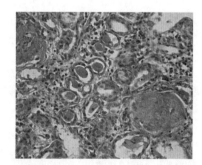

肾脏体积缩小，表面呈凹陷性瘢痕（肉眼观）　　　肾小球玻璃样变性、肾小管内充满胶样管型、间质纤维组织增生和炎性细胞浸润（镜下观）

图20-8　慢性肾盂肾炎

2. 病理临床联系　常反复急性发作，发作期间的症状与急性肾盂肾炎相似，尿中出现中性粒细胞或脓细胞、蛋白质和管型等。早期表现多尿、夜尿；低钠血症、低钾血症和代谢性酸中毒，高血压。晚期可发展为慢性肾功能不全。

3. 结局　如能及时去除诱因，尽早彻底治疗，尚可控制病变发展，如病变广泛，最终导致慢性肾功能不全等。

三、膀胱炎

膀胱炎可分为特异性（膀胱结核）和非特异性细菌感染。非特异性膀胱炎系大肠杆菌、副大肠杆菌、变形杆菌、金黄色葡萄球菌所致，根据临床表现的急缓分为急性与慢性膀胱炎。

1. 急性膀胱炎　是细菌感染引起的膀胱黏膜急性炎症。女性常见。病理变化表现膀胱黏膜充血、水肿、溃疡和出血，以三角区最明显。临床表现发病突然，排尿时有烧灼感，尿道区有疼痛。有时有尿急、尿频。终末血尿常见，时有肉眼血尿。患者可有发热，以及耻骨上不适和腰背痛。若全身症状明显、腰痛、体温升高，则表示已发展为肾盂肾炎。

2. 慢性膀胱炎　膀胱镜检查可见膀胱颈及膀胱三角区有水肿，整个膀胱呈片状红肿黏膜，易出血，严重者黏膜溃疡，被渗出物覆盖。炎症细胞浸及黏膜及肌层，伴有纤维组织增生，使膀胱弹性和容量减少。慢性膀胱炎的症状与急性膀胱炎相似，但无高热，症状可持续数周或间歇性发作，患者乏力、消瘦，出现腰腹部及膀胱会阴区不舒适或隐痛。

四、泌尿系统感染性疾病预防原则

积极采取预防措施，注意个人卫生，尤其是会阴部和肛周清洁，多饮水、勤排尿是预防尿路感染最简单而有效的措施。合理应用抗生素药物。

第三节　尿石症

尿石症是由尿液内的盐类物质沉积形成的固体石块，又称为尿结石。多发生于青壮年。尿结石可发生于肾盏、肾盂、输尿管、膀胱、尿道等处，是造成尿路阻塞的重要原因。

一、结石的类型

1. 草酸盐结石　棕褐色，质紧硬，表面粗糙有刺，呈桑椹形，切面呈环形层状。容易损伤尿路黏膜引起血尿，在碱性尿内形成，可为单纯的草酸钙结石，多数为草酸钙和磷酸钙混合性结石。

2. 磷酸铵镁结石　灰白色，表面光滑或有颗粒，质硬或松脆易碎。在肾盂、肾盏内可形成鹿角形结石。切面常见有核心（细菌或脱落上皮等），呈同心性层状结构。在碱性尿中形成，常与碳酸盐混合。

3. 尿酸盐结石　黄色或褐色，表面光滑，质硬，圆或卵圆形，常形成多数小结石，在酸性尿内形成。尿酸结石可为单纯性或与草酸钙、磷酸钙等形成混合结石，单纯尿酸结石X线可透过常不显影，混合结石X线不透过可显影。

4. 胱氨酸结石　黄白色、光滑、外观蜡样，X线能透过，不易显影，形成于酸性尿中。

大多数尿结石的晶体成分为混合性，单一成分者较少。

二、原因及发生机制

1. 尿内晶体浓度增高　晶体盐类浓度增高或黏多糖类发生量或质异常，造成晶体与胶体平衡失调，晶体物质即可析出沉淀，形成结石，如脱水、尿量减少，尿浓缩时，尿中晶体盐类浓度增高，尿结石的发生率增加。

2. 尿液理化性质的改变 碱性尿有利于磷酸钙、磷酸铵镁、草酸钙结石形成；酸性尿内易形成尿酸结石和胱氨酸结石。

3. 三聚氰胺 三聚氰胺与婴幼儿泌尿系统结石发病关系密切。三聚氰胺进入人体后，发生取代反应（水解），生成三聚氰酸，和三聚氰胺形成大的网状结构，可导致肾结石形成。

4. 其他 尿内异物，如脱落的上皮细胞、血凝块、炎性渗出物和细菌等可构成结石的核心，尿中晶体盐类可沉积于其上，形成结石。

三、病理变化及对机体的影响

1. 病理变化 最常见肾盂、肾盏和膀胱。约80%的患者为单侧性。尿结石大小不一，大者直径可达数厘米，小者如砂粒；数量不等，少者一个，多者可数十个甚至数百个（尿砂），如膀胱内的泥砂样结石。尿结石的形状为圆形、椭圆或不规则形（如肾盂内的鹿角形结石）。表面光滑，有的粗糙。

2. 对机体的影响 主要是引起泌尿道阻塞和损伤。结石阻塞肾盂和输尿管可引起肾盂积水和输尿管积水。结石可损伤肾盂、输尿管和膀胱黏膜引起血尿。比较小的尿结石进入输尿管，可致强烈蠕动和痉挛，引起剧烈的绞痛。由尿结石造成的阻塞和损伤可诱发感染。

四、预防原则

积极采取预防措施，多饮水，预防和控制泌尿系统感染。合理治疗，肾绞痛者，可注射阿托品等解痉药。根据结石的成分，对症用药或采用体外震波碎石，非手术治疗无效者，可手术取石等。

【知识拓展】

痛风肾：是指痛风病引起肾脏病变和症状综合征。包括痛风性肾炎、痛风尿路结石、肾盂积水。3个症状合并称为痛风肾。

第四节 泌尿系统常见肿瘤

泌尿系统肿瘤好发于肾和膀胱。城市居民较农村居民多见，男性多于女性。本节主要阐述肾细胞癌、膀胱移行细胞乳头状瘤和膀胱癌。

一、肾细胞癌

肾细胞癌是来源于肾小管上皮细胞的恶性肿瘤，又称肾癌。占肾恶性肿瘤的80%～90%，多发生在60岁左右的老年人，男性多于女性。病因除化学性致癌物外，吸烟是引起肾癌的重要危险因素。肥胖和长期接触石棉、石油产物、重金属等也是肾细胞癌发生的危险因素。此外，尚有遗传因素等。

1. 病理变化 肉眼观，多见于肾两极，尤其是上极。多单发，呈圆形，直径3～10cm。切面癌组织呈淡黄色或灰白色，其间常伴有出血、坏死和钙化等改变，因此切面可呈红、黄、灰、白等多种颜色交错的多彩性外观。肿瘤压迫周围组织常形成假包膜，故与周围组织分界较明显。镜下观，根据癌细胞不同形态特征，分透明细胞型、颗粒细胞型、未分化型等多种类型，其中以透明细胞型最为常见，透明细胞体积较大，呈立方形或多角形，胞浆呈清亮透明状，核圆形、深染，位于细胞中央或边缘，间质很少，但血管丰富，有些区域纤维组织可增多，常有出血、坏死和钙化（图20-9）。

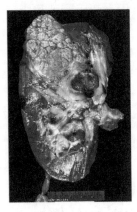 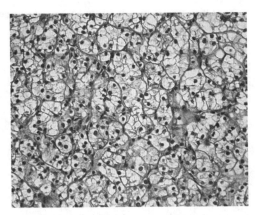

肾细胞癌（肉眼观）　　瘤细胞圆形或多边形，胞质丰富、透明，核小而深染。（镜下观）

图20-9　肾细胞癌

2. 病理临床联系　肾细胞癌三个典型临床症状为血尿、肾区肿块和腰痛，具有诊断意义。血尿多因癌组织侵蚀血管或侵入肾盏、肾盂而引起。凝血块通过输尿管排出时可引起绞痛。肿瘤体积大或侵犯肾被膜时引起肾区疼痛，并可触及肿块。无痛性血尿是肾癌的主要症状，常为间歇性。

肾细胞癌可产生多种激素和激素样物质，而引起多种副肿瘤综合征，如产生红细胞生成素引起红细胞增多症，产生促性腺激素可致女性化或男性化，产生肾素引起高血压，产生甲状旁腺样激素引起血钙增高等。

3. 扩散及转移　可直接蔓延到邻近器官；血道转移，最常转移到肺和骨，也可转移肝、肾上腺、脑等；淋巴道转移，常转移到肾门及主动脉旁淋巴结。

二、膀胱上皮性肿瘤

1. 膀胱移行细胞乳头状瘤　可发生于膀胱黏膜的任何部位，但以膀胱侧壁和三角区最多见。肉眼观，乳头状瘤可单发性或多发性，一般体积较小，膀胱黏膜表面形成乳头状突起，有纤细的蒂与膀胱黏膜相连。易折断脱落，引起血尿。镜下观，乳头表面被覆上皮与正常膀胱移行上皮非常相似。细胞大小、排列都很整齐。乳头轴心的间质纤细，由少量纤维结缔组织构成，其中含有少数薄壁毛细血管。

膀胱乳头状瘤虽然分化程度高，但手术切除后容易复发，并且随着复发次数增加，分化程度降低，容易发生癌变。

2. 膀胱癌　是泌尿系统中最常见的恶性肿瘤。多发生在50～70岁的男性。膀胱癌的发生与苯胺染料等化学物质、吸烟、病毒感染和膀胱黏膜的慢性炎症及结石的长期刺激有关。

（1）病理变化：肉眼观，单个或多个，大小不等，可从数毫米至数厘米，分化较好者多呈乳头状、息肉状或菜花状，从黏膜面突起，有蒂；分化较差者常呈扁平状，基底宽，无蒂，并向深层组织侵袭。光镜观，约90%为移行细胞癌，还可为鳞状细胞癌、腺癌及未分化癌，部分为混合性。移行细胞癌根据分化程度分三级。Ⅰ级移行细胞癌呈乳头状结构，被覆移行上皮层次多，癌细胞及其核大小不等，可见核分裂。Ⅲ级移行细胞癌很少或无乳头状结构，排列失常，呈巢状或团块状，分化极低，核分裂多见；癌组织常浸润到膀胱壁肌层深部；Ⅱ级移行细胞癌则介于Ⅰ级和Ⅲ级（图20-10）。

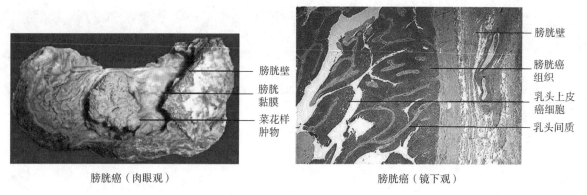

膀胱壁
膀胱黏膜
菜花样肿物

膀胱壁
膀胱癌组织
乳头上皮癌细胞
乳头间质

膀胱癌（肉眼观）　　　　　　　　　　膀胱癌（镜下观）

图20-10 膀胱癌

（2）病理临床联系：最常见的临床表现为无痛性血尿。肿瘤侵犯膀胱壁、刺激膀胱黏膜及合并感染等，可引起尿急、尿频和尿痛等。膀胱镜检查并取材进行病理组织学诊断膀胱癌。

（3）扩散及转移：膀胱癌主要通过淋巴道转移到局部，并可侵犯子宫旁、髂动脉旁、主动脉旁淋巴结。可经血道转移到肝、肺、骨、肾及肾上腺等处。

（4）预后：分化程度越高预后越好，移行细胞癌Ⅰ级患者10年生存率可高达98%。晚期患者常死于肿瘤广泛转移和严重感染。

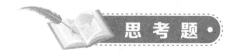

思 考 题

一、名词解释

1. 肾小球肾炎　　　　　　　　2. 大红肾

3. 新月体　　　　　　　　　　4. 继发性颗粒性固缩肾

5. 急性肾盂肾炎

二、简答题

1. 简述急性弥漫性增生性肾小球肾炎的病理变化及病理临床联系。

2. 解释慢性肾小球肾炎晚期病理变化及病理临床联系。

3. 简述急性肾盂肾炎的感染途径。

4. 简述肾细胞癌的临床表现及扩散途径。

第二十一章　肾功能不全

【学习目标】

识记
能准确复述急性、慢性肾功能不全及尿毒症的概念。

理解
理解急性、慢性肾功能不全及尿毒症的功能和代谢变化、原因。

运用
能运用学习肾功能不全的原因及发生机制知识，预防肾功能不全的发生。

肾功能不全是由于各种原因引起的肾功能严重障碍，而出现的机体代谢产物、药物和毒物等在体内蓄积，水、电解质和酸碱平衡失常，以及肾内分泌功能障碍等综合征。肾功能不全与肾衰竭只是程度上不同，没有本质区别，肾衰竭是肾功能不全的比较严重阶段。肾功能不全可分急性、慢性肾功能不全。急性、慢性肾功能不全发展晚期最重阶段是尿毒症。

第一节　急性肾功能不全

急性肾功能不全（ARI）是指各种原因引起双侧肾脏在短期内泌尿功能急剧降低，导致机体水、电解质，酸、碱平衡紊乱及代谢产物蓄积综合征。主要表现为肾小球滤过率下降，尿改变、氮质血症、高钾血症和代谢性酸中毒等。

一、原因与分类

根据解剖部位和发生环节将其分肾前性、肾性和肾后性三类。

1. 肾前性急性肾功能不全　常见于各型休克早期，由于血容量减少，导致肾血液灌流量急剧减少，肾小球滤过率降低。

2. 肾性急性肾功能不全　常见原因：①急性肾小管坏死，如肾缺血、再灌注损伤；肾毒物，如重金属、抗生素、磺胺类药物等；严重低钾、高钙血症和高胆红素血症等。②肾疾病，如肾小球肾炎、肾盂肾炎、肾动脉血栓等。由肾实质器质性病变导致急性肾功能不全，又称为器质性急性肾功能不全。

3. 肾后性急性肾功能不全　指肾以下（从肾盏到尿路口）的尿路梗阻引起的肾泌尿功能障碍，常见于双侧输尿管结石、前列腺肥大、肿瘤等。

二、发生机制

急性肾功能不全发生的中心环节是肾小球滤过率（GFR）降低。

（一）肾小球性因素

肾血流减少和肾小球病变，使GFR降低，导致少尿或无尿。

1. 肾血流减少（肾缺血）　①肾灌注压下降：任何原因导致的肾缺血、肾灌注压下降都可引起GFR降低；②肾血管收缩：如休克、毒物等，引起肾血管收缩，使有效滤过压和GFR降低；③肾血管内皮细胞肿胀：肾缺血再灌注时产生大量氧自由基，损伤血管内皮细胞，都能造成肾血管内皮细胞肿胀和管腔狭窄；④肾血管内凝血：DIC导致肾内血管堵塞。

2. 肾小球病变　急性肾小球肾炎、狼疮性肾炎等疾病，致使肾小球滤过膜受损，导致GFR降低。

（二）肾小管性因素

肾缺血、肾中毒引起肾小管损伤：①肾小管上皮细胞变性、坏死、脱落，原尿经受损的肾小管壁返漏入肾间质，直接导致尿量减少，并且引起肾间质水肿，压迫肾小管，造成肾小球囊内压升高，使GFR进一步降低，出现少尿；②肾小管阻塞，坏死脱落的上皮细胞、异型输血释出的血红蛋白、挤压综合征及横纹肌溶解释放的肌红蛋白等，可在肾小管内形成管型，阻塞肾小管。

三、临床分期及功能、代谢变化

根据其尿量减少与否分为少尿型和非少尿型急性肾功能不全。

（一）少尿型急性肾功能不全

根据临床过程，可分少尿期、多尿期和恢复期三期。

1. 少尿期　主要表现为尿少、尿成分异常和机体内环境失常。

（1）尿变化

1）尿量的变化：患者表现少尿、无尿，少尿是指尿量<400mL/24h，无尿是指尿量<100mL/24h。少尿及无尿的发生与肾血流量急剧减少、肾小管阻塞和原尿返漏入间质有关。

2）尿质的变化：①尿钠增高，尿渗透压与尿相对密度降低，急性肾小管坏死时，尿比重降低，常固定于1.010~1.020，尿钠含量>40mmol/L，肾小管上皮细胞重吸收钠功能障碍，尿液浓缩功能减退所致。②急性肾小管坏死时，尿中可出现蛋白质，红细胞、白细胞、透明管型、颗粒管型和细胞管型。

（2）水中毒：由于GFR降低，肾排水减少，同时常伴有体内分解代谢增强，内生水增多；输液过量或速度过快使水摄入过多，均可导致体内水潴留和稀释性低钠血症，严重者引起肺水肿、脑水肿和心功能不全。

（3）氮质血症：是指氮代谢产物（尿素、肌酐、尿酸等）在体内蓄积，引起血中尿素、肌酐、尿酸等含量增高。由于GFR降低，排出氮代谢产物减少，创伤、烧伤、感染和中毒等使蛋白质的分解代谢增强时，可使其产生增多，也可促进氮质血症发生。

（4）高钾血症：少尿期的首位死亡原因。引起高钾血症的原因：①尿量减少和肾小管功能受损，使肾排钾减少；②组织损伤、分解代谢增强及代谢性酸中毒，使细胞内钾转移至细胞外；③输入库存血或摄入含钾量高的食物及药物，使钾的入量增多。高钾血症可导致心传导阻滞、心律失常，甚至心室颤动、心脏停搏。对高钾血症患者应密切监测血钾及心电图，必要时作血液净化疗法。

（5）代谢性酸中毒：由于肾小管泌H^+、泌NH_3功能障碍，使碳酸氢钠重吸收减少，GFR严重降低使固定酸排出减少，分解代谢增强使固定酸生成增多等而引起代谢性酸中毒。酸中毒可抑制心血管系统和中枢神经系统，使心排出量减少，疲乏、嗜睡甚至昏迷等。

少尿期平均持续7~14天，可达1个月以上，持续时间越长，预后越差。

2. 多尿期　少尿期后，当尿量增加到400mL/24h以上时，提示已进入多尿期，肾小管上皮细胞开始修复再生，是肾功能开始好转的信号。其机制是：①肾功能逐渐恢复、GFR逐渐增加，而再生的肾小管上皮细胞重吸收钠、水的功能却尚未恢复，原尿不能充分浓缩；②大量尿素代谢产物使原尿渗透压增高，产生渗透性利尿；③肾间质水肿消退以及肾小管阻塞解除使尿路变得通畅。

多尿期持续时间约两周，待血中尿素氮恢复正常，便进入恢复期。

3. 恢复期　尿量和尿成分已基本恢复正常，水、电解质和酸碱平衡失常已纠正，但肾小管功能的恢复需要半年至一年甚至更长时间。尿液浓缩功能恢复更慢。少数患者因肾小管上皮细胞和基底膜严重破坏，可转变为慢性肾功能不全。

（二）非少尿型急性肾功能不全

非少尿型急性肾功能不全是指无少尿表现。患者每日平均尿量在1000mL，尿渗透压、尿相对密度较低，尿钠含量明显高于正常，尿沉渣镜检中细胞和管型较少。非少尿型急性肾功能不全时，不能充分排出代谢废物，患者有进行性的氮质血症和代谢性酸中毒，高钾血症等。由于肾小管损害的程度较轻，因此预后较好，但若不及时治疗，病情加重可转化为少尿型。

第二节　慢性肾功能不全

慢性肾功能不全（CRI）是指各种慢性肾脏疾病引起肾单位进行性、不可逆性破坏，使健存肾单位越来越少，以致不能充分排出体内代谢废物及维持内环境稳定，导致代谢废物和毒物在体内潴留，水、电解质和酸碱平衡失常以及内分泌功能障碍的病理过程。

一、原因和发生机制

1. 原因　60%左右原发病为慢性肾小球肾炎，其次为肾小管间质疾病。①肾小球疾病，如慢性肾小球肾炎、糖尿病肾病、系统性红斑狼疮等；②肾小管间质疾病，如慢性肾盂肾炎、尿酸性肾病、多囊肾、肾结核等；③肾血管疾病，如结节性动脉周围炎等；④尿路慢性梗阻，如肿瘤、前列腺肥大、尿路结石等；⑤糖尿病性肾病，高血压性肾病，近年来继发性因素的比例有升高趋势，在慢性肾功能不全的作用中越来越受到重视。

2. 发生机制　有几种学说：①健存肾单位学说：是指随着疾病不断发展，健存肾单位越来越少，即使加倍工作也无法代偿，以致不能维持机体的泌尿功能；②矫枉失衡学说：是指机体出现某些代偿反应的同时，又对其他系统产生损害性作用，如肾排磷减少而引起血磷升高、血钙降低，机体通过矫正，引起骨骼疾病；③肾小球过度滤过学说：肾单位破坏，健存肾单位过度滤过，逐渐发生硬化，丧失功能；④肾小管细胞和间质细胞损伤学说：肾小管间质区损伤变化引起慢性间质性肾小管炎，使肾小管腔扩张，伴有管型。

二、发展过程

根据肾功能程度，将慢性肾功能不全分四期。

1. 肾功能代偿期（肾储备功能降低期）　肾单位虽有大量破坏，但通过肾脏的代偿适应，仍能维持内环境稳定，不出现肾功能不全的临床症状，内生肌酐清除率在正常值30%以上，但肾储备功能降低，肾功能的适应范围缩小，若发生水、钠、钾负荷过度就易出现内环境失常。

2. 肾功能不全早期　肾受损程度比较严重，内生肌酐清除率降至正常值的25%～30%。肾储备功能和适应代偿功能进一步下降，健存肾单位通过代偿也不能维持机体内环境稳定，患者出现肾功能不全的症状，如血中尿素氮和肌酐升高、轻度贫血等。

3. 肾功能不全中期（肾衰竭）　内生肌酐清除率降至正常值的20%～25%，机体内环境严重失常，患者出现氮质血症、酸中毒、水钠潴留、低钠血症、低钙高磷血症及严重贫血等。

4. 肾功能不全晚期（尿毒症）　内生肌酐清除率降至正常值20%以下。患者出现严重的水、电解质和酸碱平衡失常及多脏器功能障碍等临床表现，出现全身性严重中毒症状。

三、机体功能及代谢变化

（一）泌尿功能障碍

1. 尿量的变化　早、中期，主要表现夜尿、多尿，晚期发展成少尿。

（1）夜尿：正常人每日尿量约1500mL，夜间尿量仅占1/3，夜间尿量接近甚至超过白天尿量，称夜尿。早期即有夜尿增多，其机制尚不清楚，白天与夜间尿量的变化机制可能是：①白天机体活动量增加，增加肾负荷，血液的液体进入组织间隙，而夜间组织间隙液体进入血液，随尿排出增加；②夜间机体代偿能力下降，肾功能调节能力降低等。

（2）多尿：成人24小时尿量超过2000mL，称多尿。发生机制，①原尿流速增快：大量肾单位破坏，单个健存肾单位血流量代偿性增多，由于原尿流量大，流速快，与肾小管接触的时间短，来不及充分重吸收，使尿量增多；②渗透性利尿：肾小球滤过面积减少，GFR降低，不能充分排出体内的代谢产物，致使血液及原尿中尿素等溶质含量增多；③肾浓缩功能降低：慢性肾疾患损害髓袢功能，尿液不能充分浓缩，出现多尿。

（3）少尿：晚期，健存肾单位极度减少，尽管此时单个健存肾单位原尿生成仍较多，但终因滤过面积太小，每日尿量仍少于400mL。

2. 尿渗透压的变化　①低渗尿：早期，因肾浓缩功能减退而稀释功能正常，尿相对密度最高只能达到1.010（正常尿相对密度1.001～1.035），称为低渗尿。②等渗尿：慢性肾衰晚期，因肾浓缩与稀释功能均丧失，尿渗透压接近血浆晶体渗透压（266～300mOsm/L），尿相对密度固定在1.008～1.012，称为等渗尿。

3. 尿成分变化　①蛋白尿：由于肾小球滤过膜通透性增高或/和肾小管上皮细胞功能受损，使蛋白质滤过增多而重吸收减少，出现蛋白尿；②血尿、脓尿：当肾小球基底膜严重受损、破坏时，红细胞、白细胞也可从肾小球滤过，随尿排出，分别称为血尿和脓尿。

（二）氮质血症

1. 血浆尿素氮（BUN）　早期，当肾小球滤过率减少到正常值的40%以前，BUN仍在正常范围内。当肾小球滤过率减少到正常值20%以下时，血中BUN可高达71.4mmol/L（>200mg/dl）。由此可见，BUN浓度的变化并不是反映肾功能改变的敏感指标，而且BUN值还与外源性（与蛋白质摄入量）及内源性（感染、肾上腺皮质激素、胃肠道出血等）尿素负荷大小有关。

2. 血浆肌酐　肌酐浓度主要取决于肌肉磷酸肌酸分解而产生的肌酐量和肾排出肌酐能力。在CRI晚期明显升高。

3. 血浆尿酸氮　BRI时s，血浆尿酸氮虽有一定程度升高，但较尿素、肌酐轻，这与肾远曲小管分泌尿酸增多和肠道尿酸分解增强有关。

（三）水、电解质及酸碱平衡失常

1. 水、钠代谢障碍　肾对水负荷的调节能力减退，当水摄入量增加时，可发生水潴留、水肿、水中毒甚至充血性心力衰竭，若摄入过少或伴有呕吐、腹泻引起体液丢失，则易发生血容量减少、脱水等。

2. 钾代谢障碍　患者厌食使钾摄入不足，呕吐、腹泻或长期应用利尿剂引起钾丢失过多，可出现低钾血症。晚期，由于肾小球滤过率极度下降，组织分解代谢增强、酸中毒、溶血等使细胞内钾溢出，可出现高钾血症。

3. 钙、磷代谢障碍　常出现血磷增高，血钙降低。

（1）高血磷：血清磷＞1.6mmol/ L，称为高磷血症。由于GFR降低，肾排磷减少，早期机体通过PTH 分泌增多，抑制近端小管重吸收磷，增加磷的排出，从而使血磷在较长一段时间内保持正常水平，当 GFR 降至25mL/min 以下时，PTH增多已不能使磷充分排出，可导致血磷增高。

（2）低血钙：血清钙＜2.25 mmol/L，称为低钙血症。原因有：①血液中钙磷乘积为一常数，血磷增高致血钙减低。②由于肾实质的破坏，1, 25-$(OH)_2D_3$生成减少，肠吸收钙减少。③体内潴留的毒物损害肠黏膜，影响钙吸收。

4. 代谢性酸中毒　肾小管上皮细胞分泌NH_3障碍引起 H^+分泌减少，使 $NaHCO_3$重吸收减少，HCO_3^-从尿液丢失；机体分解代谢增强，使酸性代谢产物生成增多，亦可促进酸中毒发生。慢性肾功能不全晚期，当GFR降至正常人20%以下，体内酸性代谢产物大量蓄积，引起代谢性酸中毒发生。

（四）肾性高血压

肾性高血压是指由肾疾病引起的高血压。发生机制：①钠、水潴留使血容量增多，引起心排出量增加；②肾素-血管紧张素系统（R-A-S）活性增强使外周阻力增高；③肾合成 PGE_2、PGA_2等扩血管物质减少，引起血管收缩，进一步增高外周阻力。

（五）肾性贫血和出血倾向

1. 肾性贫血　97%患者有贫血，且出现较早。发生肾性贫血的主要机制是肾功能破坏，肾产生促红细胞生成素生成减少，代谢产物排除障碍在体内抑制骨髓造血功能等所致。

2. 出血倾向　患者常有鼻出血、牙龈出血、消化道出血或皮下淤斑，主要原因是代谢产物排除障碍在体内抑制血小板产生和抑制血小板功能等。

（六）肾性骨营养不良

肾性骨营养不良是指慢性肾功能不全时，由于钙、磷及维生素D等代谢障碍所致的骨骼病变，包括儿童的肾性佝偻病和成人的骨软化、纤维性骨炎、骨硬化、骨质疏松及转移性钙化等。

第三节　尿毒症

尿毒症是指在急性、慢性肾功能不全发展到严重阶段，除水、电解质、酸碱平衡失常及内分泌功能失调外，还有代谢产物和内源性毒物在体内蓄积，而引起一系列自体中毒症状。

一、原因及发生机制

尿毒症主要与代谢产物及内源性毒物在体内蓄积有关。尿毒症患者体内有百余种代谢产物或毒性物质含量高于正常值，其中有一些被认为与尿毒症的特异性症状有关，称为尿毒症毒素。常见尿毒症毒素为蛋白质代谢产物、肠道细菌分解产物以及内分泌激素等。

1. 尿毒症毒素的来源　正常代谢产物在体内蓄积或代谢异常生成毒性物质，如尿素、多胺、胍类化合物等；外源性毒物未经机体解毒、排泄，在体内潴留；正常生理活性物质浓度升高，如PTH等。

2. 尿毒症毒素分类　根据相对分子质量大小尿毒症毒素分为大分子、中分子和小分子毒素。①大分子毒素：如PTH、胃泌素、胰岛素等。其中以PTH毒性最强，引起肾性骨营养不良、皮肤瘙痒、贫血等；刺激胃泌素分泌，促进溃疡形成；破坏血脑屏障；参与可致尿毒症痴呆的脑内铝蓄积；增加蛋白质分解，等等。②中分子毒素：多为细胞和细菌裂解产物，可引起神经系统病变、运动失调、心室传导阻滞和水肿（脑水肿、肺水肿、腹水等）。③小分子毒素：如尿素、多胺、胍类化合物等，可引起食欲缺乏、恶心、呕吐和蛋白尿，促进红细胞溶解，抑制Na^+-K^+-ATP酶活性，增加微血管壁通透性，促进肺水肿、脑水肿发，等等。

二、机体功能和代谢变化

（一）机体功能变化

1. 消化系统变化　患者最早表现厌食、恶心、呕吐、腹泻、口腔黏膜溃疡以及消化道出血等。其发生机制可能与经消化道排出的尿素增多有关。

2. 神经系统变化　患者表现为头痛、头晕、烦躁不安、记忆力减退，病情严重时出现神经抑郁、嗜睡甚至昏迷，称为尿毒症性脑病。

3. 心血管系统变化　主要表现为充血性心力衰竭、心律失常、动脉粥样硬化和心包炎。尿毒症患者动脉粥样硬化进展迅速，其发生与高脂血症、高血压、PTH以及晚期糖基化终末产物增多有关。

4. 呼吸系统变化　酸中毒可引起呼吸加深加快，由于唾液腺分解尿素生成氨，故呼出气体有氨味。肺部可并发肺水肿、肺炎、胸膜炎与肺钙化。

5. 皮肤改变　患者面色苍白或呈黄褐色，皮肤干燥，眼皮肿胀。有的尿毒症患者皮肤表面可见有细小的白色结晶沉着，称为"尿素霜"，患者常出现皮肤瘙痒等症状。

6. 免疫系统变化　突出表现为细胞免疫功能降低，多数患者常有严重感染，感染是尿毒症患者死亡的主要原因之一。

7. 内分泌系统变化　肾的器质性损害除使其自身的内分泌功能受损外，还常有性功能异常，表现为小儿性成熟迟缓、男性患者性功能减退、男性乳房女性化等，女性患者可出现月经失调、闭经或月经过多等。

（二）机体代谢变化

1. 脂质代谢变化　患者主要表现为极低密度脂蛋白（VLDL）、低密度脂蛋白（LDL）的含量升高，而高密度脂蛋白（HDL）和多不饱和脂肪酸含量减少。高脂血症可引起肾小球和肾小管-间质内脂质和脂蛋白沉积，系膜细胞增殖和细胞外基质积聚，单核巨噬细胞浸润，导致肾小球硬化，加速肾功能恶化。

2. 蛋白质代谢变化　患者出现负氮平衡和低蛋白血症，其机制包括蛋白质合成减少、分解增多，蛋白尿，厌食及低蛋白饮食使蛋白质摄入减少，等等。

3. 糖代谢变化　患者50%～70%有糖耐量降低，患者血中胰高血糖素及生长激素均增高，部分患者血中胰岛素增高，外周组织对胰岛素的敏感性降低。

三、防治原则

（1）积极采取预防措施，如休克、感染、尿路梗阻，高血压等。

（2）早期合理准确补充血容量，严格控制液体的进入量，控制氮质血症，处理高钾血症，纠正酸中毒。晚期应尽快透析治疗（血液透析或腹膜透析）等。

（3）饮食可采取"两低"（低蛋白、低磷）、"两高"（高热量、高必需氨基酸）、"两适当"（适当的矿物质、适当的微量元素）。

（4）必要时采取血液透析、肾移植。

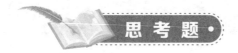 思考题

一、名词解释

1. 肾功能不全　　　　　　2. 氮质血症

3. 尿毒症　　　　　　　　4. 健存肾单位

5. 肾性骨营养不良

二、简答题

1. 简述急性肾功能不全，少尿期的原因及发生机制，功能代谢变化。

2. 简述慢性肾功能不全时，水钠代谢的特点，肾性高血压的发生机制。

3. 简述尿毒症的机体功能代谢变化。

（丁运良）

第二十二章 女性生殖系统疾病和乳腺疾病

【学习目标】

识记
能准确地复述子宫颈上皮内瘤变的概念，葡萄胎、侵袭性葡萄胎和绒毛膜癌的病理变化，宫颈癌、乳腺癌的病理变化及类型。

理解
理解女性生殖系统和乳腺疾病的病因和发病机制。

运用
能运用女性生殖系统和乳腺疾病的病理变化解释其临床表现，并积极开展相关的健康教育。

第一节　女性生殖系统疾病

一、子宫颈疾病

（一）慢性子宫颈炎

慢性子宫颈炎是由急性子宫颈炎反复发作所致的慢性炎症性病变，为育龄期妇女最常见的疾病。临床表现白带增多，或伴有腹坠、腰酸等。

1. 病因及发病机制　大多由链球菌、肠球菌和葡萄球菌引起，少数为衣原体、淋球菌、乳头状瘤病毒、单纯疱疹病毒等。其诱因包括：①分娩、流产、机械损伤；②阴道内酸性环境改变；③产褥期或经期不注意卫生等。

2. 病理变化　根据临床病理特点，慢性宫颈炎可分为以下几种类型。

（1）子宫颈糜烂：慢性子宫颈炎时，覆盖在子宫颈阴道部的复层鳞状上皮坏死、脱落，形成表浅性缺损，称为真性糜烂，较少见。而临床上常见的子宫颈糜烂，是指子宫颈阴道部的复层鳞状上皮损伤后，由子宫颈管黏膜的柱状上皮增生，并向子宫阴道部鳞状上皮缺损处延伸、覆盖，取代了原鳞状上皮缺损区域。由于柱状上皮较薄，肉眼见宫颈外口病变黏膜呈鲜红色颗粒样区，看上去似无上皮被覆，称为假性糜烂。当病变处的柱状上皮逐渐被鳞状上皮所取代，称为糜烂愈合（图22-1）。

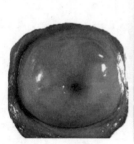 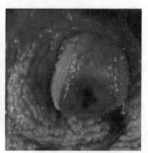

正常子宫颈　　　　　　子宫颈糜烂

图22-1　正常子宫颈与子宫颈糜烂（肉眼观）

（2）子宫颈腺体囊肿：是指子宫颈腺体被增生的纤维组织压迫或腺腔被黏液阻塞，使黏液潴留，腺体扩大成囊状，又称为纳博特囊肿。

（3）子宫颈息肉：是指子宫颈黏膜上皮、颈管内膜腺体及间质呈局限性增生形成带蒂、向黏膜表面突出的肉状肿块，灰白色，表面光滑，常单个，也可多发（图22-2）。

（4）子宫颈肥大：由于长期慢性炎症刺激，子宫颈腺体和间质纤维组织增生导致子宫颈肥大。约大2~3倍，黏膜表面光滑，呈乳白色。子宫颈硬度增加，表面光滑。

（5）子宫颈黏膜炎：指子宫颈管黏膜及黏膜下组织充血、水肿，炎细胞浸润，结缔组织增生，又称子宫颈管炎。

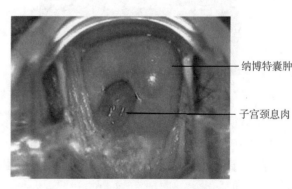

纳博特囊肿

子宫颈息肉

图22-2　息肉合并囊肿

（二）子宫颈上皮内瘤变

1. 子宫颈上皮内瘤变（CIN） 是指子宫颈鳞状上皮明显增生，细胞层次增多，排列失常，细胞异型，核大，深染，可见病理性核分裂。根据病变的程度和范围，将CIN分为Ⅰ、Ⅱ、Ⅲ级。Ⅰ级相当于轻度非典型增生，异型细胞局限于上皮层的下1/3区；Ⅱ级相当于中度非典型增生，异型细胞占上皮层下1/2～2/3尚没有达到全层者，Ⅲ级相当于重度非典型增生及原位癌，异型细胞显著增多，超过上皮层的下2/3。大约一半的CIN-I可自然消退，最终发展为浸润癌的不到2%。随着非典型增生级别的增高，发展为浸润癌的机会也增多。

2. 子宫颈原位癌 是指异型增生的细胞累及子宫颈黏膜上皮全层，但病变局限于上皮层内、未突破基膜。原位癌的癌细胞可由表面沿基膜通过宫颈腺口蔓延至子宫颈腺体内、取代部分或全部腺上皮，但仍未突破基膜，称为原位癌累及腺体，仍然属于原位癌的范畴。

（三）子宫颈癌

子宫颈癌是子宫颈上皮来源的恶性肿瘤，发病年龄在40～60岁的为多。

1. 病因 与下列因素有关：①人乳头状瘤病毒（HPV）和单纯疱疹病毒Ⅱ型（HVS-Ⅱ）感染；②早婚、早育、多产、宫颈撕裂伤、性生活不洁或失常等；③配偶的包皮垢及其他不良因素刺激等。

2. 病理变化 多发生在子宫颈外口鳞状上皮和柱状上皮交界处。肉眼形态分4型：①糜烂型：与宫颈糜烂相似，病变部位黏膜面粗糙或细颗粒状，组织较脆，触之易出血；②外生菜花型：呈灰白或浅粉红色乳头状或菜花状，触之易碎、出血；③内生浸润型：癌组织向宫颈管壁浸润，使宫颈前后唇增厚变硬；④溃疡型：癌组织除向深部浸润外，表面同时有大块坏死、脱落，形成较深的溃疡，似火山口状。 病理组织学类型：约80%为鳞状细胞癌，约15%为腺癌，其余5%为腺鳞癌和神经内分泌癌（图22-3）。

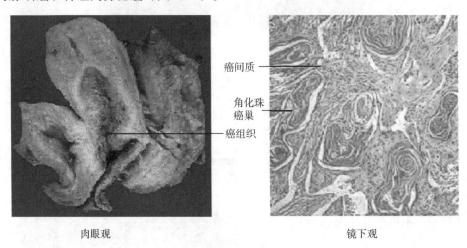

肉眼观　　　　　　　　　　　　镜下观

图22-3 子宫颈癌

3. 扩散

（1）直接蔓延：癌组织可向周围组织蔓延至膀胱、阴道和直肠等处。晚期可侵及宫颈旁组织、器官和骨盆壁，使盆腔内的组织和器官发生粘连。

（2）淋巴道转移：是子宫颈癌最常见和最重要的转移途径。癌组织转移至子宫旁淋巴结、闭孔及髂内、髂外淋巴结等，并逐步累及骶骨、腹股沟淋巴结。

（3）血道转移：较少见，晚期可经血道转移至肺、骨及肝。

4. 预防原则　积极采取预防措施，加强防癌宣传，定期妇科普查，消除致癌因素；子宫颈癌早、中期以手术为主，化疗为辅。

二、子宫体疾病

（一）子宫内膜异位症

子宫内膜异位症是指子宫内膜腺体和间质出现于子宫内膜以外的部位。可分子宫内子宫内膜异位症和子宫外子宫内膜异位症。

1. 子宫内子宫内膜异位症　是指子宫肌层内出现子宫内膜腺体和间质为特征的病变。可分两种类型。①弥漫型：子宫内膜弥散于子宫肌层，子宫对称性增大，称为子宫腺肌病；②局灶型：子宫内膜在子宫肌层内比较局限，子宫不规则增大，呈结节状，多见于子宫后壁，称为子宫腺肌瘤。肉眼观，切面可见小出血灶，呈暗红色或巧克力色，周围肌纤维呈旋涡状排列。镜下观，子宫肌层内出现子宫内膜腺体和间质，附近的肌纤维增生（图22-4）。临床表现子宫增大、变硬，子宫肌壁收缩受限，可产生痛经及月经失调等症状。

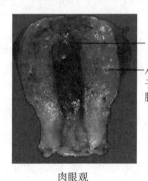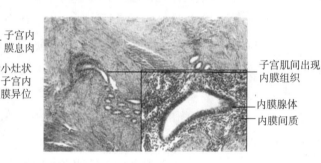

子宫内膜息肉
小灶状子宫内膜异位
肉眼观

子宫肌间出现内膜组织
内膜腺体
内膜间质
镜下观

图22-4　子宫内子宫内膜异位症

2. 子宫外子宫内膜异位症　子宫内膜组织异位于子宫以外的组织、器官，以卵巢最多见。异位的子宫内膜周期性出血可在异位局部形成囊腔，内含咖啡色血性液体，状似巧克力，故又称巧克力囊肿。检查子宫不大，在卵巢或盆腔、腹壁等部位可扪到固定的包块，当月经来潮时包块增大并有疼痛。

（二）子宫内膜增生症

子宫内膜增生症是由于内源性或外源性雌激素增高引起子宫内膜过度增生性疾病，临床上称功能性子宫出血，多见于青春期或绝经期妇女。

1. 病理变化　肉眼观，子宫内膜增厚，可达1cm以上，表面光滑，可呈息肉状，质地柔软。镜下分四种类型，①单纯性增生：腺体数量增多、密集，上皮细胞为单层或假复层，细胞呈柱状无异型性，内膜间质细胞增生。②囊性增生：增生某些腺体扩张成小囊状。③复杂性增生（腺瘤型增生）：腺体明显增生拥挤，增生的腺体密集靠拢，间质较稀少。④非典型增生：腺体显著拥挤，出现背靠背现象，腺上皮细胞异型增生，排列呈复层，极向失常（图22-5），属癌前病变，与高分化子宫内膜腺癌很难鉴别。须子宫切除后全面检查才能确诊。

2. 病理临床联系　表现子宫不规则出血，由于卵巢功能失常而导致雌激素水平增高，而黄体酮缺乏。卵巢持续性不排卵，长期子宫出血引起贫血。

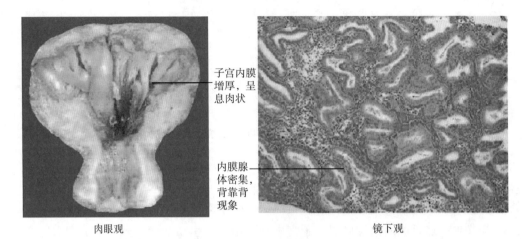

肉眼观   镜下观

图22-5 子宫内膜增生症

子宫内膜增厚，呈息肉状

内膜腺体密集，背靠背现象

（三）子宫内膜腺癌

子宫内膜腺癌是由子宫内膜上皮细胞发生的恶性肿瘤。大多数发生在绝经期和绝经期后，以55~65岁为发病高峰。其发生与过量雌激素长期持续刺激有关。

1. 病理变化 肉眼观，肿瘤多发生在宫底及后壁，呈弥漫型或局限型。弥漫型：癌组织灰白色、质松脆、易坏死脱落，并向肌层浸润，致子宫呈不同程度的增大。局限型，肿瘤主要向宫腔内生长，可侵及子宫肌层。镜下观，以子宫内膜腺癌为主，腺体数量增多，大小不等，形态不规则，排列失常。根据癌组织的分化程度，分为高、中、低三级。约20%的子宫内膜腺癌伴有鳞状上皮化生（图22-6）。

2. 病理临床联系及预后 临床表现患者白带增多和阴道不规则出血。晚期，肿瘤侵犯盆腔神经时，可有下腹部和腰骶部疼痛。导致癌转移，病人预后较差。

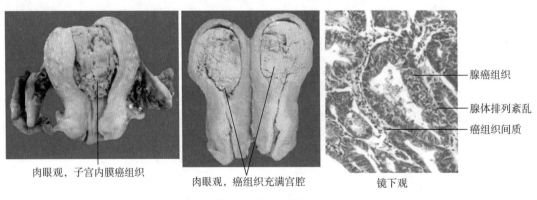

肉眼观，子宫内膜癌组织   肉眼观，癌组织充满宫腔   镜下观

图22-6 子宫内膜腺癌

腺癌组织

腺体排列紊乱

癌组织间质

（四）子宫平滑肌瘤和平滑肌肉瘤

1. 子宫平滑肌瘤 是由子宫平滑肌细胞发生的良性肿瘤，是女性生殖系统最常见的良性肿瘤，多见于30~50岁妇女，多数肌瘤在绝经后可逐渐萎缩。其发病可能与雌激素的过度刺激有关。

肉眼观，肌瘤多数位于子宫肌层，部分位于浆膜下或黏膜下。瘤体单发或多发，多者可达数十个，称多发性子宫肌瘤。瘤体大小不等，小者仅可镜下可见，大者直径可达数十厘米。肌瘤多呈结节状，界限清，无包膜。切面灰白色、编织状、质硬韧，肌瘤可发生黏液变性、出血及坏死等继发性改变。镜下观，梭形瘤细胞成束排列，呈纵横交错的编织状。

病理临床联系：多数患者无临床症状，部分表现月经量过多，肿块压迫膀胱造成尿频；压迫神经引起疼痛。

2. 子宫平滑肌肉瘤　极少恶变，如肿瘤组织出现坏死，边界不清，细胞异型，核分裂多，应考虑为平滑肌肉瘤。切除后可复发，一半以上可通过血流转移到肺、骨、脑等远隔器官，也可在腹腔内播散。

三、滋养层细胞疾病

（一）葡萄胎

葡萄胎是胎盘绒毛的一种良性病变，以绒毛间质高度水肿、滋养叶细胞不同程度增生为特征，形成许多串状水泡而得名，又称为水泡状胎块。本病与妊娠有关，经产妇多于初产妇。

1. 病因及发病机制　病因尚不明确，通过细胞遗传学结合病理学研究认为，染色体异常在葡萄胎发病中起主要作用。

2. 病理变化　子宫腔内充满大小不等的水泡，小者如粟粒，大者直径可达1～2cm不等，呈透明或半透明状，水泡之间有纤细的结缔组织相连成串，似葡萄状。镜下观，有三个特征：①绒毛间质疏松，高度水肿；②绒毛间质内血管关闭或消失；③绒毛膜滋养层上皮细胞显著增生。增生的滋养层细胞有合体细胞和细胞滋养层细胞。滋养层细胞界限清楚，呈多角不规则形，胞质丰富、淡染。合体细胞体积大，形状不规则（图22-7）。

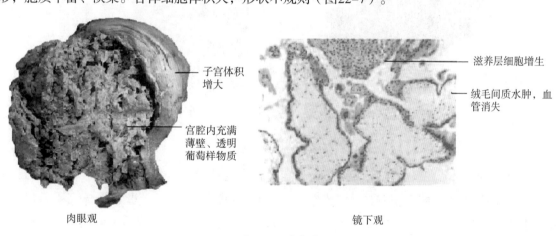

肉眼观　　子宫体积增大　　宫腔内充满薄壁、透明葡萄样物质

镜下观　　滋养层细胞增生　　绒毛间质水肿，血管消失

图22-7　葡萄胎

3. 病理临床联系　常发生于妊娠4～5个月的孕妇，症状为子宫迅速增大，超过同月份正常妊娠子宫的大小。因增生的滋养层细胞分泌绒毛膜促性腺激素（HCG）增多，患者血、尿中HCG水平常超出正常妊娠的水平数倍至数十倍，故尿妊娠试验呈强阳性。

葡萄胎经彻底刮宫手术可完全治愈。部分病例虽未经刮宫亦可自行排出，但约有10%的患者因病变侵蚀子宫肌层而转变为侵蚀性葡萄胎，约2%发展为绒毛膜上皮癌。

（二）侵蚀性葡萄胎

侵蚀性葡萄胎为介于葡萄胎和绒毛膜上皮癌之间的交界性肿瘤，又称为恶性葡萄胎，可继发于葡萄胎后，也可发病即为侵蚀性葡萄胎。

1. 病理变化　子宫增大，腔内充满肿块和大小不一的水泡。子宫肌层内有局限性水泡状绒毛浸润，形成暗红色结节。病变可穿透子宫壁累及宫旁组织，偶可引起子宫破裂，导致腹腔内大出血而危及生命。镜下观，绒毛高度水肿，滋养层上皮细胞明显增生，异型性。子宫壁肌层破坏伴出血，子宫壁肌层内找到水泡状绒毛，此点是与葡萄胎的鉴别点。

2. *病理临床联系* 患者血、尿妊娠试验HCG持续阳性；阴道持续性或间断性不规则出血。破坏局部子宫肌壁大血管而发生大出血；侵蚀性葡萄胎可经静脉形成肺、脑等处的栓塞，也可蔓延到阴道壁，形成暗红色的出血结节。采用化疗，治愈率较高。

（三）绒毛膜癌

绒毛膜癌是滋养层细胞的高度恶性肿瘤，简称绒癌。绝大多数与妊娠有关。约半数继发葡萄胎、自然流产之后，少数发生于正常妊娠、早产或异位妊娠。

1. *病理变化* 子宫体不规则增大。子宫内以出血、坏死为主要改变。切面可见肿瘤成堆或呈结节状，紫蓝色或暗红色，质较脆。少数肿瘤侵袭并穿破子宫壁而突出于浆膜下，侵入盆腔或子宫旁组织，形成出血性肿块（图22-8）。由异常增生的分化较差的滋养层细胞组成，无明显的间质和血管，无绒毛结构，此点是与侵袭性葡萄胎鉴别的重要依据。

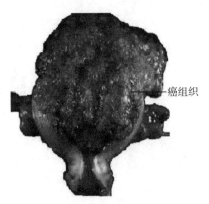

癌组织呈暗红色，肌层浸润，
甚至穿透浆膜（肉眼观）

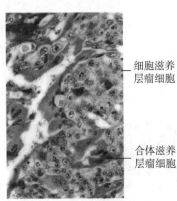

细胞滋养
层瘤细胞

合体滋养
层瘤细胞

滋养层细胞和合体滋养层瘤细胞
异型，肿瘤内无间质和血管（镜下观）

图22-8 绒毛膜上皮癌

2. *病理临床联系* 多数患者在葡萄胎刮宫术后或足月产后至数月发生持续性尿妊娠试验阳性和阴道不规则出血。子宫体大且软。血中HCG水平持续升高。患者因长期阴道出血，常发生贫血。如大出血可致失血性休克，如转移到肺则出现咯血；转移到脑则出现头痛、抽搐、瘫痪等。

3. *扩散* 早期即可经血道发生远处转移以肺和阴道壁最多见，其次脑、肾、肝等。

4. *预后* 虽然绒癌恶性程度很高，但化疗效果较好，病死率已明显下降。

四、常见卵巢肿瘤

（一）卵巢上皮性肿瘤

卵巢上皮性肿瘤是最常见的卵巢肿瘤，绝大多数来源于卵巢的表面上皮，以囊腺瘤最为多见。

1. *浆液性囊腺瘤* 多发生于青、中年女性，以单侧居多，也可双侧发生。肿瘤大小如成人拳头至胎头不等，呈圆形、囊性，直径一般5～10cm或更大，表面光滑，囊壁较薄。切面多单房性，囊内清亮透明，囊壁内面光滑，有时可见囊壁内有细小乳头状向囊腔内突起，称为浆液性乳头状囊腺瘤。囊壁内为单层立方或柱状上皮，上皮细胞排列整齐，分化好。乳头间质由纤维脉管束构成，肿瘤内可见散在钙盐沉积，形成层状球形结构，称为砂粒体，为此瘤特点之一。

2. 浆液性囊腺癌　发病年龄与浆液性囊腺瘤相同。肿瘤表面光滑或有乳头状突起，切面囊性，囊内含有浑浊液体，囊壁内有乳头状突起，包膜和间质均有浸润，砂粒体较多见。

卵巢浆液性囊腺癌多种植性转移至腹腔、盆腔浆膜层，引起癌性腹水。部分经淋巴道可转移到腹股沟、纵隔和锁骨上淋巴结。少数患者晚期可转移到肝、胰、肺、骨等处。癌组织蔓延到阔韧带、输卵管或子宫时，肿块固定与子宫粘连，并可侵及直肠和膀胱。

早期患者可无明显症状，因其癌肿生长较快，短期内下腹部可触及肿块，癌组织种植到腹膜时，可产生血性腹水。

3. 黏液性囊腺瘤　来源于卵巢表面上皮。发病年龄多为30~50岁妇女，单侧为多。肿瘤体积大小不一，小者直径仅有1cm，较大时可充满整个腹腔。表面光滑，包膜完整。切面多数为囊性和多房性，囊内含有灰白色混浊黏稠液体或胶冻状物。如有出血，囊内液体呈巧克力色，如囊内有乳头状突起，应注意是否有恶变。囊壁内衬单层高柱状黏液上皮，胞浆含清亮黏液，核位于基底部，大小形状比较一致。间质为纤维结缔组织构成（图22-9）。

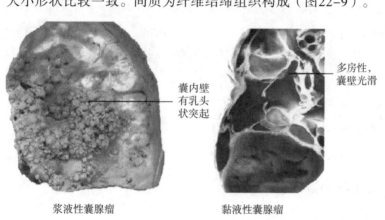

囊内壁有乳头状突起

多房性，囊壁光滑

浆液性囊腺瘤　　黏液性囊腺瘤

图22-9　卵巢囊腺瘤（肉眼观）

4. 黏液性囊腺癌　多见于40~60岁。肿瘤多为单侧。肿瘤体积较大，表面光滑，切面呈囊性或实性，囊性部分呈蜂巢状，内含黏液，实性区为灰白色乳头状物，常伴出血、坏死。腺体密集，形状不规则，上皮细胞明显异型。

癌细胞穿透包膜时，可向腹腔内脱落形成种植性转移。也可经淋巴道转移至盆腔、腹腔及各器官浆膜层。癌细胞还可直接蔓延至阔韧带、输卵管和子宫等。

（二）卵巢生殖细胞肿瘤

1. 畸胎瘤　是来源于生殖细胞的肿瘤，具有向体细胞分化潜能，大多数肿瘤含有2~3个胚层组织成分。好发于20~30岁女性。

（1）成熟性畸胎瘤：是最常见的生殖细胞良性肿瘤，多为单侧。肉眼观，肿瘤呈囊性，表面光滑，囊内充满皮脂样物，囊壁表面被覆鳞状上皮，常见毛发、牙齿或骨质等。镜下观，由三个胚层的成熟组织构成，常见皮肤、毛囊、汗腺、脂肪、肌肉、骨，呼吸道、消化道上皮、甲状腺等。以表皮和附件组成的单胚层畸胎瘤，称皮样囊肿，以甲状腺组织为主的单胚层畸胎瘤，称卵巢甲状腺肿。

（2）未成熟性畸胎瘤：占20岁以下女性所有恶性肿瘤的20%，随年龄增大，发病率逐渐减少。肉眼观，多为单侧，呈实体分叶状，可含有许多小囊腔。实性部分常为灰白、棕色或黄色，质软而脆，常有出血坏死。镜下观，在与成熟性畸胎瘤相似的组织结构背景上，可见未成熟神经组织组成的原始神经管，未成熟的骨或软骨组织等。高分化肿瘤一般预后较好，由未分化的胚胎组织构成的肿瘤，则预后较差。

2. 无性细胞瘤　来源于未分化、多潜能原始生殖细胞。为中度恶性。肉眼观，常为单侧，一般体积较大，质实，表面光滑，切面多为实性，质软，鱼肉样，有不同程度的出血、坏死或囊性变，色灰红、暗红及棕黄色。镜下观，与睾丸精原细胞瘤相似。瘤细胞体积大而一致，细胞膜清晰，胞质空亮，充满糖原，细胞核居中，有1～2个明显的核仁，核分裂多见。瘤细胞巢周围的纤维间隔中常有淋巴细胞浸润。对放疗和化疗敏感，预后较好。

3. 内胚窦瘤　又称卵黄囊瘤。来源于多能的生殖细胞，向胚外结构方向分化而形成的一种高度恶性的生殖细胞肿瘤。因组织形态和小鼠胎盘的结构很相似而取此名，多发生在30岁以下妇女。肉眼观，多为单侧。体积一般较大，结节分叶状，边界不清。切面灰黄色，呈实体状，局部见囊腔形成，有出血、坏死。镜下观，组织形态复杂，多种组织形态。

4. 胚胎性癌　起源于具有与多分化潜能的原始生殖细胞。主要发生于20～30岁的青年人，高度恶性。肉眼观，切面肿瘤边界不清，灰红或灰黄色，常有广泛出血和坏死。镜下观，肿瘤细胞排列成腺管、腺泡或乳头状，分化差的细胞则排列成片状。

第二节　乳腺疾病

一、乳腺增生性病变

（一）乳腺纤维囊性变

乳腺纤维囊性变是一组非肿瘤性病变，以小叶末梢导管和腺泡扩张，间质纤维组织和上皮不同程度增生为特点，是最常见的乳腺病变，多见于25～45岁的女性，绝经前达发病高峰。这组病变原因不明，发病多于卵巢内分泌失调有关。据病理变化可分为非增生型和增生型两种。

1. 非增生性纤维囊性变　肉眼观，常为双侧，呈多个小结节状分布，边界不清，囊肿大小不一，大的囊肿因含有半透明的浑浊液体，外观呈蓝色，故称作蓝顶囊肿。

镜下观，囊肿被覆上皮可为立方或柱状上皮，但多为扁平上皮，上皮也可完全缺如，仅见纤维性囊壁。囊肿上皮常可见大汗腺化生，细胞体积较大，胞浆嗜酸性，顶部可见典型的顶浆分泌小突起，形态和大汗腺的上皮相似。

2. 增生性纤维囊性变　除了囊肿形成和间质纤维增生外，增生性纤维囊性变常伴有末梢导管和腺泡上皮的增生。上皮增生可使层次增多，并形成乳头突入囊内，乳头顶部互相融合构成筛网状结构。囊肿伴有增生，尤其是非典型性增生时，有演化为乳腺癌的可能，应视为癌前病变。

（二）硬化性腺病

硬化性腺病是增生性纤维囊性变的一种少见类型，主要特征为小叶中央或小叶间的纤维组织增生，使小叶腺泡受压而扭曲变形，多无囊肿结构。

【知识拓展】

正常乳腺上皮存在雌激素受体（ER）和孕激素受体（PR），当患者体内雌激素水平过高时，可通过雌激素与靶细胞的雌激素受体结合，引起乳腺导管上皮细胞过度增生而发生癌变。

二、乳腺肿瘤

（一）乳腺纤维腺瘤

乳腺纤维腺瘤是乳腺最常见的良性肿瘤，多发生于年轻及生育期妇女。单个或多个，单侧或双侧发生，与周围组织界限清楚，切面灰白色，质韧，可见散在细小裂隙，主要由增生的纤维间质和腺体组成。手术易切除干净，不易复发。

（二）乳腺癌

乳腺癌是来自乳腺终末导管小叶单元上皮的恶性肿瘤，很常见，常发生于50岁左右的妇女。男性乳腺癌少见，占1%左右。临床表现无痛性乳房肿块。癌肿多发生于乳腺的外上象限。患者往往是在自我检查或体检时发现。乳腺癌的病因和发病机制尚未完全阐明，可能与雌激素长期作用、家族遗传倾向、环境因素和长期大剂量接触放射线有关。

1. 病理变化及分类　乳腺癌形态结构很复杂，类型较多，大致可分为非浸润性癌（原位癌）和浸润性癌两大类。

（1）非浸润性癌（原位癌）：分为导管内原位癌及小叶原位癌。

1）导管内原位癌：癌细胞局限于导管内，管壁基底膜完整，占所有乳腺癌的20%~25%。肉眼观，肿块边界清楚，切面呈灰白色或灰黄色。镜下观，癌细胞大小、形态不规则，排列成乳头状、实体状、筛状等多种形式。部分病例癌组织中央可发生大片坏死，称为粉刺癌。

2）小叶原位癌：来自小叶的终末导管及腺泡，癌细胞局限于管泡内，未穿破其基底膜。肉眼观，无明显肿块。镜下观，小叶结构失常，癌细胞呈实体排列，充满管泡。25%~30%可发展为浸润癌。

（2）浸润性癌

1）浸润性导管癌：由导管内癌发展而来，癌细胞突破基底膜向间质浸润，是乳腺癌中最常见类型，占乳腺癌的70%左右。肉眼观，肿瘤无包膜，边界不清，质硬，切面灰白色，有砂粒感，常可见癌组织向四周脂肪伸展而呈明显星状或蟹足状。镜下观，根据实质与间质的比例可分为：①单纯癌：实质与间质大致相等；②硬癌：实质少、间质多，质硬；③髓样癌：实质多，间质少，间质中无淋巴细胞浸润（图22-10）。

2）浸润性小叶癌：小叶原位癌的癌细胞突破基底膜向间质浸润性生长所致。占乳腺癌的5%~10%。临床可触及肿块，肉眼观，切面呈灰白色，质韧似橡皮，与周围组织边界不清。镜下观，典型者癌细胞呈单行线状浸润于纤维间质中或环状排列在正常导管周围。约20%浸润性小叶癌可累及双侧乳房，须注意检查和随访。

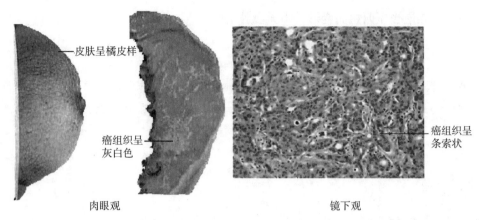

肉眼观　　　　　　　　　　　　　　　镜下观

图22-10　乳腺癌

（3）特殊类型癌：种类很多，主要有髓样癌伴大量淋巴细胞浸润、黏液癌、佩吉特病（Paget病）及小管癌等。

2. 病理临床联系　早期常无症状，或为无痛性肿块，往往不易发现。晚期，若肿块侵及乳头又伴有大量纤维组织增生牵拉乳头，可致乳头下陷。若癌组织阻塞真皮内淋巴管可致皮肤水肿，而毛囊、汗腺处皮肤相对下陷，故呈橘皮样外观。

3. 扩散与转移　肿瘤可向周围组织浸润，累及乳头、皮肤、筋膜、胸肌及胸壁。淋巴道转移是乳腺癌最常见的转移途径，首先转移到同侧腋窝淋巴结，晚期可至锁骨上、下淋巴结。位于内上象限的乳腺癌可沿内乳动脉的淋巴结转移至纵隔淋巴结。晚期乳腺癌可经血道转移至肺、骨、肝、肾上腺及脑等。

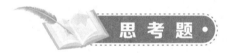

思考题

一、名词解释

1. 子宫颈糜烂

2. 纳博特囊肿

3. 宫颈原位癌累及腺体

4. 子宫颈上皮内瘤变

5. 子宫腺肌病

二、简答题

1. 简述子宫颈慢性炎症的病理变化。

2. 简述子宫颈癌、子宫内膜癌的病理变化和病理临床联系。

3. 简述葡萄胎、恶性葡萄胎及绒毛膜上皮癌的区别。

4. 乳腺触摸到肿块应考虑哪些常见疾病？各有何病变特点？

5. 为什么乳腺癌时，乳房皮肤可呈橘皮样外观或乳头内陷改变？

（张俊会）

第二十三章　男性生殖系统疾病

【学习目标】

识记

1. 能准确复述前列腺增生症的概念。
2. 能正确叙述前列腺增生症、前列腺癌、阴茎鳞状细胞癌、精原细胞瘤的病理变化。

运用

运用前列腺增生症的病理变化阐释这些疾病的病理临床联系和对机体的影响。

一、前列腺增生症

良性前列腺增生是以前列腺上皮和间质增生为特征，也称前列腺肥大。50岁以上男性的常见疾病，发病率随年龄的增加而递增。发生与雄激素有关，前列腺内区（尿道周围的中叶及部分侧叶）对雌激素特别敏感。当雄激素水平降低，雌激素水平相对增高时，前列腺内区组织增生，致使前列腺体积增大。肉眼观，呈结节状增大。颜色和质地与增生的成分有关，以腺体增生为主的呈淡黄色，质地较软，挤压可见奶白色前列腺液体流出；以纤维平滑肌增生为主者，色灰白，质地较韧，和周围正常前列腺组织界限不清。镜下观，由纤维、平滑肌和腺体组成，三种成分所占比例因人而异。依据其成分的不同分为纤维型、纤维肌型、平滑肌型、纤维腺瘤型和纤维肌腺型，以后者最为多见。周围有完整的基底膜包绕。上皮细胞向腔内出芽呈乳头状或形成褶皱。腔内常含有淀粉小体。可见鳞状上皮化生和小灶性梗死（图23-1）。增生的前列腺使尿道受压而产生尿道梗阻症状和体征，患者排尿困难，滴尿、尿频和夜尿增多。时间久者，可发生尿液潴留和膀胱扩张，进一步诱发尿路感染或肾盂积水，严重者导致肾衰竭。

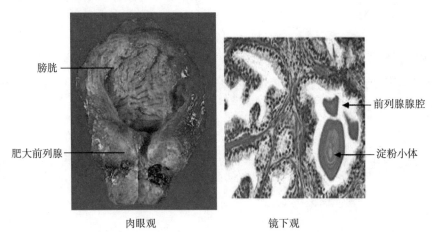

膀胱　　　　　　　　　　　　　　　　　　　　　　前列腺腺腔

肥大前列腺　　　　　　　　　　　　　　　　　　　淀粉小体

肉眼观　　　　　　　　　　镜下观

图23-1　前列腺增生

二、前列腺癌

前列腺癌是源自前列腺上皮的恶性肿瘤。发病原因与年龄、种族、地理环境和激素有关。多发于50岁以后，发病率随年龄增加逐步提高。雄激素在前列腺癌的发病及进展中起重要作用。饮食中脂肪含量高与前列腺癌发病有关。肉眼观，约70%的肿瘤发生在前列腺周围区，灰白色，结节状，质韧硬，和周围前列腺组织界限不清。镜下观，多数为分化较好的腺癌（图23-2）。早期一般无症状，肿块增大时有排尿困难，尿失禁或血尿。高分化腺癌蔓延、转移慢，预后好。低分化及未分化腺癌蔓延、转移早，预后差。晚期癌组织可穿破前列腺包膜，浸润精囊和膀

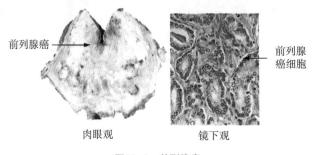

前列腺癌　　　　　　　　　　　　　　　　　　　　前列腺癌细胞

肉眼观　　　　　　　　　　镜下观

图23-2　前列腺癌

胱。血道转移主要转移到骨，以脊椎骨最为常见，其次为股骨近端、盆骨和肋骨。

三、阴茎鳞状细胞癌

阴茎鳞状细胞癌是起源于阴茎鳞状上皮的恶性肿瘤，常发生在龟头或包皮内接近冠状沟的区域，多发于40~70岁的男性。发病与HPV有一定关系，包皮环切可保持生殖器局部的卫生，减少含有HPV和其他致癌物的包皮垢，降低HPV的感染概率，有效防止阴茎癌的发病率。此外，吸烟可增加阴茎癌发生的危险性。常发生在龟头或包皮内接近冠状沟的区域。肉眼观，呈乳头型或扁平型，乳头型似尖锐湿疣，或呈菜花样外观；扁平型局部黏膜表面灰白，增厚，表面可见裂隙，可出现溃疡。镜下观，分化程度不一鳞状细胞癌，一般分化较好，有明显的角化。阴茎鳞状细胞癌进展缓慢，可局部转移，一般无痛感，常有出血。

四、精原细胞瘤

睾丸精原细胞瘤和卵巢无性细胞瘤极其相似，由原始生殖细胞组成。最常见睾丸肿瘤，多发生于30~50岁，右侧比左侧多见。发生于隐睾概率较正常睾丸高几十倍。精原细胞瘤是低度恶性肿瘤，放射治疗高度敏感。肉眼观，实性肿块，境界清楚，均质状，质软，淡黄色，通常不见囊性变和出血。少数肿瘤可浸润至精索和附睾。镜下观，癌细胞排列成巢状或条索状，细胞体积大而一致，细胞膜清晰，胞浆空亮，充满糖原，细胞核居中，有1~2个明显核仁，核分裂多见（图23-3）。临床表现为睾丸肿大，伴有疼痛，晚期主要经淋巴道转移至髂部和主动脉旁淋巴结。

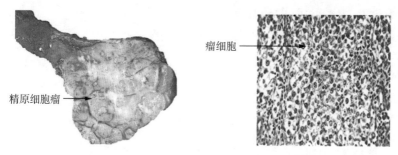

精原细胞瘤　　　　　　　　　瘤细胞

图23-3　精原细胞瘤

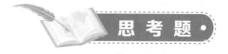

思考题

简答题

1.简述前列腺增生、前列腺癌的病理变化特点及病理临床联系。

2.简述阴茎癌、精原细胞瘤的病理变化特点。

（田晓露）

第二十四章　内分泌系统疾病

【学习目标】

识记

能准确复述弥漫性非毒性甲状腺肿、甲状腺肿瘤、糖尿病的病理变化。

理解

理解弥漫性非毒性甲状腺肿、糖尿病的病因和发病机制。

运用

能运用所学知识解释内分泌系统疾病的临床表现。

■案例

　　患者，女，38岁，因心悸、多汗，食欲亢进，消瘦，体重减轻入院就诊。查体：体温37℃，脉率99次/分，眼球突出，双侧甲状腺弥漫性对称性肿大。基础代谢率：+67%（正常-10%～+15%）。T_3、T_4水平升高，甲状腺摄^{131}I率增高。入院后行甲状腺次全切除术，送病理检查。

　　思考题：该患者诊断什么疾病及诊断依据是什么？请描述出该疾病的主要病理变化？

　　内分泌腺包括下脑丘、垂体、甲状腺、甲状旁腺、肾上腺、胰岛等。当内分泌腺发生病变时，常常发生激素分泌异常，导致各种激素不平衡的临床表现，成为内分泌腺疾病。

第一节　甲状腺疾病

一、甲状腺炎

　　甲状腺炎可由不同原因引起，如细菌感染、外伤、放射、自身免疫等。根据病程可分急性、亚急性和慢性三种。

　　1. 亚急性甲状腺炎　又称肉芽肿性或巨细胞性甲状腺炎，可能为病毒感染后自身免疫性疾病。多见于青中年，女性多见。

　　肉眼观，甲状腺有轻度或中度不均匀性肿大，边界不清，包膜常与周围组织粘连；切面较粗糙，可见灰白色的坏死灶。晚期为纤维化表现，使腺体硬韧，切面不隆起。镜下观，甲状腺滤泡破坏，上皮脱落溶入滤泡腔内，胶质外溢。间质有中性白细胞、淋巴细胞、巨噬细胞浸润，并可出现多核巨细胞，形成类似结核结节的病变，故又称假结核性甲状腺炎。初期由滤泡破坏甲状腺素释放增多，出现甲状腺毒症；晚期如甲状腺有严重的破坏，可出现甲状腺功能低下。

　　2. 慢性甲状腺炎　可分侵袭性纤维性甲状腺炎和慢性淋巴细胞性甲状腺炎两类型。

　　（1）侵袭性纤维性甲状腺炎：多见于40岁左右的中年女性，病因不明。肉眼观，病变从一侧开始。甲状腺呈不对称性肿大，质地木样硬韧，橡皮样，灰白色；包膜明显与周围组织粘连，故有侵袭性之称。镜下观，甲状腺组织萎缩，间质纤维化与玻璃样变，淋巴细胞浸润可形成淋巴滤泡；晚期病变呈滤泡萎缩、胶质减少，纤维组织明显增生、血管壁增厚和瘢痕形成，间质有淋巴细胞浸润，但不形成淋巴滤泡。临床表现甲状腺不同程度缩小，产生压迫症状，导致呼吸、吞咽困难和声音嘶哑，伴发功能减退。

　　（2）慢性淋巴细胞性甲状腺炎：旧称桥本甲状腺炎，为甲状腺炎中最常见的一类，是一种自身免疫性疾病，在大部分患者血清中抗甲状腺球蛋白抗体阳性（图24-1）。肉眼观，腺体弥漫性肿大，质地坚实，切面呈均匀灰棕色，包膜完整、不粘连。镜下特点，腺体实质内大量淋巴细胞、浆细胞浸润，伴发淋巴滤泡形成，有明显生发中心。

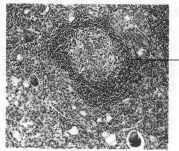

淋巴滤泡形成

图24-1　慢性淋巴细胞性甲状腺炎（镜下观）

甲状腺滤泡萎缩变小，上皮萎缩，胶质少或滤泡破裂，结缔组织增生明显。

临床表现为甲状腺均匀肿大。有轻度压迫症状。早期可有功能亢进，晚期病变可致功能减退，伴发癌瘤者占1%～2%。

二、弥漫性非毒性甲状腺肿

弥漫性非毒性甲状腺肿是由于各种原因阻碍甲状腺激素合成而导致代偿性甲状腺肿大，又称单纯性甲状腺肿。部分流行于缺碘地区，当地人群中甲状腺肿的发病率10%，故又称地方性甲状腺肿。

1. 病因及发病机制

（1）缺碘：是地方性甲状腺肿最常见、最主要的原因，多流行于山区等缺碘地区。由于饮水及土壤缺碘，摄入不足，导致甲状腺素合成减少，受负反馈因素的影响，垂体促甲状腺素（TSH）分泌增多，甲状腺滤泡上皮增生，使甲状腺肿大。初期甲状腺摄碘功能增强，分泌甲状腺素增多，进行代偿。但如果持续缺碘，则由代偿不足，合成大量甲状腺球蛋白不能碘化，胶质堆积在滤泡之中，滤泡腔显著扩大。形成甲状腺肿大。如食用加碘盐，可使发病率降低。

此外，机体对碘或者甲状腺素的需求量增加，如青春期、妊娠期、哺乳期等，使体内的甲状腺素相对缺乏，也可导致甲状腺肿。

（2）致甲状腺肿物质：某些物质可以阻碍甲状腺对碘的利用和抑制甲状腺素合成，导致甲状腺素合成的某个环节障碍，也是发生甲状腺肿重要原因。常见致甲状腺肿物质有硫氰酸盐、磺胺等，也可以是食物，如木薯、卷心菜和大豆等。

（3）先天性甲状腺素合成障碍：由于某些先天性缺陷，某些酶缺陷，影响甲状腺素合成的某个环节，包括碘转运至甲状腺，甲状腺内碘的有机化，碘化酪氨酸的偶联，甲状腺球蛋白的水解，碘化酪氨酸的脱碘等，使甲状腺素合成障碍，导致甲状腺肿。

2. 病理变化　根据其发病过程，可分三期。

（1）增生期：肉眼观，甲状腺弥漫性肿大，可达正常的1～3倍，表面光滑无结节形成，质地较软，切面为暗红色，呈胶样，有弹性。镜下观，甲状腺滤泡上皮增生，呈立方形或砥柱状，并有小型滤泡新生，胶质含量较少，间质充血。

（2）胶质储积期：肉眼观，甲状腺弥漫性肿大，重量可达200～300g，表面光滑，无结节形成，切面为黄色或浅褐色，半透明胶冻状。镜下观，滤泡上皮增生与复旧并存，滤泡上皮细胞呈矮立方或扁平状，滤泡扩张，腔内充满浓稠红染胶质（图24-2）。

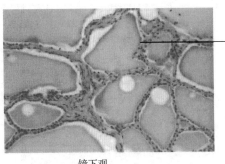
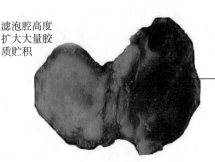

滤泡腔高度扩大大量胶质贮积

切面呈淡或棕褐色，半透明胶冻状

镜下观　　　　　　　　　　　　　肉眼观

图24-2　弥漫性非毒性甲状腺肿

（3）结节期：由于在长期病程中，甲状腺组织反复增生、复旧，腺体各个部分变化不平衡，而使甲状腺呈结节状变化，使弥漫性甲状腺肿逐渐转变为结节性（腺瘤样）甲状腺肿。肉眼观，甲状腺肿大，外形不规则，多结节性，结节大小不一，直径2～6cm，个别可达10cm以上，重量可达500～1000g，切面呈红白相间改变，红色肉样区代表增生病灶，胶样颗粒区代表复旧病灶；可伴出血、纤维化、囊肿、瘢痕和钙化病灶。镜下观，滤泡大小不一，部分滤泡腔扩大和贮存胶质，滤泡上皮扁平；部分滤泡小，内含胶质少。部分滤泡增生成实性细胞团呈腺瘤样，间质纤维增生，毛细血管受压，常因血供不足伴出血坏死、囊性变，有异物巨细胞反应和钙化，间质内有少量淋巴细胞浸润。

3. 病理临床联系　主要表现为颈前区甲状腺肿大，肿大的甲状腺可有压迫症状，如压迫气管造成呼吸困难、刺激性干咳等症状。压迫食管引起吞咽困难。压迫喉返神经引起声音嘶哑、失音和咳嗽。地方性甲状腺肿患者一般不伴功能亢进，偶见功能亢进或减退者。癌变率1%～2%。

4. 预防原则　预防缺碘，如多进食含碘丰富的食物，补充碘盐；停止摄入引起甲状腺肿的物质；也可采用甲状腺素治疗。

三、弥漫性毒性甲状腺肿

弥漫性毒性甲状腺肿是具有甲状腺滤泡上皮增生并伴有甲状腺功能亢进的一种疾病，简称甲亢。有些患者常伴有突眼，故又称突眼性甲状腺肿，多见20～40岁女性，男女比例1∶5。认为与自身免疫有关，也存在遗传倾向。

1. 病理变化　肉眼观，甲状腺对称性、弥漫性肿大，暗红色，可增加到正常的2～4倍。切面灰白色，质地致密如肌肉状，无结节形成。镜下观，其主要特征为滤泡增生，以小型滤泡为主，滤泡上皮可呈立方形（小滤泡）或高柱状（大滤泡），甚至呈乳头状突入滤泡腔内。滤泡腔内胶质少而稀薄，靠近滤泡上皮处的胶质出现许多吸收空泡，提示胶质被分解吸收呈功能亢进状态。滤泡间毛细血管丰富，扩张充血。淋巴细胞浸润，甚至形成生发中心（图24-3）。

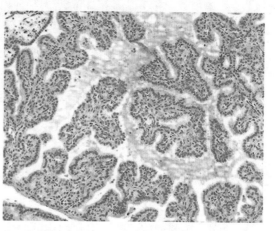

图24-3　弥漫性毒性甲状腺肿（镜下观）

2. 病理临床联系　多数甲状腺功能亢进患者发病呈渐进性，少数呈暴发型。表现基础代谢率升高，情绪烦躁易激动、易饥多食但消瘦、多汗怕热等。患者可出现甲状腺肿大、甲状腺功能亢进和眼球突出三大主症。检查可见患者肿大的甲状腺能随吞咽上下移动，有血管杂音，压迫症状不明显，血清T_3、T_4增多，代谢亢进，耗氧增加。甲状腺功能亢进的严重并发症为甲状腺危象。病死率极高，表现为谵妄昏迷、高热多汗、呕吐腹泻、脉搏细速和心律失常等。

3. 预防原则　适当休息、补充营养，应用抗甲状腺药物、放射性[131]I治疗等，防治甲状腺危象，必要时可选择手术治疗。

四、甲状腺肿瘤

1. 甲状腺腺瘤　是甲状腺肿瘤中最常见的一种良性肿瘤。多见于青年或中年女性。常有完整包膜的单发性结节，圆或类圆形，直径从数毫米到3～5cm，质软。切面多为实性，色灰白或棕黄，可并发出血、囊性变、钙化和纤维化。根据组织学形态分两型。

（1）滤泡性腺瘤：共同特点是有滤泡形成，又根据滤泡的分化程度分为5个亚型。①胚胎型：由条索或实性细胞团组成；②胎儿型：由小滤泡组成，与胎儿甲状腺组织相似；③单纯型：与正常甲状腺滤泡相似的滤泡构成，间质较少；④胶样型：滤泡较大，充满胶质（图24-4）；⑤嗜酸细胞型：结构与单纯型及胎儿型相同，但滤泡上皮肥大，胞质充满嗜酸性颗粒，本型少见。

（2）乳头状囊腺瘤：瘤体呈囊性，囊壁上皮细胞呈单层结构，并向囊腔呈乳头状突起，间质较少，常有出血、坏死等。

甲状腺腺瘤易与结节性甲状腺肿混淆，其鉴别点：腺瘤大多为单发性，有完整包膜，滤泡结构比较一致，腺瘤旁的甲状腺组织可受到一定程度的挤压，腺瘤的远处甲状腺组织正常等有助于与甲状腺肿区别。

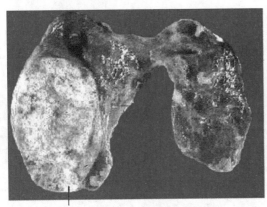
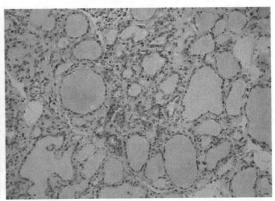

肿瘤单发、类圆形，包膜完整（肉眼观）　　单纯型腺瘤，甲状腺滤泡大小不等（镜下观）

图24-4　甲状腺瘤

2. 甲状腺癌　是一种常见的恶性肿瘤，腺癌比较多见，多见于女性，男女比例为2：3，各个年龄组均可发生，以40～50岁多见。根据组织学形态可以分四型：

（1）乳头状腺癌：约占甲状腺癌的60%，女性多见。肉眼观，癌灶大小不一，小者瘤体无包膜，呈浸润性生长，并出现纤维化，故又称隐匿硬化型癌。大者直径10cm以上，境界不清，浸润性生长。切面灰白色。镜下观，以乳头状结构为特征，乳头间为疏松结缔组织和血管，约50%的病例间质出现同心层状结构的钙化小体，称为砂粒体（图24-5），此结构对诊断乳头状腺癌有意义。

（2）滤泡型腺癌：占甲状腺癌的10%～15%，多见于50岁以上中老年女性。肉眼观，单个结节，瘤体较大，无包膜，质软，切面多实性、灰白色或暗红色。镜下观，可见不同程度分化的滤泡结构，除发生淋巴道转移外，早期可出现血道转移。当滤泡型癌细胞发生嗜酸性变，称为嗜酸性细胞癌。

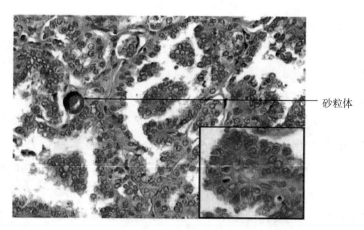

图24-5 甲状腺乳头状癌（镜下观）

（3）髓样癌：占甲状腺癌发病率的5%～10%，有家族倾向。肉眼观，肿物为实性，单发或多发结节，大小不等，无完整包膜，但界限尚清楚。镜下观，瘤细胞为圆形、多边形或梭形。索状排列，形成癌巢，同一癌巢内的癌细胞形态较为一致，间质内有淀粉样物质沉积。有较早和广泛的淋巴道、血道转移。这种类型癌有些能分泌前列腺素及血清素等，产生类癌征，如分泌降钙素和ACTH，产生低钙血症和皮质醇增多症。

（4）未分化癌：多见于中老年人，女性多见。是甲状腺癌中恶性度最高的一种，预后较差。肉眼观，瘤体较大，切面灰白色，界限不清。镜下观，癌细胞多形性甚显著，根据细胞形态可分为小细胞型癌、巨细胞型癌和梭形细胞型癌。分化极差者生长速度快，早期即向周围组织浸润及远处转移。

第二节 胰岛疾病

一、糖尿病

糖尿病是一种体内胰岛素相对或绝对不足及靶细胞对胰岛素敏感性降低，或胰岛素本身存在结构上的缺陷而引起的糖、脂肪和蛋白质代谢失常的一种慢性疾病。其主要以持续性血糖升高和尿中排出糖为特征。临床表现多饮、多食、多尿和体重下降（即"三多一少"），可有多种并发症。本病发病率日益增高，已成为世界性的常见病、多发病。

1. 分类、病因及发病机制　糖尿病一般分原发性糖尿病和继发性糖尿病。原发性糖尿病又分胰岛素依赖型糖尿病和非胰岛素依赖型糖尿病。继发性糖尿病多由胰腺炎、肿瘤、手术或损伤引起。

（1）胰岛素依赖型糖尿病：又称I型或幼年型糖尿病，占糖尿病的10%左右。青少年发病，起病急，病情重，发展快，胰岛B细胞明显减少，血中胰岛素降低，易出现酮症，依赖胰岛素治疗。本型是在遗传易感性的基础上由病毒感染等诱发的针对B细胞的一种自身免疫性疾病。

（2）非胰岛素依赖型：又称Ⅱ型或成年型糖尿病，约占糖尿病的90%，成年发病，起病缓慢，病情较轻，发展较慢，胰岛数目正常或轻度减少，血中胰岛素正常、增多或降低，肥胖者多见，不易出现酮症，一般可不依赖胰岛素治疗。

2. 病理变化 胰岛、血管、肾、视网膜和神经系统等病变最突出。

（1）胰岛病变：①细胞进行性破坏、再生无力，胰岛体积变小，数目减少；②B细胞变性坏死，伴发淋巴细胞浸润；③B细胞胞浆内糖原聚积，胞体肿胀，呈空泡状。可发生胰岛淀粉样变（图24-6），常见于非胰岛素依赖型糖尿病。

（2）血管病变：小动脉多为动脉壁的玻璃样变，基底膜增厚，内皮细胞增生；大动脉主要表现为动脉粥样硬化；病变出现早且较严，可导致心肌梗死、脑软化、高血压、下肢坏疽等。

（3）肾病变：肾小球硬化、肾小动脉硬化和肾盂肾炎三者合称糖尿病性肾病。①结节性病变：系膜细胞增生伴毛细血管渗出的玻璃样物质（糖蛋白）沉积形成结节状；②弥漫性病变：系膜细胞增生伴毛细血管基底膜弥漫性增厚；③渗出性病变：毛细血管袢表面和球囊壁层蛋白沉积；④急、慢性肾盂肾炎。

（4）视网膜病变：视网膜微血管病，引起管腔狭窄，通透性增加，伴发渗出和出血；形成微血管瘤，视网膜发生纤维血管增生等病变。严重者视网膜剥离导致失明，易合并白内障。

（5）神经系统病变：以周围神经的病变为主，可累及脑和脊髓。周围神经有节段性轴索损伤和髓鞘脱失，引起感觉和运动障碍，肌张力减退等症状。

（6）其他组织病变：皮肤黄色瘤、肝脂肪变和糖原沉积、骨质疏松、糖尿病性外阴炎及化脓性和真菌性感染等。

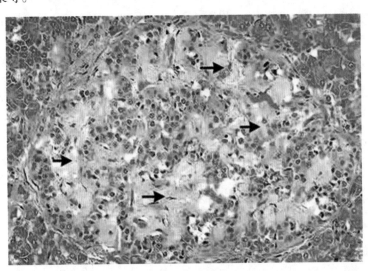

图24-6 糖尿病时胰岛改变（镜下观）

3. 病理临床联系 典型的症状为"三多一少"，即多饮、多尿、多食和消瘦。多饮是因为多尿造成水分丧失，渗透压增高，刺激下丘脑渴感中枢，造成渴感；多食是因为机体不能充分利用糖，因而分解代谢增强；血糖水平过高，刺激胰岛素分泌，可造成食欲亢进和饥饿感。晚期患者常因心肌梗死、肾衰竭、脑血管病或合并感染而死亡。

【知识拓展】

胰岛素泵是一种持续皮下注射胰岛素的装置，大小如同BP机。通过一条细小的软管将胰岛素24小时不间断地输送到患者体内，模拟正常胰腺自然地分泌胰岛素。

二、胰岛细胞瘤

1. 胰岛素瘤 是由胰岛B细胞发生的内分泌细胞肿瘤。占胰腺内分泌肿瘤的70%~75%，任何年龄均可发生。其临床特点：①高胰岛素血症和低血糖；②患者发作时出现恍惚、意识障碍甚至昏迷，进食或注射葡萄糖可缓解；③空腹血糖低于50mg/dl。肉眼观，最大直径1~2cm，包膜完整，分界清楚。切面似淋巴结，灰白、均质、质软。镜下观，瘤细胞与正常B细胞相似，核可有不同程度的异型性，可呈索巢状、腺样或菊形团排列，间质为血窦，可有淀粉样变性、纤维化和钙化。胰岛素瘤多数为良性，恶性率<10%，而良性、恶性的区别主要取决于有无转移或广泛浸润周围组织或器官。

2. 胃泌素瘤 又称G细胞瘤，占胰腺内分泌肿瘤的20%~25%。其特点是体积小，直径一般<2 cm，多发；恶性率高；常有水样泻及脂性腹泻。

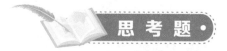

思 考 题

一、名词解释

1. 弥漫性毒性甲状腺肿

2. 弥漫性非毒性甲状腺肿

3. 髓样癌

4. 糖尿病

二、简答题

1. 简述甲状腺炎的类型及病变特点。

2. 简述弥漫性毒性、非毒性甲状腺肿的病理变化和病理临床联系。

3. 简述原发性糖尿病的病因、发病机制及基本病变。

（丁运良）

第二十五章　传染病

【学习目标】

识记

1. 能准确复述结核病的基本病变及其转化规律，原发性肺结核病的病变特点与转归、继发性肺结核病常见类型的病变特点；病毒性肝炎的基本病变及各型肝炎的病变特点。

2. 能正确叙述菌痢、流行性脑脊髓膜炎、流行性乙型脑炎、伤寒的病理变化及并发症。

理解

理解结核病、病毒性肝炎、细菌痢疾痢、伤寒、流行性脑脊髓膜炎、流行性乙型脑炎、流行性出血热、手足口病及常见性病的病因、传播途径和发病机制；肺外器官结核病的病变特点。

运用

能运用结核病、病毒性肝炎、细菌痢疾痢、伤寒、流行性脑脊髓膜炎、流行性乙型脑炎、流行性出血热、手足口病及常见性病的病理变化解释其临床表现。能运用所学的传染病知识指导传染病的预防。

传染病是由病原微生物感染人体后引起的具有传染性、流行性的一类疾病。传染病的发生须具备传染源（细菌、病毒、立克次体、衣原体、螺旋体、霉菌等）、传播途径和易感人群三个基本环节。其基本病变属炎症。在世界各地流行，严重威胁人类健康。

本章主要介绍结核病、病毒性肝炎、伤寒、细菌性痢疾、流行性脑脊髓膜炎、流行性乙型脑炎、流行性出血热、手足口病和性传播性疾病等。

第一节 结核病

一、概述

结核病是由结核杆菌引起的一种常见慢性传染病。全身各器官均可发生，以肺结核最多见。近年来由于耐药菌株出现，结核病的发病率又有回升的趋势。

（一）病因和发病机制

结核病的病原菌主要是人型结核杆菌，其次是牛型。经呼吸道传染，或食入带菌食物引起消化道感染，少数经皮肤创口感染。

结核杆菌的致病作用与菌体成分及机体对菌体成分产生免疫损伤有关。其菌壁含有脂质、蛋白质复合物及多糖三种成分。脂质与糖及蛋白质结合成糖脂（索状因子）和糖肽脂（蜡质D）与结核杆菌的致病性关系密切。索状因子能破坏线粒体膜，抑制白细胞游走，与肉芽肿形成有关；糖肽脂能引起强烈的超敏反应。蛋白具有抗原性，与脂质结合后能使机体发生超敏反应，引起组织坏死和全身中毒症状，并在结核结节形成中发挥作用。多糖类可引起局部中性粒细胞浸润，并可作为半抗原参与免疫反应。

结核病的发病机制，主要取决于：①感染的菌量及其毒力的大小。②机体的免疫力，以细胞免疫为主。③结核菌所致IV型变态反应（图25-1）。

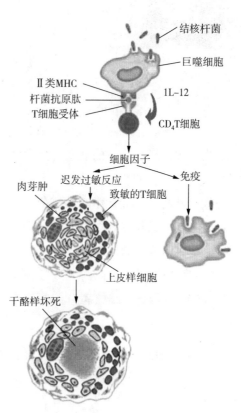

图25-1 结核菌引起的免疫反应和变态反应模式图

（二）基本病理变化

结核病的基本病变包括渗出、增生和变质三种变化。特征性病变是结核结节形成和干酪样坏死。

1. 以渗出为主的病变 多发生于早期或机体抵抗力低下、细菌数量大、毒力强或超敏反应较强时，表现浆液或浆液纤维蛋白性炎。早期有中性粒细胞浸润，但很快被巨噬细胞所取代。在渗出液及巨噬细胞中可查出结核杆菌，好发于肺、浆膜、滑膜、脑膜等。可完全被吸收，也可转变为增生或坏死为主的病变。

2. 以增生为主的病变　当细菌数量较少、毒力较低或人体免疫力较强时，则发生以增生为主的变化，形成具有诊断特征性的结核结节。

结核结节是机体对结核杆菌产生细胞免疫的形态学表现。由上皮样细胞，朗汉斯巨细胞加上外周局部集聚的淋巴细胞和少量反应性增生的成纤维细胞构成的细胞结节，称为结核结节，又称结核性肉芽肿。当超敏反应较强时，结节中央常出现干酪样坏死，朗汉斯巨细胞在坏死区周围。上皮样细胞是巨噬细胞吞噬结核杆菌后逐渐转变而成，呈梭形或多角形，胞质丰富，染色浅，境界不清。核圆形、卵圆形，浅染呈空泡状，有1~2个核仁。多数上皮样细胞互相融合

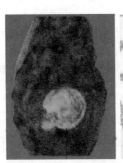

干酪样
坏死

郎汉斯
巨细胞

肉眼观，灰白色结核结节　　　　　镜下观

图25-2　结核结节

或一个细胞核分裂浆不分裂形成朗汉斯巨细胞。此种细胞体积大，可达300um，胞质丰富，胞质突起可与上皮样细胞的胞质突起连接，核与上皮样细胞核相似，由十几到几十个不等，常排列在细胞质周围呈花环状、马蹄形或密集在胞体一端。几个结节融合成较大结节时才能见到，为灰白色，约粟粒大小，境界清楚（图25-2）。增生性病变进一步好转时，结核结节纤维化而愈合。

3. 以变质为主的病变　当细菌数量多、毒力强、机体抵抗力低或超敏反应强烈时，上述以渗出为主或以增生为主的病变均可发展为干酪样坏死。坏死灶因含脂质较多而呈浅黄色，均匀细腻，质实，状如奶酪，故称为干酪样坏死。有助于结核病变的肉眼诊断。镜下观，红染无结构的颗粒状物。坏死灶中心结核菌含量少，但坏死不完全的外周区域则含菌量多。坏死物不发生自溶，也不易被吸收。有时可出现软化或液化，一旦液化，则菌量大增，液化的坏死物易于排出，成为结核病的传染源，也可造成病灶恶化。

3种病变往往同时存在，但以某种病变为主，并且随着病原体及机体的状况改变，三种病变可相互转化。因此，结核病患者在不同器官或同一器官中，其病变是复杂多样的。

（三）结核病变的转归

结核病发展和结局取决于机体抵抗力和结核杆菌致病力。机体抵抗力增强时，结核杆菌被抑制、杀灭，病变转为愈合。反之，病变转向恶化。

1. 转向愈合

（1）吸收消散：为渗出性病变的主要愈合方式。渗出物经淋巴管或血管吸收，使病灶缩小或消散。较小的干酪样坏死灶及增生性病灶亦可被吸收。

（2）纤维化、纤维包裹及钙化：增生性病变和小干酪样坏死灶及未被吸收的渗出病灶可通过机化、纤维化形成瘢痕而愈合。较大干酪样坏死灶，则由其周边纤维组织增生将坏死物包裹，中央干酪样坏死物逐渐干燥，并有钙盐沉着发生钙化。X线检查，见纤维化时的病灶呈边缘清楚，密度增高的条索状阴影；而钙化灶为密度更高、边缘清晰的阴影，临床称为硬结钙化期。

2.转向恶化

（1）浸润进展：当疾病恶化时，在原有病灶周围出现渗出性病变，并继发干酪样坏死，反复进行，病变范围不断扩大。X线检查，原病灶周围出现边缘模糊的云絮状阴影，临床上称作浸润进展期。

（2）溶解播散：干酪样坏死物溶解液化后，含大量结核杆菌的液化坏死物可经自然管道排出，播散到其他部位，形成新的结核病灶。液化坏死物排出后局部形成空洞，X线检查，病灶阴影密度深浅不一，出现透亮区及肺内出现大小不等的新播散病灶阴影，临床称作溶解播散期。结核杆菌也可经淋巴道播散至局部和远处淋巴结，如肺结核常伴有肺门和纵隔淋巴结结核，或经血道播散，引起急性或慢性粟粒性结核病和肺外结核病。

二、肺结核病

结核杆菌多经呼吸道感染，故肺结核病最常见。由于初次感染和再次感染结核杆菌时机体反应性的不同，可分为原发性和继发性肺结核病。

（一）原发性肺结核病

原发性肺结核病是机体第一次感染结核杆菌所引起的肺结核病。多发生于儿童，又称为儿童型肺结核病。

1.病变特点　结核杆菌进入肺内，首先在通气较好的上叶下部或下叶上部靠近胸膜处，引起最初的病变，称为原发病灶。以右肺更多见，一般一个，直径约1cm，色灰黄，因机体缺乏对结核杆菌的免疫力，病灶开始为渗出性，病灶中央发生干酪样坏死，内细菌繁殖，并可沿淋巴管到达肺门淋巴结，引起结核性淋巴管炎和淋巴结炎。肺原发病灶、结核性淋巴管炎和肺门淋巴结结核三者合称原发综合征，是原发性肺结核的病变特征（图25-3）。X线检查呈哑铃状阴影。临床症状和体征多不明显。

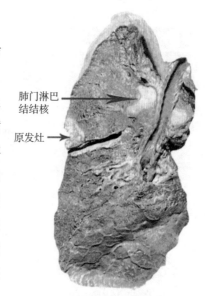

肺门淋巴
结结核

原发灶

图25-3　肺结核病原发综合征（肉眼观）

2.病变的转归　绝大多数患者随着机体免疫力增强而自然痊愈。肺门淋巴结病变仍存在，形成支气管淋巴结结核。经过适当治疗，病灶亦可纤维包裹、钙化而痊愈。少数病例因营养不良或患其他传染病，使机体抵抗力下降，病变恶化进展，细菌可经以下途径播散。

（1）淋巴道播散：肺门淋巴结的结核杆菌，可沿淋巴管蔓延到支气管旁、纵隔及锁骨上、下等处淋巴结，也可向下逆流到腹膜后淋巴结，引起局部淋巴结出现增生性干酪性结核，淋巴结肿大粘连。严重时，干酪样坏死液化，可穿破局部皮肤，形成经久不愈的窦道。

（2）血道播散：肺部病变的细菌侵入血流或由淋巴道经胸导管入血，出现两型结核病：①全身粟粒性结核病：当机体抵抗力低下，大量结核杆菌短期内侵入肺静脉及分支，进入循环播散到多个器官，如肺、肝、肾、脑和脑膜、脾等处，称为急性全身性粟粒性结核病。肉眼可见密布大小一致，灰黄色，粟粒大小的结核病灶。临床上患儿病情危重，出现高热、盗汗、器官衰竭、烦躁等中毒症状。如果结核杆菌少量多次进入体循环，引起粟粒性病灶大小不一，新旧不等，病程较长，称为慢性全身性粟粒性结核病。②肺粟粒性结核病：可是全身粟粒性结核病的一部分，也可是结核菌一次大量侵入小循环，经右心播散至双肺所引起，播散病灶的形态与全身粟粒性结核病相似。

（3）支气管播散：原发综合征病灶干酪样坏死扩大和液化后侵入附近支气管，细菌经支气管播散于肺内，引起小叶性干酪性肺炎，较少见。

（二）继发性肺结核病

继发性肺结核病是指人体再次感染结核杆菌所引起的肺结核病，多见于成年人，又称成人型肺结核病。感染来源一是外源性再感染，细菌由外界再次侵入肺内而发病。二是内源性再感染，当机体抵抗力降低时，体内原有病灶中的结核杆菌活化而引起新结核病变。一般认为内源性再感染的可能性较大。

继发性肺结核病时机体对结核杆菌已产生了一定的免疫力，病变常局限于肺内。病程较长，易反复发作，新旧病变交替，病情时好时坏，复杂多样。其与原发性肺结核病比较（表25-1）。

表25-1 原发性和继发性肺结核病的比较

项 目	原发性肺结核	继发性肺结核
感 染	第一次感染	再感染
好发患者群	儿 童	成 人
特异性免疫力	低	一般较高
早期病变	肺原发综合征	肺尖或锁骨下局限性病变
病变特点	早期出现渗出性病变和干酪样坏死，病变不易局限	病变复杂，新旧交替
病 程	较 短	长
播散方式	淋巴道、血道为主	支气管播散至肺内为主
常见类型	支气管淋巴结结核、粟粒性结核	浸润型肺结核、慢性纤维空洞型肺结核、肺结核球、结核性胸膜炎

继发性肺结核根据其病理变化特点及病程经过，分为以下几种类型。

1. 局灶型肺结核 是继发性肺结核病的早期病变。多位于右肺尖下2～4cm处，直径0.5～1cm大小。多数以增生性病变为主，中央为干酪样坏死，常发生纤维化、钙化而痊愈。患者多无自觉症状，多在体检时发现。X线显示肺尖部单个或多个境界清楚的结节状病灶阴影。

2. 浸润型肺结核 临床上最多见。多由局灶型肺结核发展而来，病变多在肺尖或锁骨下区，病变以渗出为主，中央有干酪样坏死，病灶周围有炎症包绕。X线呈灶状，边缘模糊的云雾状阴影。临床表现低热、盗汗、乏力、咳嗽和咯血等症状。若治疗及时，可通过纤维化、纤维包裹、钙化而痊愈。若病变继续发展，干酪样坏死灶扩大，并可侵蚀邻近的支气管，液化的干酪样坏死通过支气管排出，形成急性空洞。空洞若经久不愈，发展为慢性纤维空洞性肺结核。

3. 慢性纤维空洞型肺结核 多由浸润型肺结核形成急性空洞的基础上发展而来。厚壁空洞壁厚可达1cm以上，洞壁分3层（图25-4）：洞内壁为多少不等的干酪样坏死，中层为结核性肉芽组织，外层为纤维结缔组织。患者通过飞沫和痰不断向体外排菌，成为结核病的重要传染源，故临床称作开放性肺结核。如空洞内动脉壁受结核病变侵蚀，可引起大咯血，严重时，可导致死亡。慢性纤维空洞型肺结核后期由于肺组织大量破坏，纤维组织大量增生，使肺缩小、变硬、变形，胸膜广泛增厚，胸壁粘连，成为结核性肺硬化。

4. 干酪样肺炎　此型结核多发生于机体免疫力低下，对结核杆菌超敏反应过高时，由浸润型肺结核或急性、慢性空洞内的细菌经支气管播散而来，病变为渗出、坏死性改变，呈小叶或融合成大叶分布。肺泡腔内有大量浆液纤维蛋白渗出，炎细胞主要是单核巨细胞，广泛干酪样坏死。患者因吸收组织坏死崩解产物而有严重中毒症状，预后很差。

5. 结核球　是一种孤立的有纤维包裹，境界分明的球形干酪样坏死病灶，直径2cm以上。又称为结核瘤。多单个，常位于肺上叶（图25-5）。X线片上有时很难与周围型肺癌相鉴别。临床上常无症状，但由于结核球干酪样坏死灶较大，周围有纤维包裹，药物不易进入，临床上多采取手术切除病灶。

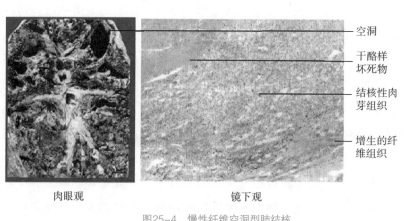

空洞

干酪样坏死物

结核性肉芽组织

增生的纤维组织

肉眼观　　　　　　　　　　镜下观

图25-4　慢性纤维空洞型肺结核

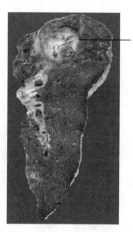

切面灰折色单个病灶

图25-5　结核球（肉眼观）

6. 结核性胸膜炎　在原发性和继发性肺结核病的各个时期均可发生，按病变性质可分两种。

（1）渗出性结核性胸膜炎：多见于青年人，病变主要为浆液纤维蛋白性炎。浆液渗出多时引起胸腔积液，积液呈黄色，亦可出现淡红色血性胸水。如积极治疗，可完全吸收痊愈。如渗出物中纤维蛋白较多，纤维蛋白不能完全溶解吸收，可发生机化使胸膜粘连、增厚。

（2）增生性结核性胸膜炎：多由胸膜下结核病灶直接蔓延至胸膜所致。病变局限，多在肺尖。以增生为主，很少有胸腔积液，通过纤维化而愈合。

三、肺外器官结核病

1. 肠结核病　可分为原发性和继发性两型。原发性肠结核很少见，常发生于小儿，一般因饮用含菌牛奶所致，引起肠原发综合征，即肠原发性溃疡、结核性淋巴管炎及肠系膜淋巴结炎。继发性肠结核多见于成人，多由于反复咽下含结核杆菌的痰液引起，好发部位为回盲部。根据病变特点可将继发性肠结核分两型：①溃疡型：结核杆菌侵入肠壁淋巴组织后形成结核结节，结节逐渐融合并发生干酪样坏死，破溃后形成黏膜溃疡。由于肠壁淋巴管分布呈环行，病变沿淋巴管扩散，因而溃疡的长径与肠纵轴垂直。溃疡边缘不齐，表面有干酪样坏死物，底部为结核性肉芽组织，溃疡深浅不一。溃疡愈合后由于瘢痕形成和纤维收缩而致肠腔狭窄、出血等。②增生型：较少见，肠壁内有大量结核性肉芽组织和纤维组织增生，使肠壁高度肥厚，肠腔狭窄，肠黏膜面有浅溃疡或息肉形成。右下腹常可扪及包块，须与大肠癌鉴别（图25-6）。

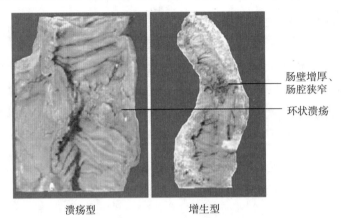

溃疡型   增生型

肠壁增厚、
肠腔狭窄

环状溃疡

图25-6 肠结核病（肉眼观）

2. 结核性腹膜炎 多见于青少年，绝大多数继发于溃疡型肠结核、肠系膜淋巴结结核或结核性输卵管炎。根据病变特点可分干性和湿性两型，以混合型多见。腹膜上密布粟粒大小的结核结节，湿性结核性腹膜炎可出现大量黄色混浊或带血性腹水。干性结核性腹膜炎时，大量纤维蛋白渗出物，机化后引起腹腔脏器广泛粘连、增厚。

3. 结核性脑膜炎 以儿童多见。主要是原发性肺结核血行播散所致，常为全身粟粒性结核病的一部分。在成人，除肺结核血道播散外，也可见于肺外器官结核病血源播散或脑内结核球液化破入蛛网膜下腔引起。

病变以脑底部最明显。在脑桥、脚间池、视神经交叉及大脑外侧裂等处的蛛网膜下腔中积聚大量灰黄色、混浊、胶冻状渗出物。镜下观，蛛网膜下腔内渗出物主要有浆液、纤维蛋白、巨噬细胞、淋巴细胞组成并常伴有干酪样坏死。未及时治疗病程迁延，蛛网膜下腔渗出物发生机化粘连，阻塞第四脑室正中孔与外侧孔，导致脑积水。患者可有颅内高压的症状和体征。

4. 泌尿系统结核病

（1）肾结核病：多见于青年男性，多为单侧。结核杆菌来自肺结核病的血道播散。病变大多起于皮质、髓质交界处或肾乳头内，干酪样坏死破坏肾乳头而破入肾盂成为结核性空洞，随病变继续扩大，多数空洞形成，使肾残存一空壳。干酪样坏死物随尿下行，累及输尿管和膀胱。输尿管黏膜可发生溃疡和结核性肉芽肿形成，使管腔狭窄，甚至闭塞，造成肾积水、积脓（图25-7）。

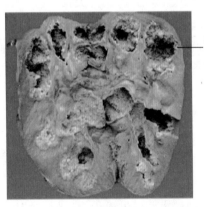

结核性
空洞

图25-7 肾结核病（肉眼观）

（2）膀胱结核：以膀胱三角区最先受累，可波及全膀胱。晚期膀胱肌壁受累后发生纤维化和肌层破坏，致膀胱容积缩小，如影响到对侧输尿管口，使开口处变狭窄，导致肾盂积水，而损害肾功能。临床上可出现膀胱刺激症状及血尿、脓尿。

5. 生殖系统结核病

（1）男性生殖系统结核病：以附睾结核多见，与泌尿系统结核密切相关。结核杆菌可使前列腺和精囊感染，并可蔓延至输精管、附睾等处。附睾肿大变硬，常与阴囊粘连，可见结核性肉芽肿和干酪样坏死，坏死物液化后可穿破阴囊皮肤，形成窦道。附睾结核是男性不育的重要原因之一。

（2）女性生殖系统结核：以输卵管结核最多见，其次是子宫内膜和卵巢结核。可引起女性不育症。多由血道或淋巴道播散而来，少数来自腹膜结核。

6.骨、关节结核病

（1）骨结核病：多由血源播散所致，多见于儿童和青少年。骨结核最多侵犯脊椎骨、长骨骺、指骨等。病变常造成骨质破坏，形成干酪样坏死及死骨，液化后可在骨旁形成结核性"脓肿"，由于局部无红、肿、热、痛，故又称"冷脓肿"。病变穿破皮肤可形成经久不愈的窦道。临床上以脊椎骨结核最常见，多侵犯第10胸椎至第2腰椎，病变起于椎体，发生干酪样坏死，病变发展可破坏椎间盘及邻近椎体，不能负重而发生塌陷，引起脊柱后突畸形（图25-8）。可压迫脊髓引起截瘫，如病变穿破骨皮质可在脊椎两侧形成"冷脓肿"或坏死物沿筋膜间隙向下流，至远离病变部位形成冷脓肿。

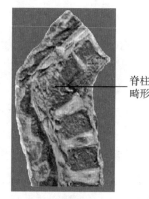

脊柱畸形

图25-8　脊椎结核病（肉眼观）

（2）关节结核病：多继发于骨结核，以髋、膝、踝、肘等关节多见。病变通常开始于长骨骨骺或干骺端，当病变侵入关节软骨和滑膜时则成为关节结核。关节腔内有浆液纤维素渗出。炎症波及周围软组织可使关节明显肿胀。病变愈合后，关节腔内常被大量纤维组织充填，造成关节僵直。

7.淋巴结结核　多见于儿童和青年，以颈部最多见，其次是肺门、支气管和肠系膜的淋巴结，结核杆菌可来自肺门淋巴结结核的播散，亦可来自口腔、咽喉部的感染灶。初期受累淋巴结肿大，当炎症累及淋巴结周围组织时，则淋巴结彼此粘连，形成较大包块。有结核性肉芽肿形成。坏死物液化后可穿破颈部皮肤，造成经久不愈的窦道。

【知识拓展】

结核患者自我保健：活动性肺结核患者，在家庭中要做好消毒隔离，如碗筷分开，每日煮沸消毒，更换清洁的床单，每天开窗通风。急性期要卧床休息，多吃蔬菜和水果，给予高热量、高蛋白、高维生素的饮食以加强营养。适当的体育锻炼，增强身体的抵抗力，保持乐观的情绪，并做好长期服药的思想准备，积极配合医生治疗。

第二节　病毒性肝炎

病毒性肝炎是由肝炎病毒引起的以肝细胞变性、坏死为主要病变的一组传染病。已知肝炎有甲型、乙型、丙型、丁型、戊型及庚型六种。世界各地均有散发和流行，我国发病率较高。

一、病因和发病机制

1.病因　已证实肝炎病毒有6种，各型肝炎病毒特点如下（表25-2）。

表25-2　各型肝炎病毒的特点

病毒名称	病毒类型	传染途径	潜伏期	肝脏病变	发生肝癌
甲型（HAV）	RNA型	肠　道	2～6周	急性肝炎	无
乙型（HBV）	DNA型	输血、注射、密切接触	8～24周	急性、慢性肝炎，肝硬化	有
丙型（HCV）	RNA型	输血、注射、密切接触	2～26周	急性、慢性肝炎，肝硬化	有
丁型（HDV）	RNA型	输血、注射、密切接触	4～7周	急性、慢性肝炎，肝硬化	有
戊型（HEV）	RNA型	肠　道	2～8周	急性肝炎	不详
庚型（HGV）	RNA型	输血、注射	不　详	不　详	不　详

2. 发病机制　肝炎病毒引起肝损害的机制：①病毒侵入肝细胞，在细胞内复制增殖，直接损害肝细胞引起炎症，如甲型、丙型和丁型肝炎；②病毒在肝细胞内复制后释放入血，其中一部分结合于肝细胞，使肝细胞表面的抗原性发生改变，进入血液的病毒使T淋巴细胞致敏，致敏的T淋巴细胞与肝细胞表面的抗原结合，发挥淋巴细胞毒作用，溶解、破坏肝细胞膜及与其结合的病毒抗原。免疫反应正常的人发生急性普通型肝炎，免疫应答过强的人则发生重型肝炎，缺乏细胞免疫功能的人往往成为无症状的病毒携带者。

二、基本病理变化

各型病毒性肝炎的基本病变均为变质性炎症，以肝细胞的变性、坏死为主，伴有不同程度的炎性细胞浸润、肝细胞的再生和纤维组织增生。

1. 肝细胞变性、坏死

（1）细胞水肿及溶解性坏死：最常见，肝细胞肿大，胞质疏松呈网状，半透明，称为胞质疏松化。若水分进一步增多，细胞肿大呈球状，胞质透明，称为气球样变，进一步发展，细胞膜破坏，导致溶解性坏死。

（2）嗜酸性变及嗜酸性坏死：嗜酸性变常累及散在单个或几个肝细胞，胞质浓缩，嗜酸性增强，颗粒消失，呈均匀致密的深红色。进一步发展，胞质浓缩，胞核也浓缩以至消失，胞质聚成深红色圆形小体，称为嗜酸性小体（图25-9）。

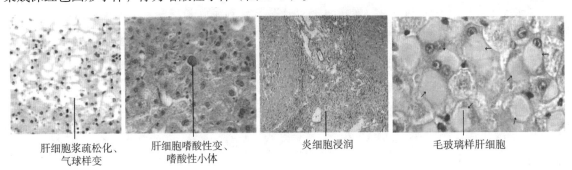

肝细胞浆疏松化、　　肝细胞嗜酸性变、　　　炎细胞浸润　　　　毛玻璃样肝细胞
气球样变　　　　　嗜酸性小体

图25-9　肝细胞变性、坏死（镜下观）

（3）点状坏死：散在于肝小叶内单个或数个相邻肝细胞的坏死。

（4）碎片状坏死：肝小叶周边部肝细胞呈灶状坏死，崩解，肝细胞界板遭到破坏，伴有炎性细胞浸润。

（5）桥接状坏死：是指在中央静脉与汇管区之间或两个中央静脉之间或两个汇管区之间出

现相互连接的肝细胞坏死带。为肝细胞之带状融合性坏死，伴有肝细胞不规则再生及纤维组织增生。

（6）大片坏死：为波及肝小叶较大范围或几乎整个肝小叶的坏死。

2. 炎细胞浸润　在汇管区和肝小叶内的坏死区有炎细胞浸润，主要是淋巴细胞、单核细胞，少量浆细胞和中性粒细胞。

3. 间质反应性增生和肝细胞再生

（1）Kupffer细胞增生：增生的细胞突出于窦壁或脱落于肝窦内，成为游走的巨噬细胞，吞噬坏死组织碎片或色素颗粒等。

（2）间叶细胞及成纤维细胞的增生：存在于肝间质内的具有多向分化潜能的间叶细胞可分化为组织细胞，参与炎症反应。反复发生严重坏死时大量成纤维细胞增生可发展成肝纤维化及肝硬化。

（3）肝细胞再生：肝细胞坏死时，邻近肝细胞可分裂再生而修复。严重坏死时，可出现结节状再生。慢性病例在汇管区可见细小胆管的增生。

三、常见临床病理类型

1. 急性（普通型）病毒性肝炎　最常见类型，各型肝炎病毒均可引起本型。临床上分为黄疸型与无黄疸型。

肉眼观，肝大，表面光滑。镜下观，广泛肝细胞变性，坏死轻，为此型肝炎特点。肝细胞肿大，胞质疏松化和气球样变，可见嗜酸性变及嗜酸性小体形成，肝小叶内散在点状坏死。肝小叶内及汇管区内有炎细胞浸润。黄疸型肝炎可见明显淤胆，毛细胆管内有小胆栓形成，细胞内胆色素颗粒。

临床表现肝大，被膜紧张引起肝区疼痛及压痛。肝细胞变性、坏死影响胆红素的摄取、结合和分泌等，出现黄疸。由于肝细胞坏死，释出细胞内的酶类入血，故血清谷丙转氨酶（SGPT）等升高，肝功能异常。

本型肝炎多数可治愈，特别是甲型肝炎预后最好，乙型肝炎有5%～10%转为慢性，极少数发展为急性重型肝炎。丙型肝炎50%转为慢性肝炎。

2. 慢性（普通型）病毒性肝炎　是指病毒性肝炎病程持续在半年以上者。依据炎症变化、坏死及纤维化的程度不同，将慢性病毒性肝炎分轻、中、重度三类。

（1）轻度慢性肝炎：肝细胞变性广泛，有点灶状坏死，偶见轻度碎片状坏死，汇管区周围纤维增生，慢性炎细胞浸润，肝小叶结构完整。

（2）中度慢性肝炎：肝细胞坏死明显，出现中度碎片状坏死及肝细胞桥接坏死，汇管区及小叶内炎细胞浸润明显。肝小叶内有纤维间隔形成，但小叶结构大部分存在。

（3）重度慢性肝炎：肝细胞坏死广泛，有重度的碎片状坏死及大范围桥接坏死。肝细胞不规则再生，小叶内及小叶周边部坏死区形成纤维条索连接，并分隔肝小叶结构，有假小叶形成倾向。

慢性肝炎可以痊愈或病变静止，如病变不断加重或反复发作，逐渐破坏肝小叶结构，转变为肝硬化，一部分病例发展为肝癌。

3. 重型病毒性肝炎　少见，病情严重，病死率高。根据起病急缓及病变程度，可分急性重型肝炎和亚急性重型肝炎两种。

（1）急性重型肝炎：起病急骤，病变进展迅速，病情重，多数患者10日内死亡，又称为暴发型或电击型肝炎。肉眼观，肝体积显著缩小，尤以左叶为甚，重量可减至600~800g，质地柔软，被膜皱缩。切面呈黄色或红褐色，故又称为急性黄色肝萎缩或急性红色肝萎缩。镜下观，大片肝细胞坏死，肝索解离，肝细胞溶解。仅小叶周边部残留少数变性的肝细胞，残留肝细胞再生不明显。肝窦明显扩张、充血、出血。Kupffer细胞增生肥大，并吞噬细胞碎屑及色素。小叶内和汇管区可见淋巴细胞和巨噬细胞浸润（图25-10）。

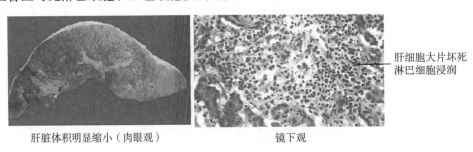

肝脏体积明显缩小（肉眼观）　　　　　镜下观

肝细胞大片坏死
淋巴细胞浸润

图25-10　急性重型肝炎

急性重型肝炎常死于肝衰竭，其次消化道大出血、急性肾衰竭或DIC等。有的转为亚急性重型肝炎。

（2）亚急性重型肝炎：多数由急性重型肝炎转变而来，或一开始即起病缓慢，病程可达一至数月。肉眼观，肝体积有不同程度缩小，被膜皱缩，呈黄绿色。病程较长者可见大小不等的结节，质地变硬。切面可见坏死区和小岛屿状结节交错。镜下观，大片肝细胞坏死，坏死区网状支架塌陷和胶原纤维化。肝细胞再生呈不规则结节状，小叶结构失常。小叶内外有明显的炎细胞浸润。小叶周边部小胆管增生，有淤胆和胆栓形成（图25-11）。

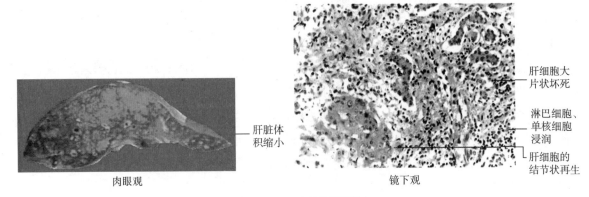

肉眼观　　　　　镜下观

肝脏体积缩小

肝细胞大片状坏死

淋巴细胞、单核细胞浸润

肝细胞的结节状再生

图25-11　亚急性重型肝炎

如治疗得当且及时，病变可停止进展并有治愈的可能；如病变反复进行性发展，逐渐过渡为坏死后性肝硬化。严重者死于肝衰竭。

四、预防原则

积极采取预防措施，控制传染源，首先管理好无症状HBV和HCV携带者，禁止献血，加强医院内消毒隔离及血制品的管理，阻断母婴传播。强调病毒性肝炎早期治愈的重要性，采取保肝治疗、减轻肝负担等。

第三节 伤 寒

伤寒是由伤寒杆菌引起的急性传染病。病变的主要特点是全身单核吞噬细胞系统增生，尤以回肠末端淋巴组织病变最突出。临床症状有持续高热、相对缓脉、皮肤玫瑰疹、脾大及中性粒细胞减少。多见于儿童和青少年，以夏、秋季节发病率较高。

一、病因及发病机制

伤寒杆菌属沙门菌属，革兰染色阴性。菌体裂解时所释放的内毒素是致病的主要因素。菌体"O"抗原、鞭毛"H"抗原及表面"Vi"抗原都能使人体产生相应抗体，尤以"O"及"H"抗原性较强，血清凝集实验测定血清中O和H抗体的效价来辅助诊断。

伤寒患者和带菌者是本病的传染源。病菌随粪便和尿排出体外，通过污染食物、水源，经口感染，苍蝇在该病传播上起媒介作用。伤寒杆菌在胃内大部分被胃酸杀死，如感染的菌量多，未被胃酸杀死，则到达小肠穿过小肠黏膜上皮而侵入肠壁淋巴组织，然后沿淋巴管到达肠系膜淋巴结，在肠壁中被巨噬细胞吞噬并在其中繁殖。又可经胸导管进入血液，引起菌血症，血液中细菌很快被全身单核巨噬细胞系统的细胞所吞噬，并在其中大量繁殖，致肝、脾、淋巴结肿大，临床上无明显症状，称为潜伏期，一般10天左右。当单核吞噬细胞系统内繁殖的伤寒杆菌及其毒素再次大量入血，造成败血症。出现全身中毒症状和各器官的病理改变，回肠下段淋巴组织明显增生肿胀，相当于发病的第一周。伤寒杆菌可在胆囊中大量生长繁殖，并随胆汁再次入小肠，使已致敏的肠黏膜淋巴组织坏死、脱落形成溃疡。

二、病理变化及病理临床联系

伤寒是全身单核吞噬细胞系统的增生性炎症。增生的巨噬细胞吞噬功能非常活跃，胞质内吞噬有伤寒杆菌、红细胞和细胞碎片及淋巴细胞，这种细胞称伤寒细胞。伤寒细胞常聚集成结节状，称为伤寒小结或伤寒肉芽肿，是伤寒的特征性病变，具有病理诊断价值（图25-12）。

1. 肠道病变　肠伤寒主要发生在回肠下段集合淋巴小结和孤立淋巴小结。按病变的发展过程可分4期，每期约1周。

（1）髓样肿胀期：发病第1周，回肠下段集合淋巴小结和孤立淋巴小结增生肿胀，突出于黏膜表面，灰红色，质软，外形似脑沟回。镜下见肠壁淋巴组织内伤寒细胞增生，形成伤寒肉芽肿。

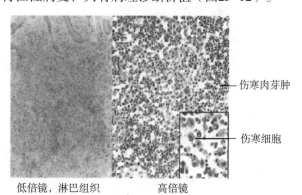

伤寒肉芽肿

伤寒细胞

低倍镜，淋巴组织　　　高倍镜

图25-12　伤寒肉芽肿（镜下观）

（2）坏死期：发病第2周，由于细菌毒素以及局部血液循环障碍的结果，髓样肿胀的淋巴结和覆盖其表面的肠黏膜发生坏死，坏死部分凹陷，坏死边缘部分仍呈肿胀期状态而略高凸。

（3）溃疡期：发病第3周，坏死组织逐渐坏死脱落形成溃疡。集合淋巴小结发生的溃疡长轴与肠管的长轴平行，孤立淋巴小结的溃疡小而圆，一般深及黏膜下层，严重者达浆膜，甚至穿孔。如侵及小动脉，可引起肠出血（图25-13）。

（4）愈合期：发病第4周，溃疡底部的坏死组织完全脱落，并从底部及边缘长出肉芽组织将溃疡填平，溃疡边缘上皮再生而愈合。

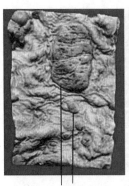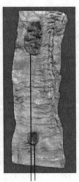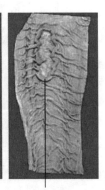

髓样肿胀期（病变）　　坏死期（病变）　　溃疡期（病变）

图25-13　肠伤寒（肉眼观）

患者食欲减退，腹胀，腹部不适，便秘或腹泻，粪便细菌培养从第2周起阳性率逐渐增高，3~5周阳性率可达85%。肥达反应（发病第3~4周阳性率最高）、血液培养（发病第1~2周阳性率高达90%）很有诊断意义。

2. 其他器官病变　肠系膜淋巴结、肝、脾及骨髓等器官肿大。镜下观，伤寒肉芽肿和灶状坏死。患者外周血液内中性粒细胞减少。心肌有较重的细胞肿胀。由于细菌毒素对心肌影响或使迷走神经的兴奋性增高，而引起相对缓脉；肾可发生细胞肿胀；皮肤上出现淡红色小丘疹，称为玫瑰疹；膈肌、腹直肌及股内收肌常发生凝固性坏死（腊样变性），可出现肌痛；伤寒杆菌亦可由血液到达胆囊，并在其中大量繁殖。临床上病变痊愈后，仍可通过胆汁不断向肠道内排菌，成为带菌者，为重要传染源。

三、结局及并发症

一般在无并发症的情况下，经4~5周可痊愈，病后可获得较强免疫力。败血症、肠出血和肠穿孔是本病的重要死亡原因。

1. 肠穿孔和肠出血　多见于溃疡期。当溃疡深达肌层，则易发生穿孔，穿孔多为一个，也可多个，穿孔后常引起弥漫性腹膜炎。肠出血严重时可导致失血性休克。

2. 支气管肺炎　小儿多见，因抵抗力下降，继发肺炎球菌或其他呼吸道细菌感染。

四、预防原则

积极采取预防措施，管理传染源，加强对粪便、水源、饮食卫生的管理，消灭苍蝇，养成良好的个人卫生习惯，提高人群免疫力。教育患者了解带菌者是伤寒病的传染源，及时采取治疗措施。

第四节　细菌性痢疾

细菌性痢疾是痢疾杆菌引起的一种常见的肠道传染病，简称菌痢。其病变特点是发生于结肠黏膜的纤维蛋白性炎。临床表现腹痛、腹泻、里急后重、黏液脓血便。常发生于夏秋季节，儿童发病率较高。

一、病因和发病机制

1. 病因　痢疾杆菌是革兰阴性短杆菌，按抗原结构不同分4种，即福氏菌、鲍氏菌、宋氏菌和志贺菌，均产生内毒素，志贺菌还能产生外毒素。在我国主要是福氏和宋氏痢疾杆菌。

2. 发病机制 患者和带菌者是本病传染源。从粪便中排出病原菌，可直接或间接污染食物、饮水、食具、日常生活用具和手等，经口传染给健康人。痢疾杆菌经口进入胃，大部分被胃酸杀灭，仅少部分进入肠道。细菌在结肠内繁殖，从上皮细胞直接侵入肠黏膜，并在黏膜固有层内增殖，细菌释放内毒素使肠黏膜发生炎症反应并形成溃疡，内毒素被吸收入血，引起全身中毒症状。

二、病理变化及病理临床联系

细菌性痢疾主要发生于大肠，尤以乙状结肠和直肠为重。根据肠道病变特征、全身变化及临床经过不同，分3种类型。

1. 急性细菌性痢疾 其典型的病变过程为初期的急性卡他性炎，进一步发展为本病特征性的假膜性炎和溃疡形成，最后愈合。早期黏液分泌亢进，黏膜充血、水肿，点状出血，中性粒细胞及巨噬细胞浸润。随病变发展，肠黏膜上皮坏死脱落，大量纤维蛋白渗出。纤维蛋白与坏死组织、中性粒细胞和细菌一起形成假膜。假膜呈糠皮样外观，灰白色，如出血性变化明显时可呈暗红色，胆汁污染则呈灰绿色。约1周左右，假膜脱落，形成大小不等、形状不一的浅表性溃疡，很少累及黏膜肌。适当治疗后，黏膜上皮再生、修复、愈合（图25-14）。临床上，病变肠管蠕动增强、痉挛，引起阵发性腹痛、腹泻等。菌痢初期由肠黏膜急性卡他性炎症，排水样便和黏液便，后因假膜脱落及小血管损伤，转变

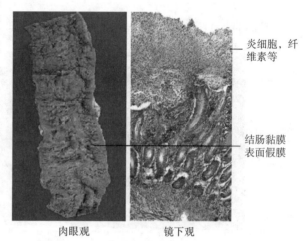

炎细胞，纤维素等

结肠黏膜表面假膜

肉眼观　　　镜下观

图25-14 急性细菌性痢疾

为黏液脓血便。由于炎症刺激直肠壁内的神经末梢及肛门括约肌，导致里急后重和排便次数增多。病程一般持续1～2周，适当治疗后大多痊愈，少数转变为慢性痢疾。

2. 慢性细菌性痢疾 病程持续在两个月以上者，称为慢性菌痢。多由急性痢疾转变而来，以福氏菌感染者多。肠道局部病变可呈时轻时重的波动状态，原有溃疡尚未愈合，新溃疡又形成。因此，新旧病灶同时存在。慢性溃疡较急性溃疡深，可达肌层，其边缘肠黏膜常过度增生并形成息肉。肠壁各层有慢性炎细胞浸润和纤维组织增生，使肠壁不规则增厚、变硬、甚至引起肠狭窄。

临床出现不同程度肠道症状，如腹痛、腹泻或便秘与腹泻交替出现，大便常带有黏液或少量脓血。大便培养持续阳性，常成传染源。

3. 中毒性细菌性痢 多见于2～7岁儿童，常由毒力较低的福氏或宋氏痢疾杆菌引起，而毒力较强的志贺菌反而少见。此型的特征为起病急骤，严重的全身中毒症状，但肠道病变和症状轻微。发病数小时即可出现中毒性休克和呼吸衰竭而死亡。肠道病变一般仅呈卡他性炎改变，有时肠壁集合和孤立淋巴小结滤泡增生肿大，呈滤泡性肠炎改变。

三、预防原则

积极采取预防措施，加强对饮食、饮水管理，注意个人卫生，饭前便后要洗手，消灭苍蝇，改善环境等。患病后采取抗生素、对症处理等综合治疗措施。

第五节 流行性脑脊髓膜炎

流行性脑脊髓膜炎是由脑膜炎双球菌引起的急性化脓性脑脊髓膜炎，俗称流脑。冬、春多发，经呼吸道传播，以儿童及青少年多见。临床出现高热、头痛、呕吐、颈项强直及皮肤淤点。

一、病因及发病机制

脑膜炎双球菌存在于患者或带菌者的鼻咽部，借飞沫经呼吸道传染。细菌进入上呼吸道后，大多数人仅在局部引起轻度的炎性感染，成为带菌者。部分机体抵抗力低下的患者，细菌由黏膜入血，在血液中繁殖，达脑脊髓膜，引起化脓性炎症。

二、病理变化

流行性脑脊髓膜炎主要累及软脑膜和蛛网膜。肉眼观，脑脊膜血管高度扩张，蛛网膜下腔充满灰黄色脓性渗出物，使脑沟和脑回结构模糊。大脑额叶、顶叶面最明显，由于炎性渗出物的阻塞，脑脊液循环发生障碍，引起不同程度的脑室扩张。镜下观，蛛网膜血管高度扩张充血，蛛网膜下腔增宽，其中有大量中性粒细胞、纤维蛋白渗出，少量单核细胞、淋巴细胞浸润。脑实质一般不受累（图25-15）。

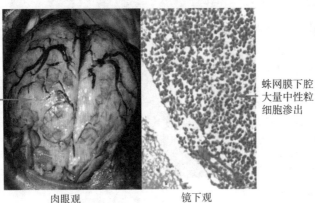

脑膜血管扩张，脑沟内充满浓液

蛛网膜下腔大量中性粒细胞渗出

肉眼观　　　　镜下观

图25-15　流行性脑脊髓膜炎

三、病理临床联系

1. 颅内压增高症状　由于脑膜血管充血，蛛网膜下腔渗出物堆积，蛛网膜颗粒因脓性渗出物阻塞而影响脑脊液吸收。患者表现头痛、喷射性呕吐，小儿前囟饱满等。

2. 脑膜刺激征　由于脊神经根周围蛛网膜和软脊膜的炎症，使神经根肿大，在椎间孔处受压，当颈部或背部肌肉运动时产生疼痛，因颈部肌肉发生保护性痉挛而呈僵直状态，患者呈现"颈强直"。在婴幼儿，由于腰背部肌肉保护性痉挛而呈"角弓反张"体征。当屈髋伸膝试验时，因坐骨神经受到牵拉，引起腰神经根压痛，即屈髋伸膝征（Kernig征）阳性。

3. 颅神经麻痹　由于基底部脑膜炎症常累及Ⅲ、Ⅳ、Ⅴ、Ⅵ、Ⅶ对颅神经，出现相应的神经麻痹征。

4. 脑脊液变化　压力升高，混浊不清，含大量脓细胞，蛋白增多，糖减少，涂片及培养检查可查到病原体。

四、结局与并发症

由于抗生素的应用，经及时治疗，大多数患者均能痊愈。如治疗不当，可发生并发症：如①脑积水：由于脑膜粘连，脑脊液循环障碍引起。②颅神经受损：出现耳聋、视神经障碍、斜视、面神经瘫痪等。③脑缺血和脑梗死：由脑底血管炎引起管腔阻塞所致。

五、预防原则

积极采取预防措施，流行期间做好卫生宣传工作，保持室内通风，疫苗预防注射或药物预防等。开展有关预防流脑知识的宣传教育、接种、早期治疗等。

第六节　流行性乙型脑炎

流行性乙型脑炎是乙型脑炎病毒所致的急性传染病，俗称乙脑。临床表现高热、头痛、昏迷等，多在夏秋季节流行，病死率较高。以10岁以下儿童多见。

一、病因及发病机制

流行性乙型脑炎病毒是一种嗜神经性的RNA病毒。传播媒介为蚊，主要库蚊，家畜类（猪、牛、马等）经蚊虫叮咬传入病毒后有很高的隐性感染率，因而可成为人类疾病的传染源。带病毒的蚊虫叮人吸血时，病毒可侵入人体，先在局部血管的内皮细胞中及全身单核巨噬细胞系统中繁殖，入血引起短暂性的病毒血症。机体免疫力强、血脑脊液屏障功能正常者，病毒不能进入脑组织致病，成为隐性感染者。机体免疫力低下、血脑脊液屏障功能不健全者，病毒可侵入中枢神经系统而致病。

二、病理变化

流行性乙型脑炎广泛累及中枢神经系统灰质，但以大脑皮质及基底核、视丘最为严重，小脑皮质、延髓、桥脑次之，脊髓病变最轻。肉眼观，脑膜充血、脑水肿明显，脑回宽、脑沟窄。在皮质深层、基底核、视丘等部位的切面上可见粟粒大小、境界清楚、散在或集中分布的软化灶。镜下观，①神经细胞变性、坏死：细胞肿胀、尼氏小体消失、胞质内空泡形成、细胞核固缩、偏位、溶解消失，增生的少突胶质细胞环绕在变性、坏死的神经细胞周围，称为神经细胞卫星现象。小胶质细胞、中性粒细胞进入坏死的神经细胞内，称为噬神经细胞现象。②炎性细胞浸润：以单核细胞、淋巴细胞和浆细胞为主。小血管明显扩张、充血，血管周围间隙增宽，血管周围炎细胞浸润，形成"袖套状"。③软化灶形成：局灶性神经组织坏死或液化，形成疏松筛网状病灶。④胶质细胞增生形成小胶质细胞结节：多位于小血管旁或坏死的神经细胞附近（图25-16）。

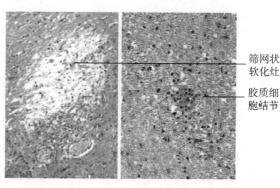

筛网状软化灶

胶质细胞结节

图25-16　流行性乙型脑炎（镜下观）

三、病理临床联系

患者出现高热、全身不适等（病毒血症）症状。由于中枢神经系统的实质细胞变质，引起相应的功能障碍，如嗜睡、昏迷。炎性渗出物造成脑水肿及颅内高压，临床出现头痛、呕吐，脑疝形成，小脑扁桃体疝可致延髓呼吸中枢受压，呼吸骤停而致死。脑膜有轻度反应性炎症（表25-3）。

表25-3 流行性脑脊髓膜炎与流行性乙型脑炎的鉴别

项 目	流行性脑脊髓膜炎	流行性乙型脑炎
病原体	脑膜炎双球菌	乙型脑炎病毒
好发季节	冬春季	夏秋季
传染途径	呼吸道	蚊类为媒介
病理特点	脑脊髓膜急性化脓性炎	脑实质神经细胞变性坏死为主的炎症
临床特点	颅内高压和脑膜刺激征为主	嗜睡、抽搐、昏迷等脑实质损害症状为主
脑脊液特点	混浊，细胞数明显增多（中性粒细胞为主）蛋白质增多，糖减少，可找到细菌	透明或微混，细胞数轻度增加（淋巴细胞为主），蛋白质轻度增多，糖正常，无细菌

四、结局及并发症

多数患者经过适当治疗，在急性期后痊愈，脑部病变逐渐消失；病变较重者，可出现痴呆、语言障碍，经数月之后多能恢复正常。少数病例不能完全恢复而留下后遗症。

五、预防原则

积极采取预防措施，管理传染源，加强对家畜的管理。切断传播途径，防蚊、灭蚊是预防本病的主要措施。保护易感人群，流行性乙型脑炎灭活疫苗的接种可提高人群免疫力。

第七节　流行性出血热

流行性出血热（EHF）是由病毒引起的自然疫源性疾病，主要病变为毛细血管损伤及出血，临床表现发热、出血、休克和急性肾衰竭。全年均可发病，以冬季流行为主，男性和青壮年多见。

一、病因和发病机制

1. 病因　由汉坦病毒感染引起，鼠类是主要的自然宿主和传染源，黑线姬鼠是野外和农业区的主要传染源。褐家鼠是城乡居民区的主要传染源。有研究认为吸入被污染的尘埃，食入被污染的食物，病毒可经呼吸道、消化道侵入人体。被鼠咬伤或皮肤伤口接触带病毒的鼠类血液、分泌物或排泄物也能导致感染。

2. 发病机制　病毒侵入人体首先造成病毒血症，引起发热和全身中毒症状。病毒直接损害血管内皮细胞，使其变性、坏死；病毒在受感染细胞内不断复制并释放抗原，刺激机体产生相应抗体，形成免疫复合物。免疫复合物随血液循环沉积在各器官的小血管壁，在补体的参与下引起血管损伤。使血管壁的通透性增高，凝血机制异常，造成充血、水肿、出血、组织变性、坏死等。

二、病理变化

1. 基本病理变化　病变几乎累及全身各个器官，其基本病变是小血管（小动脉、小静脉和毛细血管）广泛性损害，以毛细血管病变最突出。①血管明显扩张、充血和淤血；②血管内皮细胞肿胀、变性、坏死，管壁纤维素样坏死，微血栓形成；③血管壁通透性增高、脆性增加引起广泛性水肿和出血；④严重者可引起弥散性血管内凝血。小血管的病变及病毒的毒性作用可使各器官实质细胞发生变性、坏死，以及小梗死灶形成。病变组织炎症反应比较轻微，间质内可见少量的淋巴细胞和单核细胞浸润。

2. 各器官病理变化　肾、心、脑垂体及肾上腺等器官最明显。肾髓质、腺垂体及肾上腺严重充血、出血、坏死以及心房内膜下弥散性出血是本病最典型的病理变化，可作为病理诊断的主要依据。

（1）肾脏损害：肾体积增大，质软，髓质呈暗红色，髓放线条纹消失，部分病例可见小的楔形坏死灶；皮质因贫血呈苍白色，故皮髓质对照分明。肾盂黏膜有不同程度的出血，严重者出血可波及整个肾盏、肾盂甚至输尿管黏膜。镜下观，肾髓质充血、出血。肾小管肿胀、受挤压、变形。肾小管上皮细胞变性坏死，管腔内可见蛋白管型。肾间质有轻微的炎症反应，肾盂黏膜下有少量单核细胞和淋巴细胞浸润。

（2）垂体和肾上腺病变：垂体病变主要在垂体前叶，肾上腺病变以皮质网状带变化明显，广泛充血、出血、微血栓形成，重者可见大片凝固性坏死。

（3）心脏病变：重量常明显增加，可达500g左右。心脏各层组织均可见点状出血，以右心房和右心耳内膜下的大片状出血。镜下观，心肌纤维不同程度变性、坏死，间质水肿以及炎细胞浸润，小血管内微血栓形成等。

（4）其他器官病变：肝病变表现为肝窦扩张、充血，肝细胞水肿和脂肪变性，肝小叶中间带可出现凝固性坏死灶；胃、肠黏膜大片状出血；肺组织明显充血、水肿、出血；球结膜、眼球周围组织常因液体渗出水肿；皮肤、黏膜等处常有点状甚至大片出血；脑组织可出现水肿、出血、微血栓形成及神经细胞变性，等等。

三、病理临床联系

临床以全身皮肤及各器官广泛性小血管损害为主，典型病程可分五期：发热期、休克期、少尿期、多尿期和恢复期。

1. 发热期　患者持续性高热，以稽留热和弛张热多见，发病后1~2天体温达到高峰，持续5~6天。常伴有头痛、腰痛、眼眶痛及醉酒面容。

全身广泛性出血，发病后2~3天出现，并呈进行性加重。常在皮肤、黏膜、浆膜和多器官出现点状、斑状、大片出血。浆膜腔可有血性积液，内脏器官出血可表现呕血、咯血、尿血及便血等。

2. 休克期　多数患者在发病后5天左右，发生低血压和休克。休克属于低血容量性休克，与血管壁的直接和间接损害、DIC、神经内分泌调节功能失常、心肌损害等多种因素有关。

3. 急性肾功能不全期　本病患者在经过低血压休克期后，几乎都要经历少尿期、多尿期和恢复期等典型的急性肾功能不全过程。在少尿期和多尿期要加强护理，注意尿量的变化和水、电解质平衡。

四、预防原则

积极采取预防措施，消灭传染源鼠类。在流行季节出现发热、意识障碍应尽快送医院进行治疗。

第八节　手足口病

手足口病是由柯萨奇病毒A16型（Cox A16）和肠道病毒71型（EV 71）引起的传染病。多发生于5岁以下儿童。临床表现手、足、口腔等部位疱疹，少数患儿可引起心肌炎、肺水肿、无菌性脑膜脑炎等。

1. 病因及发病机制　病因是肠道病毒，有20多种（型）。以柯萨奇病毒A16型（Cox A16）和肠道病毒71型（EV 71）最常见。通过人群密切接触、呼吸道、饮食等途径传播。

2. 病理变化　主要侵犯手、足、口、臀四个部位；临床表现不痛、不痒、不结痂、不结疤的四不特征。口腔溃疡，口腔黏膜疹，米粒大小斑丘疹或水疱（图25-17），疼痛不明显，呈圆形或椭圆形扁平凸起，周围红晕，位于舌、两颊部及唇齿侧。手、足等远端部位出现或平或凸的斑丘疹或疱疹，疱疹内有混浊液体，如黄豆大小不等，皮疹不痒，斑丘疹在5天左右，由红变暗，然后消退，愈合后不留痕迹。水疱及皮疹常在1周后消退。

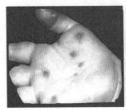
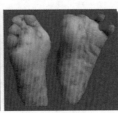
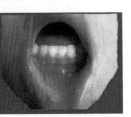

手部皮肤疱疹　　　　足部皮肤疱疹　　　　口腔黏膜疱疹

图25-17　手足口病（肉眼观）

3. 病理临床联系及对机体影响　发病急，发热，除口腔黏膜、手掌或脚掌部出现疱疹外，病毒会侵犯心、脑、肾等重要器官，引起暴发性心肌炎、无菌性脑膜炎时，表现发烧、头痛、颈部僵硬、呕吐、易烦躁、睡眠不安稳等。部分患儿可伴有咳嗽、流涕、食欲缺乏、恶心、呕吐、头疼等症状。

4. 结局与并发症　自限性疾病，多数预后良好，在1周内痊愈，不留后遗症。极少数患儿可引起脑膜炎、脑炎、心肌炎、弛缓性麻痹、肺水肿等严重并发症。

5. 预防原则　消除传染源，做好儿童个人、家庭和托幼机构的卫生是预防本病感染的关键。

第九节　性传播性疾病

性传播性疾病（STD）是指通过性行为而传播的一类传染病，简称性病。有梅毒、淋病、软下疳、性病性淋巴肉芽肿、尖锐湿疣、非淋病性尿道炎、滴虫病、传染性软疣和艾滋病等20多种。

一、淋病

淋病是由淋球菌感染引起的急性化脓性炎症，最常见，多发生15～30岁，以20～24岁最多见。

1. 病因及发病机制　病原菌为淋球菌，传染源为患者和隐性感染者。性接触感染为其主要传染途径（成人），也可经被污染的用具间接感染（儿童），新生儿在分娩过程中可经阴道感染而患淋球菌眼炎。

2. 病理变化及病理临床联系　①男性病变：累及尿道、前列腺、精囊和附睾。主要表现急性尿道炎，尿道外口充血、水肿，有脓性分泌物流出（图25-18）；②女性病变：常累及尿道、尿道旁腺、子宫颈、子宫内膜、输卵管和卵巢等。

临床表现尿道口、尿道旁腺以及前庭大腺口处红肿，有脓性分泌物，白带增多，下腹疼痛，等等。脓性分泌物涂片，经革兰染色，光镜下在中性粒细胞内可查到淋球菌，是诊断本病的主要依据。

2. 结局　急性淋病及时合理治疗，可痊愈。如果治疗不彻底，反复发作，可转变为慢性尿道炎，引起男女不育。

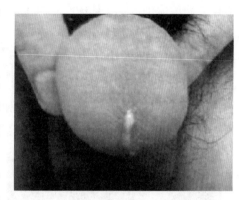

图25-18　急性淋病（尿道口脓性分泌物）

二、梅毒

梅毒是由梅毒螺旋体引起的慢性性传播疾病。早期病变主要累及皮肤和黏膜，晚期则累及全身各脏器，特别是血管和中枢神经系统。世界各地均有流行，我国在中华人民共和国成立后基本消灭，近年来又发现新病例。

1. 病因及发病机制　病原体为梅毒螺旋体。梅毒患者为唯一传染源，传染途径分两种：①后天性梅毒：主要通过性接触传染，少数因输血或接触病变部位不慎感染；②先天性梅毒：系梅毒孕妇血中梅毒螺旋体经胎盘使胎儿感染。

患者感染梅毒螺旋体后会产生细胞免疫和体液免疫。免疫力强弱决定着疾病的痊愈、隐伏或加重。在病变较晚阶段，患者对病原体的抗原发生细胞介导迟发性超敏反应，使病原体所在部位形成树胶肿。体液免疫使患者感染后第6周血清出现特异性抗体，有血清学诊断价值，有时出现假阳性。

2. 基本病理变化　有两种：①闭塞性动脉内膜炎和周围炎：见于各期梅毒。小动脉内皮细胞及内膜纤维组织增生，使管壁增厚、血管腔狭窄闭塞。小血管围管有单核细胞、淋巴细胞和浆细胞浸润。浆细胞的恒定出现是本病特色。②树胶样肿又称梅毒瘤，类似结核肉芽肿，该肉芽肿韧而有弹性，质地如树胶，故称树胶样肿。病灶灰白色、大小颇为悬殊，大者达数厘米，小者仅能见于镜下。镜下观，结构颇似结核结节，中央为凝固性坏死，形态类似干酪样坏死，但坏死不如干酪样坏死彻底，弹力纤维尚保存。坏死灶周围肉芽肿中富含淋巴细胞和浆细胞，而上皮样细胞和郎罕巨细胞较少，且常有闭塞性小动脉内膜炎和血管周围炎。树胶样肿可被吸收、纤维化，使器官变形，很少钙化。

3. 病程分期

（1）后天性梅毒：病程经过分三期，一、二期梅毒，称为早期梅毒，有传染性。三期梅毒又称晚期梅毒，常累及内脏，又称内脏梅毒。

第一期梅毒：梅毒螺旋体侵入人体后，经10～90天潜伏期，在局部出现充血质硬的水疱，水疱不久破溃，形成边缘隆起、底部洁净的溃疡，称为下疳，常单个，直径1~2cm，因其质硬，故名硬性下疳（图25-19）。镜下见溃疡底部见闭塞性动脉内膜炎和血管周围炎。病变常见于阴茎冠状沟、龟头、子宫颈、阴唇，亦可发生于口唇、舌、肛周围等处，无痛。下疳发生1周后，局部淋巴结大，呈非化脓性增生性反应。下疳和淋巴结炎均可在2~6周内自愈，如不经治疗，病原体仍可存于体内，临床上处于静止状态。

第二期梅毒：感染后8~10周，潜伏于体内的螺旋体继续繁殖，大量进入血循环，引起全身广泛性皮肤、黏膜斑疹及丘疹，称为梅毒疹（图25-20）。通常表现口腔黏膜红斑、丘疹，躯干、四肢、掌心和足的斑疹、丘疹，口唇、外阴、肛周围的扁平湿疣。镜下为淋巴细胞、浆细胞浸润形成的非特异性炎及闭塞性动脉内膜炎和血管周围炎，病灶内可找到螺旋体。此期传染性大。患者全身淋巴结大。梅毒疹可自行消退。

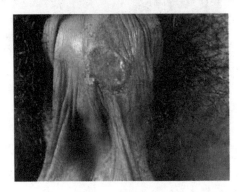

图25-19　梅毒硬性下疳（肉眼观）

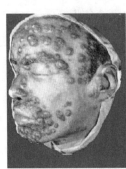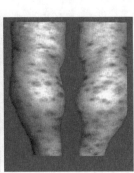

脸面部皮肤毒疹　　腿部皮肤梅毒疹

图25-20　皮肤梅毒疹（肉眼观）

第三期梅毒：表现破坏性病变，即树胶样肿和瘢痕形成。最常侵犯心血管系统，其次为中枢神经系统，肝、肾、骨骼、睾丸等器官也常受累。

1）心、血管梅毒：以梅毒性主动脉炎为主，患者通常为40~50岁中年人，潜伏期达15~20年的螺旋体引起主动脉外膜滋养血管的闭塞性内膜炎，管腔逐渐闭塞，导致主动脉中层弹性纤维及平滑肌缺血和退行性变，逐渐由瘢痕取代。由于弹性纤维广泛破坏，使主动脉呈梭形或囊状扩张，形成主动脉瘤，患者可因主动脉瘤破裂而猝死。病变累及主动脉瓣，可导致主动脉瓣关闭不全，造成左心室异常肥大和扩张，患者最终死于心力衰竭。

2）中枢神经梅毒：病变累及中枢神经及脑脊髓膜，出现脑膜血管梅毒、脊髓痨和麻痹性痴呆。脑膜血管的病变主要位于脑底部。病变持续发展可导致麻痹性痴呆。患者典型的改变为脊髓白质后索萎缩，致使该处变窄、下陷，脊髓后角因而相互靠近。

3）其他器官病变：常见病变为肝、骨、睾丸等树胶肿。肝树胶样肿可使肝呈结节性肿大，继而发生纤维化、瘢痕收缩，以至肝呈分叶状，称为分叶肝。骨梅毒主要累及颅骨、鼻、股骨及胸骨。鼻骨受累时，形成所谓马鞍鼻。睾丸树胶肿临床常误诊为肿瘤。

（2）先天性梅毒：因孕妇患有梅毒，梅毒螺旋体经血液通过胎盘进入胎儿体内所致。先天性受感染的胎儿可死于胎内，晚期流产或产后不久死亡，轻度感染可待发育到儿童期或青年期发病。

三、尖锐湿疣

尖锐湿疣是由人乳头状瘤病毒（HPV）6型和11型感染引起的良性疣状物，好发于

20～40岁。

1.病因及发病机制　病原体是HPV，属DNA病毒，嗜黏膜病毒，其中HPV 6、HPV 11、HPV 16和HPV 18型有关，主要通过性接触传染，少数病例由污染物（浴巾、浴盆等）接触传染。患有尖锐湿疣的妇女妊娠分娩时，可感染新生儿。潜伏期长短不一，通常为3个月。

2.病理变化及病理临床联系　好发于潮湿温暖的黏膜和皮肤交界处，如外阴、子宫颈、尿道、肛周皮肤，偶见于腋窝、乳房、脐窝等处。肉眼观，病变呈疣状或乳头状新生物，多个小而尖的小乳头或麦芒状，表面覆盖渗出物，易发生糜烂、触之易出血（图25-21）。镜下观，表皮角化不全，棘细胞层高度肥厚，乳头瘤样增生，表皮钉突不规则增宽和延长；棘细胞层可见多少不等的挖空细胞（胞质空泡状，细胞边缘常残存带状胞质，核大居中，圆形或椭圆形，染色深）。真皮浅层水肿、毛细血管扩张、慢性炎细胞浸润。应用免疫组织化学方法可检测HPV抗原，PCR技术可检测HPV，帮助临床诊断。

3.结局　多数在数月内自然消退，多年不消退，如不治疗，少数病例可恶变。

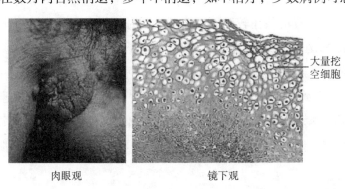

大量挖空细胞

肉眼观　　　　　　　　镜下观

图25-21　尖锐湿疣

四、艾滋病

艾滋病是由人类免疫缺陷病毒（HIV）感染所引起的以全身性严重免疫缺陷为主要特征的致命性传染病，又称获得性免疫缺陷综合征（AIDS），其主要病变为全身淋巴细胞减少，并在免疫缺陷基础上继发某些机会性感染和肿瘤。1981年首先在美国报道，病变传播迅速，世界上几乎每个国家和地区都有病例出现，而且不断有新的病例报告。

1.病因和发病机制

（1）病因：HIV是一种逆转录病毒，从患者中分离得到两种类型HIV，即HIV-1和HIV-2，两型所引起病变相似。艾滋病患者及HIV携带者是艾滋病的传染源。HIV存在于单核细胞、血浆、精液、唾液、尿液、泪液、乳汁、脑组织、骨髓和宫颈阴道分泌液中。无症状的感染者是艾滋病流行难以控制的重要原因。

（2）发病机制：由HIV感染所引起，传染途径：①性接触传染，最常见，占70%；②输入带有HIV血液及血制品感染；③应用污染注射针头或医用器械等；④母体病毒经胎盘垂直传播给胎儿或通过哺乳等感染婴儿。

HIV对辅助T淋巴细胞（CD4）细胞免疫系统有明显抑制作用。HIV进入人体后能选择性地侵犯CD4受体淋巴细胞，以CD4⁺T淋巴细胞为主。病毒进入细胞后进行复制，形成大量新病毒颗粒，这些病毒颗粒从感染细胞内释放出来，造成该细胞溶解、坏死，并继续攻击其他CD4⁺T淋巴细胞。造成CD4⁺T淋巴细胞减少，使免疫平衡破坏而造成免疫缺陷，从而引起机会感染和恶性肿瘤的发生。此外，HIV具有嗜神经性，可侵犯神经系统，感染脑和脊髓，出现神经系统症状。

2. 病理变化

（1）淋巴组织病理变化：早期表现淋巴滤泡明显增生，生发中心活跃，髓质出现较多浆细胞。中期，滤泡外层淋巴细胞减少或消失，小血管增生并伴有蛋白样物质沉积，生发中心萎缩，消失。副皮质区淋巴细胞逐渐减少，浆细胞浸润。晚期，淋巴细胞明显减少，几乎消失殆尽，无淋巴滤泡和副皮质区之分，在淋巴细胞消失区常由巨噬细胞替代。最后淋巴结结构完全消失，仅见巨噬细胞和浆细胞残留（图25-22）。

（2）机会性感染：AIDS患者对各种病原体非常敏感，可发生多种继发性的机会感染，其感染范围广，累及器官多，其中以中枢神经系统、肺、消化道继发感染最常见。病原种类有病毒、细菌、霉菌、原虫等，常有两种以上病原体同时感染。机会性感染多来自内源性感染，由于有严重免疫缺陷，炎症反应往往较轻而不典型。同时，机会性感染治疗比较困难。在艾滋病因机会性感染死亡的病例中，约半数病例有卡氏肺孢子虫感染，对本病的诊断具有参考价值。中枢神经系统继发感染主要是弓形虫或新型隐球菌感染引起脑炎或脑膜炎。

（3）恶性肿瘤：少数患者可发生非霍奇金淋巴瘤，患者表现淋巴结迅速肿大，除淋巴结肿块外或出现严重发热、盗汗、体重减轻，有些患者常出现原发于中枢神经系统的淋巴瘤。约1/3病例可发生卡波西肉瘤，该肿瘤起源于血管内皮，广泛累及皮肤、黏膜和内脏，以下肢易见。

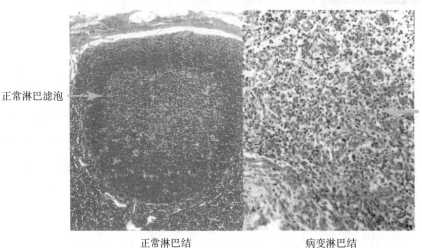

正常淋巴滤泡

淋巴结结构消失，淋巴细胞明显减少，血管增生

正常淋巴结　　　　　　病变淋巴结

图25-22　AIDS淋巴组织的病变与正常淋巴组织比较（镜下观）

3. 病理临床联系　艾滋病的潜伏期长，初期症状为肌肉酸痛、食欲减退、咽痛和发热等一些非特异症状，颇似流感。中期患者临床出现明显全身淋巴结肿大，常伴发热、乏力、皮疹等。晚期机体免疫功能全面崩溃，有原因不明的持续发热、乏力、消瘦、腹泻并出现明显的机会性感染及恶性肿瘤。

艾滋病尚无有效治疗方法，预后极差。因此，大力开展艾滋病的预防工作至关重要。

五、性传染病的预防原则

积极采取预防措施，控制传染源，患者是性传播疾病的主要传染源，切断传播途径，洁身自爱，注意个人卫生与防护等。大力宣传性病预防知识，加强性道德教育，在全社会形成防止性病的气氛，降低性病的发病率。

【知识拓展】

　　红丝带的由来及含义：由于人们对艾滋病患者的歧视，在一次世界艾滋病大会上，艾滋病病毒感染者和艾滋病患者齐声呼吁人们的理解。这时，一条长长的红丝带被抛在会场的上空。支持者将红丝带剪成小段，并用别针将折叠好的红丝带别在胸前。红丝带像一条纽带，将世界人民紧紧联系在一起，它象征着我们对艾滋病病毒感染者和患者的关心与支持；象征着我们对生命的热爱和对平等的渴望；象征着我们要用"心"来参与预防艾滋病的工作。后来，许多关注艾滋病的爱心组织、医疗机构纷纷以"红丝带"命名。红丝带逐渐成为呼唤全社会关注艾滋病防治问题，理解并关爱艾滋病病毒感染者及艾滋病患者的国际性标志。

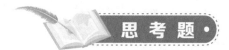

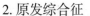

一、名词解释

1. 结核结节　　　　　　　2. 原发综合征

3. 干酪样肺炎　　　　　　4. 伤寒肉芽肿

5. 神经细胞卫星现象　　　6. 噬神经细胞现象

7. 艾滋病

二、简答题

1. 比较原发性肺结核和继发性肺结核。

2. 试述病毒性肝炎的基本病变、类型及病理临床联系。

3. 试述肠伤寒的病理变化及并发症。

4. 试述乙脑的病理变化。

5. 比较流行性脑脊髓膜炎和流行性乙型脑炎的区别。

6. 简述淋病、尖锐湿疣、艾滋病的基本病理变化。

7. 简述梅毒的基本病变及各期梅毒的病变特点。

（张俊会）

第二十六章　寄生虫病

【学习目标】

识记：

能准确描述阿米巴病、血吸虫病的病理变化和病理临床联系。

理解：

能理解阿米巴病、血吸虫病、丝虫病的病因及发病机制。

运用：

能够根据阿米巴病、血吸虫病、丝虫病传播途径等知识，运用到寄生虫疾病的临床预防工作中。

第一节　阿米巴病

阿米巴病是由溶组织内阿米巴原虫感染人体引起的一种寄生虫病。阿米巴原虫主要寄生于结肠，少数病例可经血流或直接侵袭方式累及肝、肺、脑、皮肤等处，引起相应部位的阿米巴溃疡或阿米巴脓肿。本病多见于卫生状况和生活环境较差的地区，农村高于城市、男性多于女性、儿童多于成人。

一、肠阿米巴病

肠阿米巴病是由溶组织内阿米巴寄生于结肠引起的，临床上可出现腹痛、腹泻和里急后重等类似于痢疾的症状，又称阿米巴痢疾。

1. 病因和发病机制

（1）病因。溶组织内阿米巴是该病的病原体。它有大滋养体、小滋养体和包囊三种形态。滋养体是它的致病阶段，但无传染性；包囊是它的传染阶段，直径5~12mm。包囊随大便排出后，可污染水和食物，它能耐受胃酸的作用而进入小肠。在小肠上段的环境中发育成小滋养体，直径10~20mm。在适合条件下，小滋养体分裂繁殖，随粪便下行至结肠并进入肠壁黏膜组织。再转变为大滋体养体，直径20~40mm，称组织型滋养体，溶解破坏肠壁组织，形成溃疡性病变。

（2）发病机制。①接触性溶解作用：大滋养体溶酶体释放胰蛋白酶、透明质酸酶、胶原酶等溶组织作用；②细胞毒素作用：肠毒素能损伤肠黏膜引起腹泻；③伪足运动和吞噬功能：大滋养体的伪足运动能破坏周围组织，并吞噬和降解已破坏细胞；④免疫抑制与逃避：阿米巴抗原中含激发机体免疫抑制的决定簇，使其具有独特的逃避宿主免疫攻击的能力，有利于阿米巴滋养体的侵袭和致病。

2. 分期、病理变化及病理临床联系　病变主要累及盲肠、升结肠，其次是乙状结肠和直肠。基本病变为组织溶解液化为主的变质性炎症，分急性和慢性两期。

（1）急性期病变：阿米巴滋养体侵入肠黏膜后，在肠腺隐窝内繁殖，破坏黏膜层和黏膜下层，造成组织明显液化性坏死，形成口窄底宽的烧瓶状溃疡，具有诊断意义。当病变进一步扩展，黏膜下层的坏死相互贯通，形成隧道样病变。严重者可造成肠穿孔，引起局限性腹膜炎。镜下观，溃疡处为大片无结构淡红染的坏死区，在溃疡边缘与正常组织交界处和肠壁小静脉内可见核小而圆、胞质含糖原空泡或吞噬红细胞的阿米巴大滋养体，在肠腔面或坏死物中可找见小滋养体（图26-1）。临床上主要表现为右下腹压痛、腹泻、暗红色果酱样大便等症状。

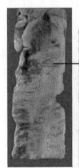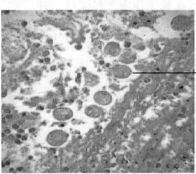

大小不等的溃疡

口小底大、边缘呈潜掘状的"烧瓶状"溃疡

溃疡边缘滋养体

肉眼观　　　　　　模式图　　　　　　镜下观

图26-1　肠阿米巴病

（2）慢性期病变：因坏死、溃疡、肉芽组织增生和瘢痕形成反复发生、新旧病变同时存在，当肠壁显著增厚时，引起肠壁套状狭窄。少数病例因肉芽组织过度增生而形成局限性包块，称为阿米巴肿，多见于盲肠，可引起肠梗阻，易误诊为肠癌。此期患者和包囊携带者是阿米巴病的主要传染源。

二、肠外阿米巴病

肠外阿米巴病主要累及肝、肺、脑。其中以阿米巴肝脓肿最常见。

1. 阿米巴肝脓肿　阿米巴滋养体侵入肠壁小静脉血行播散至肝，可直接波及腹腔侵犯肝。多继发于阿米巴病后1~3个月。肉眼观，脓肿多位于肝右叶，大小不等。脓肿腔内含有棕褐色果酱样坏死物。炎症反应不明显，脓肿壁可见残留的汇管区结缔组织、胆管等，形成具有特征性的破絮状外观（图26-2）。镜下观，坏死边缘可找到阿米巴滋养体。临床表现长期发热、右上腹痛、肝大、压痛以及黄疸等症状和体征。

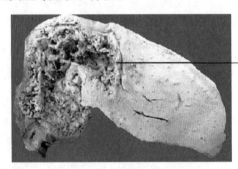

脓肿壁
不光滑

图26-2　阿米巴肝脓肿（肉眼观）

2. 阿米巴肺脓肿　由阿米巴肝脓肿穿膈肌直接蔓延而来。脓肿多位于右肺下叶，常与膈下或与肝脓肿相通。患者常咳出含阿米巴滋养体的棕褐色脓样痰。

3. 阿米巴脑脓肿　极少见，多因肠、肝或肺的阿米巴滋养体进入脑而发生。常见于大脑半球，患者有发热、头痛、昏迷等。

第二节　血吸虫病

血吸虫病是血吸虫寄生于人体而引起的地方性寄生虫病。寄生于人体的血吸虫有日本血吸虫、曼氏血吸虫和埃及血吸虫三种。我国仅有日本血吸虫流行，长江流域及其以南12省（自治区、直辖市）为主要流行区域。

一、病因及感染途径

血吸虫包括成虫、虫卵、毛蚴、母胞蚴、子胞蚴、尾蚴和童虫等发育阶段，以人或其他哺乳动物为终宿主。成虫雌雄一体，寄生在人体的门静脉-肠系膜静脉系统内。雌虫在肠壁黏膜下层末梢静脉内产卵，虫卵可随破溃的组织进入肠腔，排出体外入水孵化成毛蚴，在其唯一中间宿主钉螺体内发育成尾蚴，离开钉螺再次入水。当人接触疫水时，尾蚴钻入人体皮肤或黏膜内，脱去尾部发育成童虫进入小血管，再经右心、肺循环、体循环到达全身。其中只有通过肠系膜毛细血管到达肠系膜静脉的童虫才能在体内发育为成虫。

二、病理变化及发病机制

1. 尾蚴所致的损害　尾蚴钻入皮肤后，其头腺分泌毒素和溶组织酶等物质。引起尾蚴性皮炎，可有毛细血管扩张充血、水肿、出血，嗜酸粒细胞、巨噬细胞浸润等表现。局部皮肤呈红色丘疹或荨麻疹状，奇痒。

2. 童虫所致的损害　童虫到达肺以后，引起相应部位的组织充血、水肿、出血，嗜酸粒细胞及巨噬细胞浸润、血管炎或血管周围炎。临床表现发热、一过性咳嗽和痰中带血等症状。幼龄童虫表面有特殊抗原表达，在体内可产生相应的免疫反应。

3. 成虫所致的损害　成虫对人体的损害轻，可引起局部静脉炎和静脉周围炎、轻度贫血、肝大等。

4. 虫卵所致的损害　虫卵在肝肠和肺组织中所致的损害是本病的主要病变。未成熟的虫卵无毒性分泌物，引起病变轻微。成熟虫卵分泌物导致增生、坏死为特征的变态反应。①急性虫卵结节：灰黄色粟粒大小的结节。镜下见结节中央有一至数个成熟虫卵，虫卵表面有放射状嗜酸性均质棒状物（称Hoeppli现象）。结节周围是一片无结构坏死区和大量嗜酸粒细胞细胞聚集，即嗜酸性脓肿。②慢性卵结节：急性虫卵结节形成10天后，其中的毛蚴死亡，虫卵及坏死物质被消除、吸收和钙化。

三、主要脏器的病变及后果

1. 肠道病变　主要累及直肠、乙状结肠和降结肠。虫卵在肠黏膜下层内沉积，使局部隆起，黏膜充血、水肿，严重者局部组织脱落形成溃疡。临床表现腹痛、腹泻和脓血便。慢性期因溃疡修复致使肠壁增厚变硬，患者可出现肠腔狭窄与梗阻。

2. 肝脏病变　轻度增大，表面及切面见有灰黄色粟粒大小的结节。汇管区附近有急性虫结节，并有纤维化，可导致血吸虫性肝硬化（图26-3）。临床出现腹水、脾大和食管下段静脉曲张等。

3. 脾脏病变　早期轻度增大。晚期因门脉高压致脾淤血、结缔组织增生，脾脏体积显著增大，可达4000g以上。临床可出现脾功能亢进等症状。

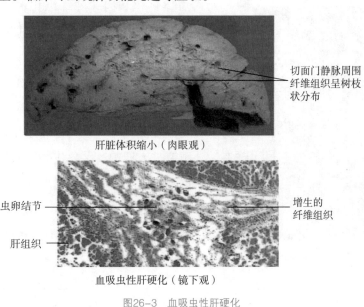

切面门静脉周围纤维组织呈树枝状分布

肝脏体积缩小（肉眼观）

虫卵结节
增生的纤维组织
肝组织

血吸虫性肝硬化（镜下观）

图26-3　血吸虫性肝硬化

4. 肺脏病变　因急性虫结节形成，其周围有炎性渗出物，X线改变与支气管肺炎或粟粒肺结核的改变相似。临床可出现咳嗽、气短、哮喘等症状。

第三节　丝虫病

丝虫病是因丝虫寄生于人体淋巴系统所引起的疾病。蚊子是本病的传播媒介。早期病变是淋巴管炎和淋巴结炎，晚期出现淋巴液回流障碍。世界各地均有流行，以热带、亚热带为甚。我国流行地区主要在中部和南方各省。

一、病因和发病机制

1. 病因　寄生于人体内丝虫有8种。我国只有班氏丝虫（库蚊传播）和马来丝虫（中华按蚊传播）两种流行。当蚊叮健康人吸血时，将其口器内的传染期幼虫注入人体。马来丝虫多寄生于四肢，尤其是下肢的浅表淋巴系统。班氏丝虫多寄生于四肢、腹腔及精索的深部淋巴系统内发育成熟。虫卵发育成微丝蚴从淋巴系统进入血液循环，白天滞留在肺等器官的毛细血管内，夜间出现于周围血液中。这种现象可能与迷走神经兴奋性、宿主动、静脉血氧张力差的变化等因素有关。

2. 发病机制　急性期虫体及其代谢产物引起的变态反应有关，导致淋巴管炎和淋巴结炎。慢性期，淋巴管内皮细胞增生、成虫阻塞淋巴回流是阻塞性淋巴管炎的主要原因。

二、基本病理变化及病理临床联系

1. 淋巴管炎和淋巴结炎　主要累及下肢、精囊、附睾、腹腔和乳腺等处的淋巴管和淋巴结。急性期表现浅表淋巴管呈一条红线由近端向远端蔓延，即所谓离心性淋巴管炎。虫体死亡后可引起嗜酸性脓肿，表现脓肿周围出现上皮样细胞、多核巨细胞和巨噬细胞构成的肉芽肿。死亡虫体钙化和肉芽肿纤维化可使淋巴管壁增厚，严重时导致淋巴管腔闭塞，造成淋巴回流障碍。

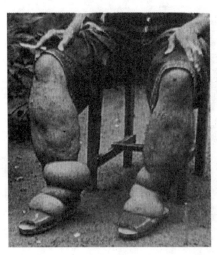

图26-4　丝虫病晚期的双下肢象皮肿

2. 淋巴回流障碍引起的继发改变　①淋巴窦及淋巴管扩张：前者常见于腹股沟淋巴结。后者常见于精索、阴囊及大腿内侧，引起水肿。班氏丝虫病时，导致乳糜尿，原因是乳糜液经侧支循环进入泌尿系统淋巴管，使其肿胀破裂，乳糜液进入尿中。②象皮肿：长期的淋巴液沉积，使皮肤和皮下组织增生，皮肤增厚变硬，皮皱变深变大，皮肤表面可有疣状突起，外观似大象皮肤而得名（图26-4）。典型病例出现在丝虫感染10～15年后，常发生于下肢、阴囊等处。

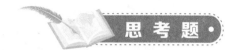 思 考 题 ·

一、名词解释

1. 嗜酸性脓肿

2. 阿米巴肿

二、问答题

1 简述血吸虫性肝硬化的特点。

2. 肠阿米巴病和细菌性痢疾的区别。

3. 简述丝虫病时淋巴管阻塞引起的继发性病变。

（田晓露）

主要参考文献

[1] 丁运良. 病理学与病理生理学 [M]. 上海：第二军医大学出版社，2013.

[2] 李玉林. 病理学. 第8版 [M]. 北京：人民卫生出版社，2013.

[3] 陈命家，丁运良. 病理学与病理生理学 [M]. 北京：人民卫生出版社，2014.

[4] 丁运良. 病理学与病理生理学 [M]. 北京：中国科学技术出版社，2014.

[5] 尤黎明，吴瑛. 内科护理学. 第5版 [M]. 北京：人民卫生出版社，2014.

[6] 丁运良. 病理学与病理生理学. 第3版 [M]. 北京：高等教育出版社，2014.

[7] 丁运良，高冰. 病理学. 第1版 [M]. 北京：人民卫生出版社，2016.

[8] 丁运良，杨美玲. 病理学. 第2版 [M]. 北京：人民卫生出版社，2020.

[9] 丁运良，病理学与病理生理学. 第4版 [M]. 北京：高等教育出版社出版，2020.